GUERRA MUNDIAL C

SANJAY GUPTA

GUERRA MUNDIAL C

Lecciones de la pandemia de
COVID-19
y cómo prepararnos para la siguiente

URANO
Argentina – Chile – Colombia – España
Estados Unidos – México – Perú – Uruguay

Título original: *World War C*
Editor original: Simon & Schuster
Traducción: Manuel Manzano

1.ª edición Noviembre 2021

Copyright © 2021 *by* Sanjay Gupta
Published by arrangement with the original publisher, Simon & Schuster, Inc.
through International Editors' Co.
© de la traducción 2021 *by* Manuel Manzano
All Rights Reserved
© 2021 *by* Ediciones Urano, S.A.U.
Plaza de los Reyes Magos, 8, piso 1.º C y D – 28007 Madrid
www.edicionesurano.com

ISBN: 978-84-17694-47-0
E-ISBN: 978-84-18480-81-2
Depósito legal: B-13.725-2021

Fotocomposición: Ediciones Urano, S.A.U.

Impreso por: Rotativas de Estella – Polígono Industrial San Miguel Parcelas E7-E8
31132 Villatuerta (Navarra)

Impreso en España – *Printed in Spain*

A los soldados de COVID-19, a todos los médicos, científicos y personal sanitario, a los supervivientes y víctimas jóvenes y mayores.

A los niños que seguirán adelante con valentía y llevarán estas importantes lecciones a la siguiente generación.

Y al aliento colectivo de los habitantes del mundo… y a la naturaleza en la que coexistimos en este planeta y perseveramos en nuestra supervivencia.

Índice

El ingenio, el conocimiento y la organización alteran, pero no pueden anular, la vulnerabilidad de la humanidad ante la invasión de formas de vida parasitarias. Las enfermedades infecciosas, que son anteriores a la aparición de la humanidad, durarán tanto como la propia humanidad, y seguramente seguirán siendo, como hasta ahora, uno de los parámetros y determinantes fundamentales de la historia humana.

William H. McNeill, *Plagas y pueblos*, 1976

Nota sobre las notas
a pie de página

La lista de notas seleccionadas para acompañar las afirmaciones hechas en el libro se habría convertido en un tomo en sí mismo debido al volumen de fuentes y literatura científica que podría haber citado. A continuación, se ofrece un resumen de recursos que, al menos, ayudarán a encontrar más fuentes y proporcionarán una base para seguir investigando. Algunas de las historias que aparecen en el libro han sido ampliamente difundidas por los medios de comunicación, y cuando se trata de los detalles de las víctimas de la COVID, o bien se han cambiado los nombres propios y los materiales de identificación o sus historias ya se habían hecho públicas. Confío en que tú mismo puedas encontrar un manantial de referencias y pruebas en Internet con solo pulsar un par de veces el teclado, suponiendo que visites sitios de buena reputación que publiquen información verificada y creíble que haya sido examinada por expertos. Esto es especialmente importante cuando se trata de cuestiones de salud y medicina.

Como todos sabemos, la pandemia de la COVID-19 sigue siendo un acontecimiento dinámico con un cuerpo de conocimientos que evoluciona a diario. Por ello, es posible que haya omisiones involuntarias en el libro, pero he hecho todo lo posible por presentar la información más creíble y respaldada por la ciencia con claridad, transparencia y una interminable comprobación de los hechos. Algunos de mis contenidos se basan en mis propias interacciones, tanto en mi trabajo profesional como periodista como en conversaciones personales con colegas y personas que estaban familiarizadas con los asuntos y que compartieron abiertamente sus puntos de vista.

Introducción
Una neumonía de origen
desconocido

La mayor amenaza para la continuidad del dominio del hombre en este planeta es el virus.

Joshua Lederberg, biólogo ganador del Premio Nobel de 1958.

Nochevieja de 2019, Belice

Estaba bebiendo vino con, de entre toda la gente, Francis Ford Coppola, mientras disfrutaba de la hermosa costa de este paraíso centroamericano horas antes de dar la bienvenida a 2020. Estábamos allí como parte de una organización benéfica contra el cambio climático y habíamos pasado el día recorriendo los arrecifes de coral de los alrededores. Era un día perfecto, y me sentía en paz. Recuerdo claramente que Coppola me preguntó sobre un posible nuevo virus que se había detectado en la República Popular China. Ese mismo día, ambos habíamos leído informes relegados a la parte final del periódico sobre «un brote de enfermedad respiratoria en la ciudad central de Wuhan».[1] Algunos ya lo comparaban con la epidemia de

---

1. *Véase* «China Investigates Respiratory Illness Outbreak Sickening 27», AP News, 31 de diciembre de 2019, https://apnews.com/article/wuhan-health-international-news-china-severe-acute-respiratory-syndrome-00c78d1974410d96fe031f67edbd86ec Se han publicado en línea varias líneas de tiempo sobre el desarrollo de la pandemia. Se puede acceder a ellas buscando «COVID timeline».

síndrome respiratorio agudo severo (SARS) de 2002-2003. Las autoridades sanitarias locales habían emitido una alerta epidemiológica preocupante, afirmando que veintisiete personas habían enfermado de una cepa de neumonía vírica, y siete se encontraban en estado grave. Otros 59 casos sospechosos con fiebre y tos seca fueron trasladados a un hospital designado. Mientras los detalles del gobierno chino eran vagos, los científicos y otras personas hacían sonar alarmas más fuertes y detalladas. La Dra. Li-Meng Yan, científica de Hong Kong, dijo que un científico del Centro de Control y Prevención de Enfermedades de China, con conocimiento de primera mano de los casos, estaba muy preocupado y le dijo confidencialmente que la enfermedad podría estar ya propagándose de persona a persona. Era difícil saber qué creer.

Lo recuerdo todo sobre el momento en que me senté con el legendario cineasta, el mismísimo Padrino. Todavía puedo ver sus dos manos sobre la copa, llena de un excelente vino tinto. Puedo oír los grupos de miembros de la familia retozando en la playa y a los niños riéndose en el agua. Si cierro los ojos, todavía puedo oler el fragante aire frente al mar, cargado de trópico y sal. El hecho es que éramos felices y estábamos contentos. Y no teníamos ni idea de lo rápido que iba a cambiar todo eso.

No teníamos manera de predecir que, en pocos meses, millones de personas de todo el mundo se infectarían, desbordando sistemas sanitarios enteros. O que muchas personas morirían solas, aisladas de su familia en sus últimos momentos debido a la notable capacidad de contagio del virus. No podía imaginar las pesadillas que seguiría teniendo con esas escenas concretas más de un año después. Mi mente dormida se llenaba de pacientes tumbados boca abajo mientras valientes enfermeras con trajes protectores sostenían pantallas frente a sus caras para poder intentar dar ese último adiós.

Las fronteras se cerraron, también las puertas de las escuelas y de los institutos. Los estudiantes fueron enviados a casa de inmediato. Yo pasaría más tiempo con mi mujer y mis tres hijas en un año que en los diez anteriores. Los padres se retorcían las manos ante el repentino y desordenado malabarismo de supervisar el aprendizaje a distancia de sus hijos y mantener sus empleos, si es que tenían la suerte de conservarlos. Los estadios, los cines, los museos, los teatros y las salas de conciertos se quedaron desolados al cesar de repente los deportes y las artes profesionales. Los negocios se detuvieron, algunos para siempre, y las economías mundiales se estremecieron. Las grandes reuniones se convirtieron en un recuerdo lejano. El jabón, las toallitas, el desinfectante de manos e, inexplicablemente, el papel higiénico, desaparecerían de los estantes de las tiendas.

Los equipos de protección individual (EPI) se convirtieron en algo tan preciado como el oro, lo que llevó a algunos directores de hospitales a utilizar sus tarjetas de crédito personales para comprar todo lo que podían, sin importar el precio.[2] Las personas se apresuraron a redactar sus testamentos, a coser máscaras de tela y muchos agotaron sus cuentas de ahorro. Algunos recurrieron a las pensiones de jubilación.

Los abuelos pronto se convirtieron en los miembros más solitarios de toda nuestra sociedad.

Las protestas pacíficas, yuxtapuestas a los históricos disturbios civiles, salieron a la calle cuando la pandemia levantó el velo de las injusticias raciales profundamente arraigadas. Las divisiones políticas se ampliaron. Individuos que nunca habían contemplado la posibilidad de comprar un arma ahora se lo pensaban mejor. Peligrosas teorías conspirativas se extendieron tan rápido como el propio virus, y desafiaron la veracidad de la ciencia y la integridad de los científicos. Algunos de esos científicos recibieron amenazas de muerte creíbles, y se vieron obligados a vivir con protección las veinticuatro horas del día.

A pesar de la oscuridad que reinaba, también había impresionantes estallidos de luz. La carrera por la cura destruiría los silos académicos. Los rivales comerciales de la industria farmacéutica colaborarían repentinamente en el desarrollo de vacunas. Los expertos en salud pública, demasiado a menudo marginados, tendrían una demanda sin precedentes y se pondrían rápidamente en primera línea. Los trabajadores sanitarios de todo el mundo dejarían a sus familias cada día para ser los únicos familiares de los moribundos, a menudo arriesgando sus vidas para estar con ellos. Todavía se me pone la piel de gallina cuando reflexiono sobre su sacrificio.

---

2. *Véase* Michael C. Bender y Rebecca Ballhaus: «A Landmark White House Move Left States to Secure Medical Equipment Themselves, Causing Problems that Still Haven't Abated», Wall Street Journal, 31 de Agosto de 2020, https://www.wsj.com/articles/how-trump-sowed-covid-supply-chaos-try-getting-it-yourselves-11598893051

No, no sabíamos que la pandemia de nuestra vida ya se estaba formando y ganando fuerza a un mundo de distancia mientras Coppola y yo dis-
frutábamos de esa agradable y tranquila Nochevieja. Bromeábamos con
que la historia que se estaba desarrollando podría ser algo a lo que Coppola podría dar su propio giro, como una versión moderna de *Apocalypse Now*.
Pero ninguno de los dos creía que algo así fuera a suceder realmente.

«Al principio, con estas cosas nunca se sabe», recuerdo haberle dicho
entonces con cierta despreocupación.

También hablamos de otra película que podría haber predicho el año
que estábamos a punto de soportar. En 2011 hice un pequeño papel inter-
pretándome a mí mismo en el exitoso thriller *Contagio*, de Steven Soderbergh. (Es aquella en la que el personaje de Gwyneth Paltrow trae a
Minnesota un nuevo patógeno desde Hong Kong, sufre un ataque en la
cocina y acaba muriendo horriblemente en el hospital). Hace poco revisé
el guion de mi escena con el jefe ficticio del Centro para el Control y la
Prevención de Enfermedades, el Dr. Ellis Cheever (interpretado por el
gran Laurence Fishburne), y me sorprendió lo proféticos que fueron los
cineastas.

Yo: —En Internet circulan historias de que en la India y en otros lugares el medicamento ribavirina ha demostrado ser eficaz contra este
virus. Sin embargo, el Departamento de Seguridad Nacional le ha dicho al Centro para el Control y la Prevención de Enfermedades que no
haga ningún anuncio hasta que se puedan asegurar las reservas del medicamento.

Dr. Ellis Cheever: —Bueno, Dr. Gupta, sigue habiendo evaluaciones
de varios medicamentos. La ribavirina está entre ellos. Pero en este
momento, nuestra mejor defensa es el distanciamiento social. No estrecharse las manos, quedarse en casa cuando se está enfermo, lavarse
las manos con frecuencia.

¿Te resulta familiar? Ejemplo similar es el rumor sobre la hidroxiclo-
roquina en los primeros momentos de la pandemia —y la política que gi-
raba en torno a su mensaje— que guarda un extraño paralelismo con el

argumento de la película. Y los comentarios del Dr. Cheever sobre el distanciamiento social, estrecharse la mano, quedarse en casa y lavarse a menudo las manos se convirtieron en parte del diálogo diario del mundo. Era como si los guionistas hubieran consultado a un oráculo, pero la verdad es que se trataba de un conocimiento profundo de la ciencia. El personaje del Dr. Cheever llegó a mencionar lo difícil que era saber el número real de muertos, así como el problema de que en Norteamérica haya «cincuenta estados diferentes, lo que significa que hay cincuenta departamentos de salud diferentes y por tanto cincuenta protocolos diferentes». La noche anterior al inicio del rodaje, el guionista, Scott Z. Burns, y el director, Steven Soderbergh, cenaron conmigo para hablar de su película de ciencia-ficción, que, según dijeron, se basaba en los modelos de salud pública existentes en todo el mundo.

No cabe duda de que hemos tenido todo tipo de advertencias de lo que podría venir, e incluso películas de Hollywood, para hacer saltar las alarmas. Los modelos utilizados para *Contagio* predijeron con precisión que un nuevo virus se convertiría momentáneamente en la principal causa de muerte en Estados Unidos, por delante de las enfermedades cardíacas, el cáncer y los accidentes cerebrovasculares; que reduciría la esperanza de vida un año entero en Estados Unidos y que, al mismo tiempo, pondría al descubierto la tremenda disparidad de nuestro sistema sanitario, ya que la comunidad latina perdió dos años de vida y los afroamericanos casi tres.[3] Es difícil imaginar que una mancha microscópica de material genético sin cerebro, ojos, oídos, extremidades, alas, corazón o emociones pueda infligir más daño que ejércitos de soldados en medio de un conflicto masivo. Pero el SARS-CoV-2, nombre del nuevo coronavirus causante de la amplia enfermedad denominada COVID-19, ha hecho precisamente eso, ha llegado como si fuera un invasor alienígena y declarado la guerra al planeta Tierra.

Mientras que la mayoría de las guerras comienzan con una especie de declaración, la Guerra Mundial C tuvo un comienzo borroso, indefi-

---

3. *Véase* Elizabeth Arias, Betzaida Tejada-Vera, y Farida Ahmad: «Provisional Life Expectancy Estimates for January through June, 2020», Vital Statistics Rapid Release, Report n.º 10, febrero de 2021, https://www.cdc.gov/nchs/data/vsrr/VSRR10-508.pdf

nido y torpe que probablemente se debatirá durante décadas. Todavía no sabemos con exactitud cuándo o cómo este particular contagio que tiene su origen probable en los murciélagos saltó a los humanos y adquirió tal poder, velocidad y virulencia sin precedentes. Lo que sí sabemos es que el 5 de enero, las autoridades de China y de los países vecinos ya estaban públicamente preocupadas. Elevaron la alerta de amenaza sanitaria al nivel tres (grave) ante una «neumonía de origen desconocido».[4] Todos acabaríamos descubriendo que la enfermedad estaba causada por un coronavirus, un tipo que pertenece a una familia de virus conocidos por causar diversas enfermedades respiratorias, gastrointestinales y neurológicas.

Una historia que quedó enterrada en la literatura médica también ocurrió ese mismo día de enero. Una mujer de sesenta y un años que vivía en Wuhan presentó fiebre con escalofríos, dolor de garganta y de cabeza. Acudió a un centro de salud local en busca de ayuda y se le administró una medicación que probablemente no tuvo ningún efecto real sobre la enfermedad que tenía.[5] A pesar de ello, unos días más tarde, el 8 de enero, tomó un vuelo directo a Bangkok (Tailandia) desde la ciudad de Wuhan con cinco miembros de su familia, como parte de un grupo turístico que iba allí a celebrar el Año Nuevo Lunar. Puedo decir por propia experiencia que el aeropuerto Suvarnabhumi de Bangkok tiene uno de los mejores sistemas de vigilancia del mundo para detectar a los viajeros enfermos que llegan a su país, por lo que no fue una sorpresa que le detectaran fiebre de inmediato y la llevaran a un hospital. En ese momento se descubrió que estaba infectada por el nuevo coronavirus. Aunque en un principio se pensó que era una de las primeras personas que exportaban el virus fuera de China sin saberlo, informes más recientes demuestran que en Estados Unidos ya se habían infectado en ese momento, y probablemente semanas antes. En otras palabras, el nuevo coronavirus estaba infectando a los estadouniden-

---

4. *Véase* Xixing Li, Weina Cui, y Fuzhen Zhang: «Who Was the First Doctor to Report the COVID-19 Outbreak in Wuhan, China?», Journal of Nuclear Medicine 61, n.º 6, junio de 2020, 782–783, doi: 10.2967/jnumed.120.247262 Epub 2020 Apr 17.

5. *Véase* «Novel Coronavirus—Thailand (ex-China)», Disease Outbreak News, 14 de enero de 2020, Organizacion Mundial de la Salud, https://www.who.int/csr/don/14-january-2020-novel-coronavirus-thailand-ex-china/en/

ses mucho antes de que el mundo supiera que estaba causando un brote mortal en Wuhan.[6]

Permíteme hacer aquí una pausa para considerar lo siguiente: si tú o yo hubiéramos volado ese mismo día a cualquier aeropuerto importante de Estados Unidos con síntomas parecidos a los de la gripe, lo más probable es que nadie en la puerta de llegada hubiera ni siquiera parpadeado, y mucho menos nos hubiera tomado la temperatura o nos hubiera hecho alguna pregunta. La situación era muy diferente en muchos países asiáticos, que llevan mucho más tiempo que nosotros haciendo frente a la amenaza de nuevos virus aberrantes (con potencial pandémico). El brote de SARS de hace casi dos décadas fue, en muchos sentidos, un anticipo aterrador, así como un incentivo para aplicar medidas de salud pública muy estrictas.

Curiosamente, la enferma, de sesenta y un años, visitaba regularmente los mercados locales de Wuhan antes de caer enferma, pero no había estado en el mercado de marisco de Huanan, descrito como el origen del brote. Su caso provocó tensiones internacionales entre los dos países al obligar a China a revelar al mundo que tenía un problema. Una vez que Tailandia aisló a la paciente, tomó muestras del virus e identificó su genoma, Bangkok llamó a Pekín y presionó a China para que confesara su secreto. En un principio, China se negó y exigió que le devolvieran a su ciudadana enferma, así como la secuencia del genoma que ahora poseía Tailandia. El intercambio, del que tuve noticia a través de un amigo epidemiólogo que exigió estricto anonimato, fue más o menos así:

Tailandia: —Tienen un problema que deben contar al mundo. A menos que lo hagan, expondremos la secuencia del genoma y la publicaremos.

Pekín: —Es nuestra. Devuélvannosla, y también la secuencia.

Tailandia: —Váyanse a la mierda.

---

6. *Véase* Keri N. Althoff *et al.*: «Antibodies to SARS-CoV-2 in All of Us Research Program Participants, January 2–March 18, 2020», Clinical Infectious Diseases, junio de 2021, ciab519, doi: 10.1093/cid/ciab519

Cuando Estados Unidos tomó medidas drásticas contra los pasajeros procedentes de China el 2 de febrero, cientos de miles de personas ya habían viajado de China a Estados Unidos, y millones más a todo el mundo. Vimos cómo China bloqueaba los viajes internos a finales de enero, pero dejaba abiertos los viajes al extranjero. Aunque esta estrategia puede haber reducido la propagación del coronavirus dentro de China, no hizo nada para frenar la explosión viral en todo el mundo.

En una sesión informativa de alto secreto del 28 de enero, el asesor de seguridad nacional Robert O'Brien dio al presidente Donald Trump una advertencia «espeluznante» sobre el virus, le dijo que sería la «mayor amenaza para la seguridad nacional» de su presidencia.[7] También le dijo a Trump que podría ser tan grave como la pandemia de gripe de 1918, que infectó a 500 millones de personas y causó la muerte de entre 50 y 100 millones en todo el mundo, incluidos 675.000 estadounidenses. También fue la primera vez que se alertó a la administración sobre un detalle crítico: la posibilidad de contagio asintomático. Es decir, muchas de las personas que transmitían el virus parecían no tener síntomas y, por tanto, no tenían ni idea de que estaban infectadas.

A pesar de ello, la respuesta inicial en nuestro país se basaba en la modelización de la gripe, con la que se considera que las personas están enfermas solo cuando muestran síntomas. Eso resultaría ser uno de los errores más desastrosos de toda la pandemia. En otras palabras, incluso cuando empezamos a responder al brote, estábamos tratando esencialmente la enfermedad equivocada. En el momento en que informamos de los casos de unas pocas docenas de personas enfermas, probablemente ya había miles de personas asintomáticas que estaban propagando el virus sin saberlo mientras los estadounidenses hacían su vida normal.

La mayor parte de las noticias se centraron en el juicio político y en la impactante muerte de Kobe Bryant en un accidente de helicóptero en las afueras de Los Ángeles. Solo después de que se confirmara el

---

7. *Véase* Jamie Gangel, Jeremy Herb, y Elizabeth Stuart: «"Play It Down": Trump Admits to Concealing the True Threat of Coronavirus in New Woodward Book», CNN, 9 de septiembre de 2020, https://www.cnn.com/2020/09/09/politics/bob-woodward-rage-book-trump-coronavirus/index.html *Véase* también Bob Woodward, Rage, Simon & Schuster, Nueva York, 2020.

primer caso de transmisión de persona a persona en Estados Unidos, el 30 de enero, la Casa Blanca tomó medidas más decisivas, emitiendo una advertencia de nivel 4 para viajar a toda China y declarando una «emergencia de salud pública» al día siguiente.[8] Una advertencia de nivel 4 es la más alta, e indica una mayor probabilidad de riesgo para la vida. Ahora el mensaje era claro: «No viajar» a ese país o salir de él tan pronto como sea seguro hacerlo. Incluso entonces, los expertos en salud pública estaban divididos sobre la eficacia de restringir los viajes en avión. Aunque habían pasado toda su carrera preparándose para este mismo evento, pocos de ellos habían experimentado algo parecido de verdad. Era como si fueran agentes de policía bien entrenados que sacaban sus armas por primera vez.

A medida que la información iba llegando poco a poco, el nivel de ansiedad de la comunidad pública comenzó a encenderse. Los expertos, normalmente templados, utilizaron cada vez más un lenguaje inusualmente hiperbólico. El Dr. Eric Feigl-Ding, epidemiólogo formado en Harvard, publicó su primer tuit viral el 24 de enero y le generó un número de seguidores instantáneo: «¡Santa Madre de Dios, el nuevo coronavirus es un 3,8! ¿Cuán malo es ese valor reproductivo R0? Es malo a nivel de pandemia termonuclear».[9]

Al igual que la magnitud de un terremoto en la escala de Richter, el R0 (o R *subcero*) es una medida matemática de la tasa de reproducción de una enfermedad; es la media de transmisibilidad de un virus, pero puede verse afectada por muchos factores, como la política local, la densidad de población e incluso el clima. Por lo tanto, el R0 de la COVID puede variar en todo el mundo y cambiar con el tiempo. A modo de comparación, el R0 del sarampión es de 12 a 18, con mucho el más alto conocido para los seres humanos, y el R0 de la gripe estacional es de alrededor de 0,9 a 2,1. Como

---

8. *Véase* «Secretary Azar Declares Public Health Emergency for United States for 2019 Novel Coronavirus», HHS Press Office, 31 de enero de 2020, https://globalbiodefense. com/2020/01/31/secretary-azar-declares-public-health-emergency-for-united-states-for-2019-novel-coronavirus/

9. *Véase* Jane C. Hu: «Covid's Cassandra: The Swift, Complicated Rise of Eric Feigl-Ding», Undark, 25 de noviembre de 2020, https://undark.org/2020/11/25/complicated-rise-of-eric-feigl-ding/

tuiteó el Dr. Feigl-Ding, los datos disponibles en ese momento revelaban que el R0 de la COVID estaba entre 1,4 y 3,9. Eso significaba que cada persona infectada con COVID podía contagiar a otras cuatro. Si el valor R es inferior a 1, una epidemia se extingue enseguida porque cada persona infectada genera menos de una nueva infección. Mientras que muchos criticaron a Feigl-Ding por su tuit, otros lo aclamaron junto con varios otros como los Cassandras de la COVID, aquellos que dijeron la verdad pero nunca fueron creídos.

Como reportero médico de una cadena internacional de noticias, sabía que mis días de trotamundos se suspenderían al verme obligado a retirarme al compacto sótano de mi casa para informar las 24 horas del día sobre todos los aspectos del nuevo coronavirus: cómo viaja y se transmite, las claves moleculares que utiliza para entrar en las células y los estragos que causa una vez dentro del organismo humano. Y cuando quedó claro, varios meses después de la pandemia, que la COVID-19 estaba causando déficits neurológicos, desde los de menor importancia, como la pérdida temporal del gusto y el olfato, hasta problemas más graves, como derrames cerebrales, demencia y trastornos psiquiátricos, mis mundos de neurocirujano y corresponsal médico se unieron.

Según los cálculos de un amplio estudio, un tercio de los pacientes diagnosticados con COVID-19 experimentaron una enfermedad psiquiátrica o neurológica en los seis meses siguientes.[10] Y, más de un año después, este nuevo coronavirus sigue sorprendiéndonos. Todavía no sabemos por qué algunas personas apenas tienen síntomas mientras que otras personas similares puede acabar en la UCI. No estamos seguros de la eficacia con la que el organismo elimina el virus ni de los efectos persistentes que puede tener en los infectados, incluidos los niños. Después de que un día se declare oficialmente el fin de esta pandemia, es probable que nos encontremos con millones de personas que sufran síntomas relacionados con la COVID a largo plazo, pacientes que se conocen como «de largo recorrido».

---

10. *Véase* Maxime Taquet *et al.*: «6-month Neurological and Psychiatric Outcomes in 236.379 Survivors of COVID-19: A Retrospective Cohort Study Using Electronic Health Records», Lancet Psychiatry 8, n.º 5, mayo de 2021, 416–427, doi: 10.1016/S2215-0366(21)00084-5 Epub 6 de abril de 2021.

Durante más de un año tuve que levantarme y mentalizarme cada día para dar noticias duras a una audiencia mundial. Hubiera preferido hablar de los extraordinarios avances de la ciencia y contar historias de culturas con vidas largas y felices. En cambio, era una narración continua de infecciones, hospitalizaciones y muertes cada vez numerosas. Aunque mi formación médica me preparó para la desgarradora tarea de dar noticias horribles a los pacientes y sus familias, nunca es fácil, incluso después de décadas de hacerlo. En estas duras situaciones, ya sea en la medicina o en los medios de comunicación, he tratado de seguir algunas reglas. Escucha tanto como hablas, y cuando hables, asegúrate de que te entienden. Habla con claridad, despacio y con gran empatía y humildad. Tienes que recordar constantemente que tus palabras están cambiando fundamentalmente el curso de la vida de tu paciente. Es tan importante explicar lo que no se sabe como tener claro lo que se puede decir con certeza. Existe un equilibrio entre la esperanza y la sinceridad. La sinceridad debe ir siempre por delante, de forma plena y transparente, pero la esperanza también tiene un profundo valor. La esperanza no es una estrategia, pero es un muy buen motivador positivo. Y, por último, tanto si se trata de hablar con un paciente de manera individual como de intentar educar a una audiencia global de espectadores preocupados, siempre me acuerdo de una cita de la gran Maya Angelou: «La gente olvidará lo que dijiste, la gente olvidará lo que hiciste, pero la gente nunca olvidará cómo les hiciste sentir».[11]

Independientemente de a dónde y cuándo haya llegado el nuevo coronavirus (y eso lo exploraremos en breve), al menos prevaleció una verdad que nadie pudo negar: la raza humana se encontró con su primera pandemia global catastrófica en el siglo XXI. Y, a pesar de nuestra medicina del siglo XXI, de los brillantes modelos informáticos y de la planificación de la pandemia, no estábamos preparados.

A finales de 2018 escribí un artículo de opinión en el que advertía que la *Big One* se acercaba y pedía nuevas plataformas de vacunas para prepa-

---

11. En 2003 se relacionó a Maya Angelou con esta cita, pero desde entonces han surgido informes que demuestran que la frase podría haberse originado en una antología de 1971 titulada *Richard Evans' Quote Book* y atribuirse a Carl W. Buehner, un alto funcionario de la iglesia mormona que dijo: «Puede que olviden lo que dijiste, pero nunca olvidarán cómo les hiciste sentir».

rarse para lo inevitable. [12] Afirmé que la *Big One* probablemente tendría un mayor impacto en la humanidad que cualquier otra cosa que ocurriera en el mundo. En aquel momento, creí que sería un virus de la gripe nunca visto, procedente de un ave o de un cerdo. La gripe siempre me ha preocupado, y no soy el único que piensa así. Ya había cubierto las anteriores cepas de H1N1 (gripe porcina) y H5N1 (gripe aviar) y había producido un documental sobre la gripe pandémica. Los coronavirus también eran candidatos, como demuestran el SARS y el síndrome respiratorio de Oriente Medio o MERS (ambos coronavirus), pero se pensaba que eran demasiado letales para ser también contagiosos a un nivel que pudiera despegar como pandemia mundial. La macabra verdad era que si un patógeno era altamente letal, los infectados solían morir más rápido de lo que podían propagar el germen. La idea de que un coronavirus supermalo pudiera ser tan prismático, astuto y mortal como el SARS-CoV-2 simplemente no figuraba ni en mi imaginación más descabellada, pero, de nuevo, eso no significa que no pudiéramos haber estado mucho mejor preparados. (Para simplificar, me referiré al virus SARS-CoV-2 y a la enfermedad resultante en humanos, COVID-19, como «COVID» en adelante. Tanto si me refiero al virus en sí, a la infección y la enfermedad que provoca, o a la pandemia en general, «COVID» se ajusta a la realidad).

En octubre de 2019, pocos meses antes de que la pandemia se convirtiera en una cruel realidad mundial, el Centro Johns Hopkins para la Seguridad Sanitaria y la Unidad de Inteligencia de *The Economist* publicaron el Índice de Seguridad Sanitaria Global. [13] Si bien el informe determinó que «ningún país está totalmente preparado para enfrentarse a una epidemia o una pandemia», Estados Unidos ocupó el lugar más alto de los 195 países evaluados, llegando al número 1 (recibiendo una puntuación de 83,5

---

12. *Véase* Dr. Sanjay Gupta: «The Big One Is Coming, and It's Going to Be a Flu Pandemic», CNN, 7 de noviembre de 2018, https://www.cnn.com/2017/04/07/health/flu-pandemic-sanjay-gupta/index.html

13. *Véase* Johns Hopkins University Bloomberg School of Public Health: «Global Health Security Index Finds Gaps in Preparedness for Epidemics and Pandemics: Even High-income Countries Are Found Lacking and Score Only in the Average Range of Preparedness», ScienceDaily, http://www.sciencedaily.com/releases/2019/10/191024115022.htm (acceso el 2 de junio de 2021).

sobre 100), por delante del Reino Unido (con una puntuación de 77,9). Aunque ahora está claro que no estuvimos a la altura de esa alta clasificación, también merece la pena reconocer a los países que quedaron mal clasificados y que realmente estuvieron a la altura. Nueva Zelanda, por ejemplo, obtuvo una mísera puntuación de 54, pero solo tuvo un par de miles de casos y muy pocas muertes en los primeros nueve meses. En ese periodo, a mediados de septiembre, en Estados Unidos había más de 6,5 millones de casos y casi 200.000 muertes. Estados Unidos es el 4% de la población mundial, pero sufrió más del 25% del total de infecciones del mundo a mediados del verano de 2020.

En diciembre de 2020, los científicos ayudaron a poner en perspectiva las cifras de la COVID comparando la tasa de mortalidad diaria de Estados Unidos con otras tragedias.[14] En ese momento estábamos experimentando el nivel de mortalidad del 11 de septiembre de 2001: casi tres mil muertes cada dos días. Era como si diez aviones Airbus 320, con 150 pasajeros a bordo cada uno, cayeran del cielo y se estrellaran cada día.

Fue una tendencia sorprendente e inquietante. En todo el mundo, fueron los países más ricos los que salieron peor parados de esta pandemia, mientras que muchos países más pobres salieron relativamente indemnes. Esto fue especialmente cierto durante el primer año de la pandemia. Más adelante en el libro veremos cómo algunas naciones parecían relativamente bien un año después, solo para bajar la guardia y sufrir una nueva ola catastrófica de contagios y muertes. Las razones de las discrepancias, buenas o malas, tienen que ver tanto con el propio virus como con el comportamiento humano.

Como dice mi amigo y compañero buscador de la verdad Jamie Metzl: «Todos somos una humanidad interconectada que debe trabajar junta para superar esta crisis». No podría estar más de acuerdo. En ningún lugar es más tangible nuestra interdependencia y comunión que con una pandemia. Hemos cometido errores, y esa es la mala noticia. La buena noticia es que

---

14. *Véase* Steven H. Woolf, Derek A. Chapman, y Jong Hyung Lee: «COVID-19 as the Leading Cause of Death in the United States», JAMA 325, n.º 2, diciembre de 2020, 123–124, doi: 10.1001/jama.2020.24865

ahora tenemos la oportunidad de aprender de ellos. No importa lo que pienses, a quién culpes, qué frustraciones albergues o a quién votes, mantén la mente abierta mientras lees este libro. Y, si hay algo que he aprendido durante este último año, es humildad. Siempre he sido el Señor Arréglalo. Probablemente sea el cirujano que hay en mí, y quizá también el corresponsal de guerra. Entrar rápido y resolver el problema. Pero a veces, el enfoque correcto es recopilar información cuidadosamente, sintetizar y dejarse sorprender. A veces hay que escuchar con atención antes de poder actuar mejor. Mi mujer me dijo una vez que una de las razones por las que mis hijas no siempre acuden a mí con sus problemas es porque no quieren que les proponga soluciones necesariamente, solo quieren que las escuche.

Una de las cosas más difíciles de escribir un libro como este es averiguar dónde terminar la historia. En muchos sentidos, estamos empezando a comprender la magia de este bicho. Todavía está por ver la eficacia de las vacunas y la terapéutica para mitigar la marcha destructiva de la COVID y dar paso a la normalidad que todos anhelamos. Me preocupa la historia de los lugares del tercer mundo y de bajos ingresos, donde es probable que la gente se vacune en último lugar mientras las naciones más ricas compran los suministros primero. Es posible que el mayor impacto de la COVID no se produzca en las personas a las que el virus infecta directamente, sino en las que quedan destrozadas por el colapso de las economías y los sistemas de salud y educación. Los rincones remotos de África, Asia, Sudamérica e India pueden parecer lejanos, pero son una parte importante de nuestra seguridad sanitaria mundial. Leerás estas palabras más de una vez: un brote en cualquier parte del mundo es un brote en todo el mundo.

Una cosa sí sabemos: el virus está aquí para quedarse, así que debemos acostumbrarnos a él. Las vacunas ayudarán, pero no nos darán un final de cuento de hadas. No hay un interruptor de encendido y apagado. Otro agente patógeno digno de una pandemia puede estar a la vuelta de la esquina, así que debemos aprender a predecir, preparar y responder mejor. Los científicos vigilan ahora los puntos calientes del mundo donde creen que surgirá el próximo fragmento de código genético inductor de enfermedades. Cuando estaba terminando este libro, Rusia informó del primer caso de una cepa de gripe aviar, la H5N8, que se transmite de las aves de corral a los seres humanos.[15] Siete trabajadores de una planta avícola se infectaron y se recuperaron, y por fortuna el germen no adquirió mutaciones lo suficientemente rápido como para estimular la transmisión de persona a persona. Pero ¿y si lo hubiera hecho? Poco después, la Comisión Nacional de Salud de China informó del primer caso humano del mundo de gripe aviar H10N3 en un hombre de 41 años que se recuperó y, de nuevo, por suerte, no transmitió el germen a otros.[16] Lo que mucha gente no sabe es que ya hemos tenido un buen número de alertas en un periodo relativamente breve de tiempo. Y las posibilidades de que se produzca una pandemia son las mismas en cualquier momento. Las pandemias son aleatorias, lo que significa que no siguen un patrón. Los expertos que estudian la percepción del riesgo tienen un término para la visión errónea de que los eventos aleatorios tienen un patrón: la falacia del jugador. Se llama así por la tendencia de muchos jugadores de ruleta a imaginar que un número está al llegar porque no ha salido en toda la noche.[17] La probabilidad de otra pandemia no ha aumentado ni disminuido porque acabemos de pasar la COVID. Como dijo Yogi Berra: «Es difícil hacer predicciones, especialmente sobre el futuro».

Una de las lecciones más importantes que podemos aprender es sobre cómo manejar el riesgo. A lo largo de esta pandemia, he recordado que la gente puede ver el mismo nivel de riesgo y responder de forma muy diferente. Por ejemplo, aunque todavía no estemos seguros de cuál es la mortalidad global de la COVID, digamos que es de aproximadamente un 0,5 %. Para un determinado grupo de personas, es posible que escuchen esa cifra y se preocupen de manera incuestionable. Al fin y al cabo, eso significa una probabilidad de morir de 1 entre 200. Es probable que esas personas tomen medidas de protección y sean especialmente precavidas. Para otras,

15. *Véase* «Bird Flu: Russia Detects First Case of H5N8 Bird Flu in Humans», BBC News, 20 de febrero de 2021, https://www.bbc.com/news/world-europe-56140270

16. *Véase* Vivian Wang: «A Man in China Is Found to Have H10N3 Bird Flu, a Reminder of a Continued "Concern for Pandemic Flu"», *New York Times*, 2 de junio de 2021, https://www.nytimes.com/2021/06/02/world/asia/h10n3-bird-flu.html

17. *Véase* Peter M. Sandman: «A Severe Pandemic Is Not Overdue—It's Not When But If», Center for Infectious Disease Research and Policy, News & Perspective, 22 de febrero de 2007, https://www.cidrap.umn.edu/news-perspective/2007/02/severe-pandemic-not-overdue-its-not-when-if

sin embargo, significa un 99,5 % de probabilidades de morir, y es posible que ni siquiera se inmuten ante ese riesgo y sigan su camino. Los mismos datos, pero comportamientos muy diferentes. Ambas perspectivas presentan riesgos, ya sea por ser demasiado arrogantes o demasiado precavidas, lo que explicaré en el capítulo 6.

Hay razones por las que somos tan malos a la hora de evaluar el riesgo en nuestras vidas, especialmente bajo la presión de la incertidumbre y la ansiedad. Y cuando la toma de decisiones arriesgadas rompe con las normas sociales o la experiencia personal, la tarea puede resultar totalmente paralizante. Pero parte de ganar la próxima Guerra Mundial C consiste en adquirir ahora las herramientas para poner el riesgo en la perspectiva adecuada para más adelante.

La ex coordinadora del grupo de trabajo sobre coronavirus de la Casa Blanca, la doctora Deborah Birx, calculaba el riesgo todos los días a partir de las tres de la mañana, cuando se despertaba para evaluar nuevos datos para la respuesta de la administración Trump. Su mente repasaba las cifras de transmisión viral y las estrategias de mitigación antes de lavarse los dientes. Famosa por su capacidad de predicción, Birx tenía el don de ver las cosas mucho antes que nadie. Sin duda, lo hacía para predecir las oleadas y los nuevos brotes, pero también de forma más sutil. Sobre una de sus últimas tareas, Birx me contó que se había apresurado a vacunar a todos los ex presidentes y sus cónyuges. Se dio cuenta de que probablemente se les pediría que asistieran a una reunión importante en breve: la toma de posesión del presidente Joe Biden. Si no se hubieran vacunado, probablemente no habrían podido asistir, pero me dijo que fue la única que se anticipó a esa necesidad. Algunos de los detalles de cómo consiguió vacunar a todos esos dignatarios nunca se han compartido.

Comenzó con la previsión de Birx, como ella la describió, imaginando a toda la gente que pronto llegaría a Washington desde todo el país y lo gregarios y sociales que serían los Bush y los Clinton. «Se trata del presidente Clinton y las comorbilidades», me recordó Birx cuando la entrevisté después de que Biden jurara su cargo. Ella había entrado en pánico en las semanas previas a la toma de posesión, sabiendo que necesitaba al menos veintiún días para hacerlo, para que tuvieran al menos la protección de una dosis. También pensaba en las anteriores primeras damas, por las que se preocupaba «todo el tiempo». Se mostró prudente sobre el papel que podrían desempeñar: «No podemos perder nuestra institución de bondad y ellas son parte de esa divulgación: serán claves para la curación». Ya preveía posibles dudas sobre las vacunas en el futuro y quería embajadores dispuestos y de confianza, como las primeras damas (y el futuro primer caballero).

En su mente, el día de la inauguración era un evento potencialmente superdifusor, porque el virus estaba en todas partes. Se imaginó al enemigo invisible esperando nuevos huéspedes en las pequeñas salas de espera donde estarían los invitados ese día. Pero, de nuevo, no había ningún plan para inmunizar a estos VIPs. Tampoco había ningún plan de pruebas para examinar a los treinta mil soldados de la Guardia Nacional que también vendrían a Washington desde todo el país y se establecerían en campamentos por seguridad. Yo habría pensado que vacunar al «quién es quién» habría sido algo planificado y fácil de llevar a cabo, especialmente porque para entonces se habían autorizado dos vacunas para uso de emergencia. Incluso yo me había vacunado ya en ese momento. Pero resultó que era difícil. Birx llamó a todos sus conocidos a medida que pasaban los días. Cuando, desesperadamente, se puso en contacto con Jared Kushner, se quedó con el plan F y se lo dijo. Él tenía una solución: un contacto al que Birx podía llamar y que conocía a todos los directores generales de los hospitales. Esto llevó a Birx a encontrar las vacunas a través del Hospital Langone de la Universidad de Nueva York, y el trabajo se hizo en cuarenta y ocho horas. Pero para Birx, todo el ejercicio fue un recordatorio de que nadie estaba fuera del alcance de la COVID y que a todo el mundo le faltaba preparación incluso para los desafíos más obvios y predecibles.

Mientras cubría esta pandemia, cumplí mi vigésimo año como reportero médico. Empecé a trabajar en la CNN en 2001, y en pocas semanas ya estaba informando desde Nueva York tras los atentados del 11 de septiembre. Ese otoño publiqué varias historias sobre los ataques con ántrax y, en los años siguientes, informé desde Irak, Kuwait y Afganistán. Quería contar las historias del espíritu humano en las circunstancias más difíciles. En ocasiones me vi inmerso en la historia y se me pidió que recurriera a mis otras habilidades para realizar operaciones cerebrales en el desierto, en barcos en el océano y después de desastres naturales en todo el mundo. Un par de años antes de cubrir la devastación del huracán Katrina, viajé a Sri

Lanka para mostrar las consecuencias del tsunami que se cobró más de 155.000 vidas en el sudeste asiático. Cubrí el terremoto de Haití y el tsunami de Japón. En 2014 fui el primer reportero occidental que viajó a Conakry (Guinea) para investigar el mortal brote de ébola que pronto llegaría a Estados Unidos. En muchos sentidos he corrido durante las últimas dos décadas, pero nunca antes había corrido tan rápido durante tanto tiempo como mientras cubría esta pandemia.

A lo largo de 2020 y hasta bien entrado 2021, repetí el mismo día, una y otra vez, despertándome antes del amanecer para salir a correr a escondidas antes de preparar el desayuno (y despertar a toda la casa) y luego desaparecer en mi improvisado estudio del sótano. Mi sentido del tiempo carecía de sentido: un mes parecía una década, y todos los límites típicos que la sociedad utiliza para dividir el tiempo desaparecían. No ha habido ninguna línea entre mi vida y esta pandemia. Pienso en ella todo el tiempo. Y cuando no estoy pensando en ella, estoy leyendo sobre ella, y cuando no estoy leyendo o pensando en ella, estoy soñando con ella. Mi mujer me dice que murmuro sobre la replicación vírica mientras duermo. (También dice que si no estuviera haciendo ese trabajo, me inyectaría tranquilizantes y me haría dormir durante una semana). Aparte del virus, estaba pensando sobre todo en mis hijas, preguntándome realmente cómo podría afectarles a largo plazo una gran catástrofe mundial como esta.

Mientras todos pasamos por esto, me doy cuenta de que para nuestros hijos —a pesar de haber nacido cuando el país estaba en dos guerras, sufriendo recesiones económicas y siendo continuamente bombardeados con mensajes sobre el cambio climático— esta pandemia es lo más significativo que les ha ocurrido directamente. Sienten una enorme carga y responsabilidad, que les marcará a ellas y a sus decisiones para el resto de sus vidas. Cuando pasaba tiempo con mis abuelos y les preguntaba por su infancia, a menudo hablaban de la pandemia de gripe de 1918, y veía el impacto de esa experiencia en su comportamiento. Lo mismo ocurrirá aquí. Que los niños queden abrumados por estos acontecimientos o que salgan más resilientes depende en parte de todos nosotros, y de cómo procedamos en el futuro.

Estamos en una guerra, pero como todas las demás guerras, ofrece infinitas oportunidades. Nos permite advertir grietas y agujeros en nuestra sociedad y nos da una razón urgente para reparar esos lugares rotos, enfrentarnos a nuestros fallos y avanzar. La Guerra Mundial C cambiará la manera en que gobernamos, dirigimos, interactuamos, viajamos, compramos, educamos, rendimos culto y trabajamos, así como la forma en que pensamos, socializamos, participamos en el mundo, somos padres y nos cuidamos unos a otros. Ninguna industria, desde la agricultura hasta la conservación animal, desde el diseño urbano hasta la tecnología de la información, se librará del cambio. La buena noticia final es que lo que aprendamos de esta pandemia cambiará sin duda nuestras vidas. La esperanza es que aprenderemos a responder mejor como mundo, como naciones y como individuos. El ritmo de la innovación médica se acelerará para siempre, y allanará el camino a revoluciones radicales en el tratamiento de enfermedades, incluidas las intratables como el cáncer, las enfermedades cardíacas y el Alzheimer, que se cobran millones de vidas. Y, quizá lo más importante, nos recordará que estamos verdaderamente interconectados y que, pase lo que pase, todos avanzaremos o caeremos juntos.

En este momento de la historia del planeta, muchos expertos en enfermedades infecciosas creen que estamos entrando en la era de las pandemias. Aunque antes se pensaba que era un acontecimiento que ocurría una vez cada siglo, ahora creen que la mayoría de nosotros experimentaremos otra pandemia durante nuestra vida. Y, si ese es el caso, la COVID puede haber proporcionado el último ensayo general. La pandemia ha sido innegablemente brutal, pero la experiencia también nos ha dotado de los conocimientos necesarios no solo para sobrevivir mejor la próxima vez, sino incluso para prosperar. La obligación es aprovechar las lecciones y no olvidar nunca lo que realmente ocurrió durante la Guerra Mundial C.

PARTE 1
Humanidad, tenemos un problema

1

Análisis a posteriori

A lo largo de esta pandemia, cuando he reflexionado sobre los cientos de miles de vidas perdidas, me siento abatido y sin aliento. Uno de cada tres estadounidenses conoce a alguien que murió a causa del virus.[18] Pienso en el número incalculable de huérfanos producidos por la COVID, los hijos y nietos que se han quedado atrás, y me pregunto cómo lloran las muertes. Solos. Desde el principio, me di cuenta de que no hay un centro de dolor dentro de esta tragedia. El virus nos mantuvo separados. Experimentamos nuestras pérdidas individuales detrás de puertas cerradas: puertas cerradas de funerarias, puertas cerradas de residencias de ancianos, puertas cerradas de hospitales, puertas cerradas de casas.[19] Con un enemigo invisible en el aire, hemos tenido que dejar de lado nuestro dolor emocional. Y ni siquiera podemos compartir nuestro sufrimiento con los demás, como hicimos después de otras tragedias nacionales como el 11-S, el huracán Katrina y el tiroteo de la escuela primaria de Sandy Hook. Luego está el tipo de dolor que no se reconoce de manera rutinaria: es el llamado dolor privado. Desde la pérdida de tiempo compartido con los amigos, los nietos y los miembros mayores de la familia hasta la pérdida de los hitos de la vida, cada uno de nosotros tiene algo que lamentar.

---

18. *Véase* «What It's Like to Lose Someone to Covid-19», *New York Times*, 5 de marzo de 2021, https://www.nytimes.com/interactive/2021/03/05/us/covid-deaths.html

19. *Véase* Dr. Sanjay Gupta: «The Pandemic Has Become a Humanitarian Disaster in the United States», CNN, 13 de noviembre de 2020, https://www.cnn.com/2020/11/13/health/coronavirus-humanitarian-disaster-gupta/index.html

Como no podemos ver el dolor de los demás, este puede resultar distante y abstracto. Los psicólogos saben que, en momentos de tragedia, empatizamos con los que sufren: nos conmovemos y queremos ayudarles. Pero si no tenemos un centro de dolor y lo único que oímos es el aumento del número de muertos, podemos empezar a experimentar lo que Azim Shariff, psicólogo social de la Universidad de la Columbia Británica (Canadá), denomina «desvanecimiento de la compasión» o «fatiga de la empatía».[20] No solo nuestra compasión se divide entre todos los que sufren, sino que nuestra cantidad general de compasión disminuye. Como me explicó Shariff, «los números grandes no son buenos para la empatía; las personas que están lejos de nosotros no generan empatía».

Sin embargo, hay lecciones que aprender de las personas que han muerto. Olivia sabía que le estaba pasando algo malo. Primero fue un cosquilleo en la garganta y luego una oleada de cansancio que la mandó a la cama temprano. Era una activa y entusiasta estudiante de enfermería de veintidós años que se pluriempleaba como camarera, y que había pasado por un periodo estresante a principios de 2020 con demasiadas exigencias en competencia. Era la primera semana de febrero y, aunque los medios de comunicación hablaban de un misterioso brote procedente de China que podría propagarse ampliamente por todo Estados Unidos, la idea de que ella pudiera estar infectada por un virus potencialmente mortal nunca se le pasó por la cabeza. Olivia no había viajado últimamente, y las noticias procedentes de la Casa Blanca acallaron sus temores de que se estuviera produciendo una pandemia que cambiara su vida. «El riesgo general para el público estadounidense sigue siendo bajo», decía el comunicado oficial del Departamento de Seguridad Nacional.[21]

---

20. *Véase* Olga Khazan: «A Failure of Empathy Led to 200,000 Deaths. It Has Deep Roots», *Atlantic*, 22 de septiembre de 2020, https://www.theatlantic.com/politics/archive/2020/09/covid-death-toll-us-empathy-elderly/616379/

21. *Véase* «DHS Issues Supplemental Instructions for Inbound Flights with Individuals Who Have Been In China», News Archive from the Department of Homeland Security, 2 de febrero de 2020, https://www.dhs.gov/news/2020/02/02/dhs-issues-supplemental-instructions-inbound-flights-individuals-who-have-been-china

Más tarde esa misma noche, cuando una tos seca y un ardiente dolor de garganta la despertaron, tenía fiebre, un dolor de cabeza volcánico, escalofríos que ninguna manta podía aplacar y un poco de náuseas, pero pensó que se trataba de un resfriado o quizá de un caso de gripe. Era fuerte, joven y de niña había sobrevivido a un cáncer, así que eso no era nada. No podía sentir el sabor ni el olor, pero eso ya le había ocurrido muchas veces con resfriados y sinusitis. Al día siguiente, Olivia avisó en el trabajo de que estaba enferma, faltó a clase y supuso que se recuperaría tras descansar un poco y tomar caldo de pollo y Tylenol. La enfermera titulada con la que habló brevemente por la línea de telemedicina disponible las 24 horas del día también le dijo que se pondría bien y que «aguantara», y le recordó que se mantuviera hidratada.

Olivia pronto perdió la noción de las horas y los días, ya que su estado se deterioró rápidamente hasta el punto de que apenas podía respirar o ir al baño. Como era muy independiente, no quiso agobiar a ningún amigo para que la ayudara, lo que, en retrospectiva, fue un acierto porque eso habría dado al virus la oportunidad de encontrar nuevos huéspedes. Olivia murió sola de insuficiencia respiratoria en el sofá de su ordenado apartamento, con su familia en otro estado luchando por localizarla y sin ser conscientes de la gravedad de su estado. Nadie sabría nunca si murió de la COVID; el brote seguía circulando en silencio y quién sabe cuántos otros murieron solos como ella antes de que la nación tuviera idea de a qué se enfrentaba.

Patrick era un cuarentón atlético que irradiaba luz y se había consolidado como organizador político y empresario social con títulos de Georgetown, Harvard y el MIT.[22] Quinto hijo de exiliados cubanos, había trabajado en la administración Obama y era primo de Francis Suárez, alcalde de Miami. Dos días antes de su muerte, Patrick había intervenido en un acto de campaña de Elizabeth Warren en Miami, donde vivía. El último día que se le vio con vida, Florida anunció sus primeros casos confirmados de COVID; Patrick dirigió un grupo de oración en su apar-

---

22. *Véase* Patricia Mazzei: «A Family's Search for Answers: Did Their Brother Die of Covid?», *New York Times*, 7 de marzo de 2021, https://www.nytimes.com/2021/03/07/us/florida-family-coronavirus-death.html

tamento esa noche y le dijo al portero que no se sentía bien. A la 1:00 de la madrugada del 1 de marzo envió un mensaje de texto a sus hermanos diciendo que algo iba mal: le costaba mucho respirar. Los paramédicos lo encontraron el 3 de marzo, el Supermartes. La autopsia dictaminó que la causa de su muerte era una «cardiopatía hipertensiva no diagnosticada» debida a un agrandamiento del corazón. Su familia estaba desconcertada, incapaz de encontrarle sentido porque a Patrick nunca se le había diagnosticado ninguna enfermedad cardíaca. Siete meses después, en octubre, la familia se enteró de que la autopsia también había descubierto una lesión pulmonar aguda, que incluía una hemorragia en los diminutos sacos de aire llamados alvéolos. Tal hallazgo reflejaba descubrimientos similares en muchas de las primeras muertes por COVID en Nueva York cuando se produjo la primera ola.

Alina, de cincuenta y tres años, no pensó mucho en su prueba de COVID positiva en junio de 2020. Apenas notaba nada —solo una leve fatiga, la nariz congestionada y un leve dolor de cabeza— y le daba pereza quedarse en casa en cuarentena. Sus dos hijos adolescentes también habían dado positivo, pero tenían un poco de fiebre y se echaban siestas para descansar. Unos días después, parecían estar listos para volver a ser adolescentes. A su marido también se le diagnosticó la enfermedad, pero se libró de ser hospitalizado y recuperó casi el 100 % de su salud en un mes. Cuando todos los miembros de la familia dieron negativo en las pruebas del virus y pudieron reanudar su vida, Alina pensó que el capítulo se había cerrado, pero para ella no había hecho más que empezar.

Varias semanas después de que el resto de la familia se recuperara por completo, Alina seguía sin poder realizar sus rutinas normales. Un inexplicable dolor lumbar, una fatiga persistente, insomnio y una ansiedad paralizante que nunca había tenido antes, gobernaban ahora sus días. Alina, que antes era una corredora empedernida, luchaba contra la falta de aliento, el dolor en el pecho y una inusual aceleración del ritmo cardíaco que le impedía por completo hacer ejercicio. Las tareas más sencillas le suponían un enorme esfuerzo físico y mental desde el instante en que se levantaba de la cama por la mañana. Algunos días, subir las escaleras, preparar la comida o entablar una conversación le parecía demasiado. Su sistema intestinal también se había rebelado, y le provocaba abdominales y sorprendentes diarreas a pesar de no haber cambiado su dieta saludable. Las migrañas, que nunca había tenido antes, la dejaban agotada durante días.

«Tengo el cerebro roto», le dijo a su hermana menor por teléfono, «y me da miedo». En el coche, llegaba a un cruce y no sabía qué hacer. Además de las debilitantes migrañas, la confusión mental no solo alejó a Alina de sus objetivos en su trabajo como asistente legal, sino que empezó a preocuparse por el deterioro cognitivo y la demencia. ¿Cómo es posible que una mujer de mediana edad, por lo demás sana, tenga de repente graves problemas de concentración e incluso de formación de nuevos recuerdos?

Una rápida búsqueda en Internet la llevó a conocer a miles de personas que se quejaban de «niebla cerebral» y que eran consideradas pacientes de «COVID largo» o «de largo recorrido» (más técnicamente, síndrome de COVID-19 postagudo: PACS, por sus siglas en inglés). También se enteró de que esta extraña secuencia de acontecimientos —pasar de asintomático a sintomático sin final a la vista— era más común de lo que la mayoría de la gente creía. Los médicos no sabían qué hacer con aquello. Y, sin embargo, según los estudios más recientes, un tercio de los pacientes con COVID se convierten en enfermos de larga duración, y casi un tercio de estos individuos comenzaron con infecciones asintomáticas.[23]

Esto es lo que saben los médicos: los síntomas persistentes, incluida la niebla cerebral, no son exclusivos de la COVID. Se han documentado en la literatura médica desde 1889 en relación con la gripe.[24] En una reciente revisión histórica, los primeros informes sobre el «síntoma común de alteración de la cognición» aparecieron durante las pandemias de gripe rusa de 1889 y 1892, y de nuevo durante la pandemia de gripe española

---

23. *Véase* Charles A. Downs *et al.*: «COVID Symptoms, Symptom Clusters, and Predictors for Becoming a Long-Hauler: Looking for Clarity in the Haze of the Pandemic», preprint, *medRxiv*, publicado en Internet el 5 de marzo de 2021, doi: 10.1101/2021.03.03.21252086

24. *Véase* Mark Honigsbaum y Lakshmi Krishnan: «Taking Pandemic Sequelae Seriously: From the Russian Influenza to COVID-19 Long-haulers», Lancet 396, n.º 10260, octubre de 2020, 1389–1391, doi: 10.1016/S0140-6736(20)32134-6 Epub 12 de octubre de 2020.

de 1918.[25] [26] Sin embargo, en el caso de la COVID, la mayor preocupación —más que los síntomas— era la posibilidad de que no desaparecieran nunca y llegaran a definir la vida de la persona en adelante. Un año más tarde, Alina seguía buscando trozos de su antiguo yo.

En este libro conocerás a más pacientes de COVID. Cuentan historias desgarradoras de coraje, paciencia, optimismo y esperanza. También muestran la amplitud de esta enfermedad, que ha afectado a individuos de maneras espectacularmente diferentes y variadas. He hablado con gemelos idénticos que contrajeron el mismo virus como compañeros de piso, pero uno acabó conectado a un respirador artificial mientras que el otro lo superó relativamente bien. ¿Cómo puede ser? Como veremos más adelante, la naturaleza desconcertante de este virus que mata a una persona en cuestión de días mientras deja a otra indemne es en parte lo que hace que esta pandemia sea un misterio tan urgente de resolver. En los millones de vidas perdidas hay lecciones importantes, y debemos tomarnos el tiempo de aprenderlas, por muy dolorosas que sean.

En medicina, a veces pueden pasar décadas para analizar de manera crítica una nueva enfermedad y comprender plenamente la biología y el comportamiento de un germen y cómo afecta a las personas de todas las edades, a veces de manera desproporcionada. Las respuestas no son tan intuitivas como se cree. Con la pandemia de gripe H1N1 de 2009, los más propensos a requerir hospitalización eran los menores de diez años. Se pensó que los más jóvenes nunca habían estado expuestos a nada parecido a esa nueva cepa de gripe y, por tanto, no tenían inmunidad innata. Con la

---

25. *Ibid.*

26. Aunque la pandemia de gripe de 1918 suele llamarse «gripe española», no se originó en España. A diferencia de otros países que participaron en la Primera Guerra Mundial, España permaneció neutral y sus medios de comunicación pudieron informar sobre la gripe con mayor libertad. Por eso, cuando las naciones que sufrían un apagón mediático en tiempos de guerra leían las noticias en profundidad de las fuentes españolas, especialmente después de que el rey Alfonso XIII enfermara, la gente asumía que España era la zona cero de la pandemia. Pero probablemente no fue así. Los científicos aún no están seguros del lugar en el que se generó, y Gran Bretaña, Francia y China son candidatas. Incluso puede haberse originado en Estados Unidos, donde el primer caso conocido se registró en una base militar de Kansas el 11 de marzo de 1918.

gripe aviar, o H5N1, los más afectados tenían entre diez y cuarenta años: fue la propia respuesta inflamatoria del organismo la que probablemente aumentó el riesgo de muerte, algo más común en los adultos jóvenes. Sin embargo, en el caso de la COVID, los más propensos a enfermar y morir de esta enfermedad fueron los ancianos: el 80 % de la mortalidad se produjo en mayores de sesenta y cinco años. Pero en los primeros tiempos, ni siquiera esta simple idea había sido reconocida o documentada.

Y esa percepción llevaría más tarde a la confusión y a errores mortales. Al pensar que la COVID era una «enfermedad de personas mayores», los estadounidenses más jóvenes se inclinaron por ignorar las directivas del gobierno, creyendo que no se infectarían o que podrían recuperarse con facilidad. Sin embargo, a medida que el virus mutaba, empezó a encontrar huéspedes cada vez más jóvenes a los que infectar, sobre todo cuando las generaciones mayores se protegieron mediante la vacunación. Y en la primavera de 2021, las hospitalizaciones de personas de entre 20 y 30 años con COVID, algunas con síntomas graves, se dispararon. Las experiencias de Olivia, Patrick y Alina demuestran que, a pesar del estereotipo de que la COVID diezma a los mayores de sesenta y cinco años, se ha subestimado que es un virus con el poder de matar a personas en la flor de la vida o dejar a los que sobreviven con síntomas duraderos. También tiene el poder de modificarse a sí mismo a medida que se propaga. Por eso, recoger las lecciones de esta pandemia ayudará a preparar un futuro mejor y más seguro. No podemos tener amnesia pandémica.

Causa de la muerte

Los médicos suelen bromear diciendo que los médicos de medicina interna lo saben todo, pero no hacen nada. Los cirujanos no saben nada, pero lo hacen todo. Y los patólogos, bueno, lo saben todo y lo hacen todo, pero con un día de retraso. Una versión de esta frase se atribuye a menudo al escritor de novelas de suspense Robin Cook, que la utilizó en su *thriller Como si fuera Dios*, cuya primera edición en inglés es de 1983. Cook es famoso por haber popularizado el género del *thriller* médico: muchos de sus libros abordan temas que afectan a la salud pública, y ha escrito un montón de novelas con temática de enfermedades infecciosas, como *Epidemia*, *Contagio* y *Pandemia*. En sus libros, y en los de la mayoría de los autores médicos, a menudo he visto surgir también otro tema importante: la introspección. En contra de lo que piensa la mayoría de la gente, creo que los médicos somos mucho más autorreflexivos de lo que se nos atribuye.

Esto se debe en parte a que la mayoría de los médicos que conozco se definen por sus fracasos mucho más que por sus éxitos. Nos atormenta la idea de que un paciente sufra una muerte evitable, y hemos codificado formas que nos obligan a evaluar nuestros errores, nuestras complicaciones —y, sí, las propias muertes— de manera formal. La mayoría de los hospitales tienen una reunión periódica a puerta cerrada en la que discutimos abiertamente entre nosotros estos resultados. En algunos lugares la reunión se denomina D y C (de *Death*, Muerte, y *Complications*, Complicaciones) o M y M (de Morbilidad y Mortalidad). Créeme: es difícil dar testimonio, estar en ese atril desnudando tu alma.

En cierto modo, la autopsia es la encarnación física de estas introspecciones. Es horripilante y emocionalmente devastadora, sobre todo sabiendo que el trabajo no hará nada por el paciente que está en la mesa. Realizamos esa autopsia para que otros en el futuro puedan vivir y no sufran la misma muerte evitable.

Las autopsias de las víctimas de COVID han comenzado a revelar más sobre la ira del virus en un cuerpo humano, desde sus restos en el cerebro hasta en los dedos de los pies. Pero antes de llegar a esos detalles en el capítulo 3, hay que considerar primero otro tipo de autopsia. Alrededor de un año después de la pandemia, cuando ya habíamos superado el medio millón de muertes en Estados Unidos y Joe Biden había jurado su cargo, realicé una autopsia con seis de los médicos a los que Donald Trump había encargado que dirigieran la desescalada de la pandemia.[27] De los seis, mu-

---

27. Mis entrevistas personales con seis de los miembros del grupo de trabajo de Trump sobre el coronavirus se realizaron en el desarrollo de un informe especial para la CNN titulado «COVID WAR—The Pandemic Doctors Speak Out» que se emitió el 28 de marzo de 2021. Las conversaciones resultaron en horas de grabación. Muchas de las citas y del material parafraseado de este libro provienen de esas interacciones. *Véase* Dr. Sanjay Gupta: «Autopsy of a Pandemic: 6 Doctors at the Center of the US Covid-19 Response», CNN, 26 de marzo de 2021, https://www.cnn.com/2021/03/26/health/covid-war-doctors-sanjay-gupta/index.html

chos de los cuales fueron vistos momentáneamente en el atril de la sala de reuniones de la Casa Blanca, el doctor Anthony (Tony) Fauci, director del Instituto Nacional de Alergias y Enfermedades Infecciosas (NIAID, por sus siglas en inglés) desde 1984, fue el único que hizo la transición al nuevo equipo de Biden como asesor médico principal del presidente. Los demás son ahora ciudadanos privados, sin freno ni control.

A lo largo de unas semanas, en Houston, Washington DC y Baltimore, nuestro equipo alquiló salones de baile de hoteles grandes y anodinos con mucho espacio y ventilación para que estas extraordinarias conversaciones individuales tuvieran lugar en estricta confidencialidad. Dada nuestra experiencia médica común, expliqué a cada uno de los médicos que enmarcaría las conversaciones de una manera que les resultaría ardua pero familiar: como una autopsia. Diseccionaríamos y discutiríamos de manera meticulosa cómo Estados Unidos se había convertido en el hogar del peor brote de COVID del planeta.

Somos uno de los países más ricos del mundo con un sofisticado y costoso sistema sanitario. Recuerdo haber reflexionado sobre nuestra clasificación en el primer puesto de la preparación para pandemias por parte de la Johns Hopkins cuando observé lo que estaba ocurriendo en Los Ángeles durante la oleada invernal de 2021 de casos de COVID que se produjo después de las fiestas. Eran escenas que antes solo había presenciado en zonas afectadas por catástrofes en todo el mundo. A mediados de enero, cada seis minutos moría una persona en Los Ángeles, y los hospitales se colapsaban bajo la presión de las ambulancias que daban vueltas durante horas tratando de encontrar salas de urgencias que pudieran acoger a un paciente más.[28] Llevábamos casi un año de pandemia y seguíamos sin poder detenerla.

Además, tenemos la mayor desigualdad de ingresos del mundo desarrollado y de la mayor parte del mundo en vías de desarrollo. Esta pandemia ha puesto de manifiesto esa marcada división racial y económica. A mediados de febrero, la COVID había matado a los residentes negros de Los Ángeles a un ritmo casi dos veces superior y a los latinos a un ritmo

---

28. *Ibid.*

casi tres veces superior al de los habitantes blancos.[29] Sin embargo, al otro lado del mundo, en el mayor barrio de chabolas de Asia, Dharavi, en Bombay, donde un millón de residentes viven hacinados en chabolas y familias multigeneracionales comparten una sola habitación, la tasa de mortalidad era curiosamente minúscula (esto cambiaría pronto y de manera chocante, pero llegaré a eso más tarde porque es parte de la historia y de las lecciones). Del mismo modo, en Nigeria, con una población de unos 200 millones de habitantes, la tasa de mortalidad registrada era menos de una centésima de la de Estados Unidos. Los estadounidenses afroamericanos no solo fueron los más afectados en Estados Unidos: como grupo demográfico independiente, sus tasas de infección y mortalidad se encontraban entre las más altas del mundo.[30]

Lo que me sorprendió un año después, cuando me senté durante más de veinte horas a realizar estas entrevistas con las personas inicialmente encargadas de la respuesta a la pandemia, fue la constatación de que sus antecedentes y credenciales habrían llevado a cualquiera a creer que eran las mejores personas para ese trabajo. Teníamos nuestro equipo de Vengadores. Puede que no todos estuvieran de acuerdo en los pasos a seguir y que se produjeran discusiones animadas y acaloradas, pero respetaban la experiencia de los demás y eran las personas más cualificadas para tomar decisiones. Consideremos al Dr. Robert Kadlec, que fue nombrado por el presidente Trump en 2017 para dirigir la Oficina del Secretario Adjunto de Preparación y Respuesta (ASPR, por sus siglas en inglés) en el Departamento de Salud y Servicios Humanos. Curiosamente, la ASPR fue creada por la legislación y firmada por el presidente Bush en 2006, justo un año

---

29. Para ver los casos y las muertes por COVID en todo el mundo por país a medida que los números cambiaron durante la pandemia, utiliza el panel interactivo proporcionado por el Centro de Ciencia e Ingeniería de Sistemas (CSSE, por sus siglas en inglés) de la Universidad Johns Hopkins, en https://github.com/CSSEGISandData/COVID-19 *Véase* también E. Dong, H. Du, y L. Gardner, «An Interactive Web-based Dashboard to Track COVID-19 in Real Time», Lancet Infectious Diseases 20, n.º 5, 2020, 533–534, doi: 10.1016/S1473-3099(20)30120-1

30. *Véase* Matthew Mosk: «George W. Bush in 2005: "If We Wait for a Pandemic to Appear, It Will Be Too Late to Prepar"», ABC News, 5 de abril de 2020, https://abcnews.go.com/Politics/george-bush-2005-wait-pandemic-late-prepare/story?id=69979013. *Véase* también John M. Barry: *The Great Influenza*, Viking Penguin, Nueva York, 2004.

después de que Bush, mientras estaba de vacaciones en Texas, no pudiera dejar de leer el libro de John M. Barry sobre la pandemia de gripe de 1918. Al detallar la misteriosa plaga que «mataría a más personas que el brote de cualquier otra enfermedad en la historia de la humanidad», Barry, un historiador, dejó sin aliento a Bush, lo que llevó al presidente a llamar a su principal asesora de Seguridad Nacional, Fran Townsend, al Despacho Oval cuando regresó a Washington.[31] Compartió con ella su ejemplar de *La gran gripe: La pandemia más mortal de la historia* y le dijo: «Tienes que leer esto». Luego añadió: «Mira, esto ocurre cada cien años. Necesitamos una estrategia nacional».

De esa conversación surgió el libro más completo de medidas para enfrentarse a una pandemia. Según Townsend, que compartió públicamente la experiencia con los medios de comunicación, el plan incluía diagramas para un sistema global de alerta temprana; financiación para desarrollar nuevas tecnologías de vacunas; y una fuerte reserva nacional de suministros de emergencia cruciales que tendrían una gran demanda, como ropa de protección, mascarillas y respiradores. Muchos de los ayudantes y funcionarios del gabinete de Bush, que dudaban, se opusieron a los esfuerzos, que también incluían ejercicios de simulación para probar las ideas y los protocolos. Pero Bush insistió en el plan; un ayudante incluso lo describió como «obsesionado» con él.[32] Se propuso gastar 7.000 millones de dólares en las medidas, unos 10.000 millones en dólares de hoy. A Townsend, que en aquel momento se sentía abrumado por crisis más acuciantes como la lucha contra el terrorismo, los huracanes y los incendios forestales, Bush le dijo algo profético: «Puede que no ocurra durante nuestra guardia, pero la nación necesita el plan». También dijo una obviedad que todos hemos aprendido por las malas quince años después: «Una pandemia se parece mucho a un incendio forestal. Si se detecta pronto, puede extinguirse con un daño limitado. Si se deja que arda, porque no se detecta, puede crecer hasta convertirse en un infierno y extenderse rápidamente

---

31. *Ibid.* Según los informes de los medios, Tom Bossert usó la palabra «obsesionado» para describir la respuesta de Bush. Bossert había trabajado en la Casa Blanca de Bush y luego se desempeñó como asesor de seguridad nacional en la administración Trump.

32. *Ibid.*

más allá de nuestra capacidad para controlarlo».[33] Aunque en los años siguientes gran parte del ambicioso plan se archivó y nunca se llevó a cabo por completo, algunas cosas como la creación de la ASPR permanecieron al acecho para 2020.

Antes de que Kadlec ocupara su puesto en la ASPR, había dedicado su vida a la estrategia de biodefensa como médico y oficial de carrera en las Fuerzas Aéreas de Estados Unidos. Mientras estuvo en la administración Bush, ayudó a dirigir la respuesta al 11-S, los posteriores ataques con ántrax y los devastadores huracanes, incluido el Katrina, que yo cubrí como reportero. Años más tarde, Kadlec estaba ocupándose de un huracán, este llamado Dorian y que avanzaba hacia Puerto Rico, cuando empezaron a surgir noticias sobre un extraño grupo de pacientes con neumonía. Al principio era un ruido de fondo para su atención a las consecuencias del Dorian. Igual que yo, se mostró algo indiferente cuando se enteró de la nueva y extraña neumonía en el otro lado del mundo. No podía imaginar que una tormenta vírica eclipsara el estrés que había experimentado tras cinco misiones de combate en Irak. Pero lo hizo. «Creo que tengo un trastorno de estrés postraumático por esa experiencia», me dijo, con los ojos llenos de lágrimas.

A su desesperación se sumó el hecho de que esta pandemia no solo era trágica en su alcance, sino que también era casi totalmente predecible y prevenible, según una serie de ejercicios de modelización que había bautizado como Crimson Contagion (Contagio Carmesí) en 2019.[34] Este escenario simulado presentaba un virus respiratorio procedente de China que se extendía por todo el mundo y se detectaba por primera vez en Chicago. Cuarenta y siete días después, la Organización Mundial de la Salud (OMS)

---

33. *Véase* «Crimson Contagion 2019 Functional Exercise Key Findings», Departamento de Salud y Servicios Humanos de EE. UU., Oficina del Subsecretario de Preparación y Respuesta, octubre de 2019), https://int.nyt.com/data/documenthelper/6824-2019-10-key-findings-and-after/05bd797500ea55be0724/optimized/full.pdf *Véase* también, David E. Sanger, Eric Lipton, Eileen Sullivan, y Michael Crowley: «Before Virus Outbreak, a Cascade of Warnings Went Unheeded», *New York Times*, 19 de marzo de 2020, https://www.nytimes.com/2020/03/19/us/politics/trump-coronavirus-outbreak.html

34. *Véase* Susan Davis, Claudia Grisales, y Kelsey Snell: «Senate Passes $2 Trillion Coronavirus Relief Package», NPR, 25 de marzo de 2020, https://www.npr.org/2020/03/25/818881845/senate-reaches-historic-deal-on-2t-coronavirus-economic-rescue-package

declararía una pandemia, pero para entonces ya sería demasiado tarde: se preveía que 110 millones de estadounidenses enfermarían, lo que provocaría 7,7 millones de hospitalizaciones y 586.000 muertos. ¿Te resulta familiar?

A pesar del optimismo de la Johns Hopkins, el borrador del informe del ejercicio de octubre de 2019 mostraba lo poco financiado, poco preparado y muy descoordinado que estaría el gobierno federal ante una guerra a vida o muerte con un nuevo virus para el que no existía tratamiento ni antídoto. El informe estaba marcado como «No revelable». Contagio Carmesí expuso las deficiencias de nuestro sistema de respuesta que finalmente, y de manera inquietante, se reprodujeron en la realidad. Lo más notable en el simulacro de pandemia fueron los repetidos casos de «confusión». Las agencias federales luchaban por saber quién estaba al mando. Los funcionarios estatales y los hospitales se esforzaban por saber qué suministros estaban disponibles o tenían almacenados. Las ciudades y los estados tomaban sus propias decisiones sobre el cierre de las escuelas. La ficción pronto se convertiría en no ficción.

Para Kadlec, las tres mayores lecciones aprendidas del experimento fueron que, cuando se produce una pandemia, hay que saber quién está al mando, establecer la cadena de suministro y los materiales de origen para cosas como el equipo de protección personal (EPP) y los kits de pruebas, y encontrar el dinero para pagar todas las necesidades de la respuesta. Hablaremos de liderazgo más adelante, pero el estado de nuestra cadena de suministro de emergencia de EPP, medicamentos, respiradores y otros equipos médicos era un completo misterio al principio de la pandemia. Sin sistemas establecidos, tuvimos que empezar desde cero. En Crimson Contagion, Kadlec y su equipo estimaron que Estados Unidos necesitaría 10.000 millones de dólares —la misma cifra que Bush había proyectado— para prepararse para un evento de este tipo. Ese dinero nunca se autorizó.

En cambio, en los doce meses que Kadlec estuvo al frente de la ASPR durante la pandemia de la COVID, gastó 35.000 millones de dólares y consiguió 23.600 millones de dólares adicionales del Congreso en diciembre de 2020 para reaccionar ante la floreciente pandemia. Pero esas cifras ni siquiera se acercan a los costes relacionados con la pérdida de cientos de miles de vidas, empleos, empresas y medios de vida. Por poner 10.000

millones de dólares en perspectiva, son unos 30 dólares por ciudadano o 3 dólares al año durante diez años, una miseria que podría haber hecho a Estados Unidos a prueba de pandemias, según Kadlec. Si el virus fuera una amenaza para la seguridad nacional, proteger al país contra él habría costado menos que el precio de un solo portaaviones. Tenemos once portaaviones activos, más que cualquier otro país del mundo, pero autorizar parte de ese dinero para luchar contra un potencial enemigo invisible no era una apuesta que los políticos estuvieran dispuestos a hacer. Y como país, hemos pagado un precio enorme por ese descuido. En uno de los primeros encargos de Joe Biden como nuevo presidente en 2021, Estados Unidos aprobó un paquete de ayuda a la COVID de casi 2 billones de dólares.[35]

Si se hubiera colocado a otros personajes en posiciones de liderazgo en el grupo de trabajo, ¿el resultado habría sido diferente? Nadie puede responder a eso. Mientras pasaba tiempo con los médicos durante mis entrevistas e innumerables llamadas a primera hora de la mañana y a última hora de la noche, surgió una y otra vez otra pregunta: «Si te marginan o incluso te silencian, ¿por qué seguir en el trabajo?».

De todos ellos salió alguna versión de la misma respuesta: «Creía que era la mejor persona para ese trabajo y me preocupaba que, si me iba, me sustituyeran por alguien menos eficaz y más político». Cuando se dieron cuenta de que su aportación estaba siendo cada vez más manipulada por la Casa Blanca, encontraron la forma de seguir con su cruzada contra la pandemia. Para los que estábamos fuera, en mayo de 2020 parecía que el grupo de trabajo se había disuelto porque ya no aparecía en la cobertura de los medios de comunicación de las reuniones informativas de Trump con la prensa. De hecho, las reuniones continuaban, pero a puerta cerrada, normalmente en el despacho de Birx en persona o virtualmente. Birx se reunía en privado con Tony Fauci, el director del CDC, Bob Redfield, y el enton-

---

35. *Véase* Maggie Haberman: «Trump Admits Downplaying the Virus Knowing It Was "Deadly Stuff"», *New York Times*, 9 de septiembre de 2020, https://www.nytimes.com/2020/09/09/us/politics/woodward-trump-bookvirus.html

ces comisionado de la FDA, Stephen Hahn, tres o cuatro veces por semana en lo que se llamaba el Grupo de Médicos. El grupo no era secreto, pero no mucha gente lo conocía. Hablaban de las cuestiones médicas que debían abordarse y seguían analizando el patrón del brote.

La Dra. Birx fue sincera con el vicepresidente Mike Pence, que había sido su aliado desde que llegó y nunca dudó en seguir su ejemplo. En cuanto descubrió los patrones que mostraban la ferocidad de la propagación del virus a mediados y finales del verano, acudió a Pence con sus gráficos y tablas. «Y cuando eso ocurra con este tipo de curvas», le dijo, «será peor que cualquier cosa que hayamos visto antes». Él la miró fijamente y le dijo: «Haz lo que tengas que hacer». Ese fue el permiso para salir a la carretera.

Birx utilizó el avión de Pence para ir estado por estado, y llevaba su maleta en un coche de alquiler tras otro para reunirse con la gente en sus comunidades. Sus viajes por los estados resultaron ser su secreto para tener un mayor impacto. En la carretera encontró un tono diferente en la gente que el que había experimentado en la Casa Blanca. En sus palabras, «había una tensión constante entre trabajar duro para seguir las reglas que me habían dado y trabajar duro para asegurarme de que podía sacar información que era crítica para los estados y el pueblo estadounidense. Y fue interesante para mí cómo se desarrollaba eso, y cómo se me permitía ser muy franca y se me facilitaba serlo con la prensa regional y local, los gobernadores y los alcaldes, y ser muy clara sobre los mandatos de las máscaras, el cierre de los bares y la severa restricción sobre los restaurantes, y todos esos elementos que nunca se me permitía decir a nivel nacional».

La mayoría de los gobernadores y alcaldes escucharon y siguieron con precisión sus consejos. En un distrito escolar, por ejemplo, instó a que se hicieran pruebas a todos los profesores con la idea de que representaran a la comunidad, no porque pensara que las escuelas fueran un gran foco de propagación. «Por eso pedimos a los hospitales que hicieran pruebas rutinarias a todo su personal y que las triangularan con un código postal para poder ver dónde se estaba produciendo la propagación», dijo. Este tipo de pensamiento contraintuitivo cayó en saco roto en la Casa Blanca. A pesar de que Trump comentó con franqueza al periodista Bob

Woodward que «esto es algo mortal» en la primera semana de febrero, en ningún momento nadie de la Casa Blanca le dio a Birx la impresión de que pensara que había una importante propagación asintomática, que el nivel de contagio era alto y que la enfermedad era así de mortal. No es de extrañar que Birx fuera apodada Dra. Doom en el nivel inferior del Ala Oeste.

Por su parte, Tony Fauci transmitió su mensaje basado en la ciencia a todos los medios de comunicación posibles, desde programas de humor y pódcasts de famosos hasta Barrio Sésamo. Y a menudo decía a la gente de la Casa Blanca lo que no querían oír. En el fondo de su mente había un sabio consejo que aprendió de un mentor poco después de convertirse en director del Instituto Nacional de Alergias y Enfermedades Infecciosas bajo el mandato de Ronald Reagan: «Hazte un favor, Tony. Cada vez que entres en la Casa Blanca, susurra para ti mismo "Esta puede ser la última vez que entres en la Casa Blanca"». Fauci no era alguien que fuera a caer presa del campo de distorsión de la realidad del presidente, un término utilizado para describir el entorno único, a menudo ilusorio, que rodea a un individuo en el poder, donde abundan los aduladores, y puede ser difícil decirle a ese líder la verdad si va en contra de sus deseos o su ideología.[36] Fauci se aferró a su constitución personal de seguir los hechos, incluso a riesgo de ser destituido por Trump. Resistir la atracción gravitatoria de la Casa Blanca y del Despacho Oval en particular es un trabajo en sí mismo.

La política se interpuso sin duda, pero una tragedia de esta magnitud no tiene una sola causa. Los médicos coincidieron en una realidad escandalosa: la gran mayoría de las muertes en Estados Unidos podrían haberse evitado. Al final de mi entrevista con Kadlec, me miró y dijo: «La arrogancia. La arrogancia fue la causa de la muerte en esta autopsia».

---

36. El campo de distorsión de la realidad se usaba a menudo para describir cómo Steve Jobs influía en sus empleados en Apple. Según la crónica de Walter Isaacson sobre el ícono de Apple en su biografía *Steve Jobs*, este había aprendido el concepto de campo de distorsión de la realidad, un término que se utiliza para describir cómo alguien puede influir en las personas y convencerlas de casi cualquier cosa con una combinación de características que incluyen encanto, bravuconería, hipérbole y, por supuesto, persistencia.

Las cifras lo dicen todo

Cuando nos enfrentamos a lo desconocido, nos gusta apartarnos y dejar de ver lo que nos incomoda y nos da miedo. El negacionismo pandémico no es nuevo. En el *Diario del año de la peste*, Daniel Defoe escribió que en 1665, las autoridades municipales de Londres se negaron inicialmente a aceptar que estuviera ocurriendo algo inusual, y luego trataron de ocultar la información al público, hasta que el aumento de las muertes hizo imposible negar la temible peste bubónica. Para entonces, lo único que podían hacer las autoridades era encerrar a las víctimas y a sus familias en sus casas en un intento inútil de detener la propagación. En las primeras páginas del libro, las palabras de Defoe revelan las principales diferencias entre la peste de su época y la nuestra: «No importaba de dónde viniera. En aquellos días no teníamos nada parecido a los periódicos impresos para poder difundir rumores e informes de cosas».[37]

Defoe se refería al hecho de que las autoridades sabían que el flagelo estaba provocando otra ronda de muertes, lo que sería la última epidemia de peste bubónica en Londres, pero podían mantenerlo en secreto porque no había manera de comunicarse fácilmente con la gente a través del tipo de sistema de medios de comunicación que tenemos hoy en día, más de 350 años después. La realidad de la propagación de la COVID no pudo ser encubierta, ya que la gente compartió la brutalidad de la enfermedad a través de los medios de comunicación, con una importante advertencia: aunque tenemos muchas publicaciones y medios de difusión para contarnos lo que está pasando, estos vehículos también tienen la capacidad de hacer circular ideas falsas y desinformación.

Del mismo modo en que las autoridades londinenses trataron de ocultar la llegada de la peste a la ciudad, nosotros también experimentamos la división, la disfunción y la falta de veracidad de nuestros dirigentes cuando esta peste del siglo XXI se puso en marcha. Solo puedo imaginar cómo se habría desarrollado la Gran Peste de Londres, que se cobró casi una cuarta

---

37. Varias ediciones en inglés de *Diario del año de la peste* de Defoe están disponibles en línea de manera gratuita o a la venta. Aquí puede leerse: https://www.gutenberg.org/files/376/376-h/376-h.htm

parte de la población, con la tecnología moderna y los modos de comunicación inteligentes. El libro de Defoe, que se publicó cincuenta y siete años después del acontecimiento, pretendía ser una advertencia y un manual práctico sobre qué hacer y, lo que es más importante, qué evitar durante un brote mortal, en caso de que se repitiera. La principal fuente de datos de Defoe para su historia fueron las Listas de Mortalidad, informes semanales de una página que documentaban quiénes morían y de qué. Estas páginas servían como folletos que se colocaban en lugares públicos para alertar a la gente de que la peste se estaba extendiendo. Era la única manera de difundir las noticias. Para Defoe, la colección de Listas de Mortalidad era su manera de trazar el curso del ascenso y del descenso de la Peste Negra a lo largo de 1665,[38] alcanzando su punto álgido en el caluroso verano y disminuyendo en Navidad. Según la mayoría de las mediciones, las Listas de Mortalidad ofrecieron los primeros registros en el mundo de la propagación de una enfermedad; también fue la primera vez en la historia de la humanidad que se reflejó un patrón en los datos: se podía ver cómo la peste despegaba, mataba a un número cada vez mayor de personas semanalmente y luego retrocedía.

Hoy en día nuestros métodos de seguimiento de enfermedades y defunciones son más sofisticados, pero son igualmente reveladores e instructivos. En la página siguiente hay un gráfico que muestra las cifras de la pandemia en EE.UU. desde la primera semana de marzo de 2020 hasta un año después.

Dentro de los datos y los gráficos de las trayectorias como esta hay muchas historias, ideas y lecciones. Es sorprendente ver tales discrepancias entre países, cada uno de los cuales siguió su propio protocolo de respuesta a la pandemia con diversas formas de estrategias de mitigación y confinamiento. Lo más destacable es la diferencia entre las naciones ricas y las pobres, pero casi en el sentido contrario al que podríamos esperar. Mientras que los brotes de enfermedades infecciosas suelen aplastar a los países

---

38. Las Listas de Mortalidad de la colección que Defoe utilizó para su libro estaban fechadas entre el 27 de diciembre de 1664 y el 19 de diciembre de 1665. El empresario e inventor Jay Walker posee un volumen encuadernado en cuero y con páginas de vitela de las listas originales en su Biblioteca de la Historia de la Imaginación Humana en Connecticut, una colección privada.

más pobres, este nuevo coronavirus devastó de manera desproporcionada a muchas de las naciones más ricas del mundo. ¿Por qué? La trayectoria de la enfermedad en todo el mundo también dio bandazos salvajes e impredecibles en una dirección y luego en otra.

Nuevos casos diarios confirmados de COVID-19 por cada millón de personas

Se muestra la media móvil de siete días. El número de casos confirmados es inferior al número de casos reales; la razón principal es la limitación de las pruebas.

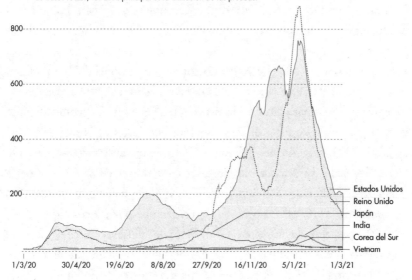

Fuente: Datos de CSSE COVID-19 de la Universidad Johns Hopkins[39]

A principios de marzo de 2020, por ejemplo, Corea del Sur registraba una media de más de 550 nuevos casos confirmados diarios, frente a los 53 del Reino Unido, que tiene un tamaño de población similar.[40] Sin embargo, a finales de mes, Corea del Sur tenía 125, el Reino Unido estaba en 4.500 y subiendo, mientras que simultáneamente luchaba por establecer

39. *Véase* E. Dong, H. Du, y L. Gardner: «An Interactive Web-based Dashboard to Track COVID-19 in Real Time», *Lancet Infectious Diseases* 20 n.º 5, 2020, 533–534. doi: 10.1016/ S1473-3099(20)30120-1 *Véase* también el panel interactivo proporcionado por el Centro de Ciencia e Ingeniería de Sistemas (CSSE, por sus siglas en inglés) de la Universidad Johns Hopkins en https://github.com/CSSEGISandData/COVID-19

40. *Ibid.*

sistemas básicos de suministros, pruebas y rastreo de contactos. Puede que Corea del Sur no tuviera un sistema de atención sanitaria tan sólido como el del Reino Unido, pero contaba con una sólida estrategia de salud pública ejecutada con prontitud y firmeza para controlar la propagación del virus. La diferencia clave fue que Corea del Sur adoptó rápidamente un plan de acción de «prueba, rastreo, aislamiento y tratamiento», por el que se hicieron pruebas a las personas con sospecha de tener la enfermedad, se identificaron sus contactos, se impuso un aislamiento estricto y se proporcionó tratamiento gratuito a los infectados, con compensación para las personas que tuvieron que autoaislarse. Eso no ocurrió en el Reino Unido, donde las pruebas se limitaron al principio y luego, en marzo, se abandonaron tanto el rastreo de contactos como la vigilancia comunitaria. Corea del Sur también se adelantó en el uso de la tecnología de telefonía móvil para apoyar su estrategia, así como para difundir información de emergencia, como alertar a las personas sobre los focos de infección que debía evitar. El brote de SARS en 2002-2003, seguido del MERS en 2015, había enseñado y entrenado bien a Corea del Sur, ya que esos brotes se convirtieron en sesiones de práctica para la COVID. El Reino Unido tendría que pasar por esas difíciles lecciones con la COVID. Como señaló un grupo de científicos para el *BMJ* en su comparación de las respuestas de estos dos países, «Corea del Sur fue más rápida a la hora de basar sus decisiones en el principio de precaución cuando las pruebas no estaban claras», mientras que el Reino Unido se basó en gran medida en modelos matemáticos y adoptó una política dirigida por la ciencia que llegó demasiado tarde.[41] En otras palabras, Corea del Sur abordó el problema asumiendo el peor escenario posible, mientras que el Reino Unido se basó en conocimientos que estaban desfasados.

El ex director del CDC, Robert Redfield, cree que la insalubridad general del pueblo estadounidense también jugó un papel importante en nuestro trágico recuento de muertes. No ayudó, dice, que entráramos en esta guerra sin estar en forma, con enfermedades crónicas como la obesidad,

---

41. *Véase* Azeem Majeed *et al.*: «Can the UK Emulate the South Korean Approach to COVID-19?» *BMJ* 369, mayo de 2020, m2084, doi: 10.1136/bmj.m2084 *Véase* también Daejoong Lee, Kyungmoo Heo, y Yongseok Seo: «COVID-19 in South Korea: Lessons for Developing Countries», *World Development* 135, noviembre de 2020, 105057, doi: 10.1016/j. worlddev.2020.105057 Epub 28 de junio de 2020.

la diabetes, las enfermedades renales y los trastornos cardiovasculares, entre otras, que por sí solas exigen mucha atención de nuestro cuerpo. Son, en su mayoría, enfermedades de los privilegiados, de las naciones ricas. Somos víctimas de nuestra propia prosperidad. Aunque las enfermedades crónicas prevenibles, como la obesidad, están aumentando en todo el mundo, incluidas las naciones más pobres, los países de altos ingresos, como Estados Unidos, poseen un porcentaje mucho mayor de casos de obesidad que el resto del mundo. Los grandes valores atípicos entre los países ricos son Japón y Corea del Sur, donde solo alrededor del 5 % de las muertes prematuras se atribuyen a la obesidad (a modo de comparación, la obesidad representa el 18 % de las muertes entre los estadounidenses de cuarenta a ochenta y cinco años).[42]

Algunos de los países más pobres pueden haber tenido también otra ventaja, una que no se consideró seriamente hasta meses después de la pandemia: la inmunidad preexistente. Como veremos, el historial de infecciones de una región puede tener un profundo impacto en la vulnerabilidad de sus habitantes. Tal vez eso ayude a explicar por qué el coronavirus no ha sido una «gripe china», sino más bien una enfermedad occidental, si se tiene en cuenta dónde se infligió el mayor daño. Si se quiere entender por qué a una nación en particular le fue bien o mal, uno de los datos más significativos sería en qué lugar del planeta se encontraba.

Consideremos que en Estados Unidos hubo cerca de 9.000 casos por cada 100.000 habitantes, mientras que en la India fue aproximadamente una décima parte de esa cifra durante el primer año de la pandemia, a pesar de que Asia tiene algunas de las zonas con mayor densidad de población del mundo. Algunos países europeos, por ejemplo, tomaron medidas extremas, pero aun así se sumieron en una montaña rusa mortal, mientras que otros consiguieron controlar el virus relativamente pronto y lo suficiente como para volver a parecer casi normales mucho antes del comienzo de 2021. ¿Qué explica esto? ¿Cuál es la herramienta más eficaz para contener un virus que anda suelto? ¿Los habitantes de Asia oriental, una región con muchas menos víctimas de la COVID que otras partes del mundo,

---

42. *Véanse* los datos y las estadísticas sobre la obesidad en los Centros para el Control y la Prevención de Enfermedades https://www.cdc.gov/obesity/data/adult.html

tienen alguna inmunidad innata por vivir donde los coronavirus son endémicos? ¿Podrían haberse presentado a la guerra de la COVID pertrechados ya con equipos de protección? Se están realizando estudios para explorar esta posibilidad. El patrón de gravedad de la enfermedad en todo el mundo no es el mismo, y en los lugares donde se pensaría que el virus diezmaría una nación, como los lugares empobrecidos y densamente poblados donde la infraestructura de salud pública es prácticamente inexistente, no sucedió así. Ahora bien, hay algunas excepciones a este patrón que se hicieron evidentes después del primer año de la pandemia, pero es importante señalar que, en términos generales, la riqueza y los sistemas avanzados de atención sanitaria no dieron necesariamente a las naciones una ventaja en el control de la propagación del virus.

Todos los países del este, el sudeste y el norte de Asia, una región diversa con una mezcla de naciones ricas y pobres, experimentaron una tasa más baja de enfermedad y muerte en el primer año a pesar de que sus sistemas de atención médica, ya fueran nacionales o locales, eran diferentes. Por ejemplo, Japón y Corea del Sur tuvieron una tasa de COVID y una mortalidad mucho más bajas que Estados Unidos o el Reino Unido, incluso después de comparar las diferencias en el tamaño de la población. Los países muy poblados de esa región, como Filipinas e Indonesia, tenían tasas de COVID y mortalidad más bajas en comparación con países desarrollados como Alemania y Noruega, también después de comparar el tamaño de la población. La Unión Europea tuvo un rendimiento medio tres mil veces peor que Taiwán, donde la tasa de mortalidad fue de un minúsculo 0,42 por millón hasta un ligero aumento a finales de la primavera de 2021. Camboya informó de una sola muerte y poco más de mil casos en marzo de 2021. A esto le siguió una nueva ola de infecciones, pero las cifras seguían palideciendo en comparación con las olas observadas en Occidente a lo largo de 2020 y principios de 2021.

Este extraño patrón no es nuevo en esta pandemia. La asimetría de que haya menos víctimas en el origen de una pandemia —y una enfermedad más grave en lugares alejados del origen— también se ha documentado en las tres principales pandemias de gripe del siglo pasado. Aunque la pandemia de 1918 se originó en Estados Unidos, se cobró más vidas en otros continentes, como Asia y Europa. Las pandemias de gripe de 1957 y 1968 se iniciaron en

China, pero causaron muchas más muertes en Estados Unidos y Europa. La mayor agresividad de estas pandemias en regiones alejadas de su origen no puede explicarse totalmente por factores como las enfermedades crónicas subyacentes o la edad. Sabemos que la mayor mortalidad por COVID se da en poblaciones de edad avanzada, pero no podemos obviar el hecho de que Japón tiene la población más envejecida del mundo y aun así ha tenido una tasa de mortalidad por COVID relativamente baja.

Como señaló un grupo de investigadores del Estado de Oregón y de la Universidad de Nevada, «[una] explicación convincente para el patrón podría ser una inmunidad cruzada parcial preexistente a estos virus en zonas cercanas al origen de las pandemias».[43] En otro artículo publicado, los investigadores del Centro de Investigación de Enfermedades Infecciosas y Vacunas del Instituto de Inmunología de La Jolla plantearon una posibilidad intrigante: un gran porcentaje de la población parece tener células inmunitarias capaces de reconocer partes del virus COVID, lo que posiblemente les dé una ventaja para combatir la infección.[44]

En otras palabras, algunas personas pueden tener un grado de protección desconocido incluso sin haber estado nunca expuestas a la COVID. Esto también podría ayudar a explicar la amplia gama de síntomas que experimentaron las personas. Vamos a profundizar en este fenómeno para entender mejor lo que significa para la lucha contra futuras pandemias. Una cosa es segura: la palabra «novedad» adquiere una nueva dimensión.

Novedad

He pensado mucho en el significado de la palabra «novedad» tanto desde un punto de vista biológico como cognitivo y psicológico. Para mí, una de

---

43. *Véase* Alireza Bolourian y Zahra Mojtahedi: «COVID-19 and Flu Pandemics Follow a Pattern: A Possible Cross-immunity in the Pandemic Origin and Graver Disease in Farther Regions», *Archives of Medical Research* 52, n.º 2, febrero de 2021, 240–241, doi: 10.1016/j.arcmed.2020.10.012 Epub 2020 Oct 17.

44. *Véase* Jose Mateus *et al.*: «Selective and Cross-reactive SARS-CoV-2 T Cell Epitopes in Unexposed Humans», *Science* 370, n.º 6512, octubre de 2020, 89–94, doi: 10.1126/science. abd3871 Epub 4 de agosto de 2020.

las mayores lecciones que pueden surgir de esta pandemia es la capacidad de procesar mentalmente algo novedoso y poner el riesgo en la perspectiva adecuada al mismo tiempo para informar y posiblemente modificar el comportamiento. Después de todo, ¿cuándo fue la última vez que, como adultos y como sociedad, experimentamos algo por primera vez? ¿Recuerdas haber estado alguna vez en una situación tan desconocida que te diera la impresión de no saber dónde estabas?

Cada día tenemos millones de microexperiencias, y la gran mayoría son completamente esperadas, habituales y contextualizadas. Cuando nos sorprendemos, automáticamente ponemos esa sorpresa dentro de una caja que podemos entender y explicar. La naturaleza humana busca lo familiar y descarta las incoherencias. Cuando algo muy inusual o sin precedentes sucede en nuestras vidas, la mente es muy buena para eliminar esos incidentes, para olvidarlos, para fingir que nunca han existido. Si no tiene sentido o crea demasiado conflicto en nuestro propio cerebro, no encaja en la narrativa que nuestra mente ha creado para guiar nuestras vidas.

Cuando apareció este nuevo coronavirus, muchos científicos, funcionarios de salud pública y médicos —incluido yo mismo— se fijaron inmediatamente en otros coronavirus mortales, como el SARS y el MERS, en busca de pistas para predecir cómo se comportaría este. Fue casi un reflejo. ¿Coronavirus de China? Eso pertenece a la caja del SARS. O: ¿Una pandemia en ciernes? La última pandemia que cubrí fue la H1N1 o gripe porcina en 2009. Puse el nuevo virus en esa caja. Pero no se parecía en nada a ninguno de ellos, y la verdad es que no había una caja estandarizada en la que colocar la COVID. Recuerdo que me metí de lleno en el asunto, asimilé toda la información que pude: leí documentos de investigación y pruebas previas no publicadas; realicé videoconferencias con fuentes de China, Corea del Sur y Japón; hablé con expertos como Tony Fauci y el experto en salud global Peter Daszak, cuyas investigaciones han sido clave para entender el impacto de las enfermedades emergentes.[45] Y recuerdo que todo el mundo tenía una teoría sobre algún aspecto de este nuevo coronavirus. Incluso mi madre tenía una.

---

45. *Véase* Dr. Sanjay Gupta: «The United States' One-year Coronavirus Checkup», CNN, 21 de enero de 2021, http://lite.cnn.com/en/article/h_0e1a2ddf94eeb132a5bdeecdda84a602

En los primeros días, pensábamos que la transmisibilidad de persona a persona era poco probable, que las mascarillas no eran particularmente útiles, que la gente no podía propagarla de manera asintomática o por el aire. Tal vez solo esperábamos que eso fuera cierto, un pensamiento mágico para intentar convencernos de que la pandemia no era el cisne negro que habíamos estado temiendo durante cien años. Pero estábamos equivocados. De hecho, nuestro fondo de conocimiento existente resultó ser un gran obstáculo en nuestro pensamiento: se interpuso en nuestro camino. Piensa en ello. Si se trata de algo realmente novedoso, tiene sentido traer a personas de ámbitos completamente diferentes, porque no caen de inmediato en la trampa de tratar de colocar de manera incorrecta esa cosa novedosa en una caja familiar. Pero nosotros no lo hicimos, y en su lugar seguimos buscando nuestras cómodas cajas. Fue una experiencia de humildad para todos, incluso para personas como Tony Fauci, que se inquietó cuando le recordé que había dicho: «En la historia de los virus respiratorios, nunca ha habido uno que se haya propagado tan eficientemente de forma asintomática».

Cuando los niños fueron enviados a casa desde la escuela a principios de marzo y la mayoría de los negocios cerraron sus puertas, la gente asumió que el confinamiento duraría unas pocas semanas, tal vez un mes. Se declaró que la Semana Santa era el objetivo para recuperar la libertad y la normalidad. En retrospectiva era una completa fantasía, pero la alternativa —la realidad de un virus que engullía el mundo y robaba nuestra forma de vida— no era digerible. El presidente Trump me dijo a finales de febrero que no quería que cundiera el pánico entre la población estadounidense y que «estamos preparados para ello», lo cual era otra manifestación de ignorar una catástrofe a pesar de las pistas que caían del cielo. De nuevo, sé que ser sincero y directo y decirle a la gente la verdad es a veces difícil.

En las últimas décadas, he aprendido que presentar un plan junto al problema no suaviza el golpe de una noticia terrible, pero puede ayudar a mitigar el pánico. La gente se sentirá menos impotente y, en cambio, se verá impulsada a actuar. Un informe de la Universidad de Columbia afirmaba que si hubiéramos actuado y aplicado medidas de control como el distanciamiento físico y el uso de mascarillas solo una o dos semanas antes, se podría haber evitado un número considerable de casos y muertes, más de la mitad.[46] Desde el punto de vista de la Dra. Birx, después de la ola inicial en primavera, en la que murieron unos 100.000 estadounidenses, «todas los demás, en mi opinión», me dijo, «podrían haberse mitigado o reducido sustancialmente si hubiéramos tomado las lecciones que habíamos aprendido desde ese momento y nos hubiéramos asegurado de utilizarlas ciudad por ciudad, condado por condado, estado por estado».[47]

El mes de febrero de 2020 ha sido bautizado como el mes perdido.[48] Era un momento crucial, pero nosotros, como nación, no estábamos al día en cuanto a ciencia. Puede que no estuviéramos ciegos, pero teníamos los ojos vendados por la falta de imaginación. Curiosamente, cuando la Comisión del 11-S presentó sus conclusiones sobre cómo se podrían haber evitado los atentados, se pusieron de manifiesto cuatro tipos de fallos: política, capacidades, gestión e imaginación.[49] Estos fallos se repitieron espectacularmente en la pandemia. De la misma manera que antes del 11-S no podíamos imaginar aviones armados de ese modo para asesinar en masa a miles de personas, tampoco podíamos imaginar que un virus invisible se paseara por nuestro territorio, donde tenemos algunos de los mejores médicos y científicos del mundo. Cuando el 2 de febrero se nos dijo que el riesgo de infección generalizada en América era «bajo», solo teníamos una docena de casos confirmados; en seis semanas, había casi 3.500 confirmados. Como un eco de los fracasos del 11-S, también nos quedamos sin políticas, capacidades y gestión cuando la COVID irrumpió en nuestras vidas. Una evaluación sincera del problema y del plan también establece las expectativas de la gente, lo cual es de vital importancia.

---

46. *Véase* Sen Pei, Sasikiran Kandula, y Jeffrey Shaman: «Differential Effects of Intervention Timing on COVID-19 Spread in the United States», *Science Advances* 6, n.º 49, diciembre de 2020, eabd6370, https://advances.sciencemag.org/content/6/49/eabd6370

47. Además de compartir estas ideas conmigo personalmente en una entrevista formal, la Dra. Birx también hizo estas declaraciones en Face the Nation con Margaret Brennan el 24 de febrero de 2021. La transcripción está disponible aquí: https://www.cbsnews.com/news/transcript-deborah-birx-on-face-the-nation-january-24-2021/

48. Varios medios de comunicación llamaron a febrero de 2020 «El mes perdido»: *véase* Marshall Cohen, Tara Subramaniam, y Christopher Hickey: «The Lost Month», CNN, 18 de abril de 2020, https://www.cnn.com/interactive/2020/04/politics/trump-covid-response-annotation/

49. El informe de la Comisión Nacional de Ataques Terroristas contra Estados Unidos (también conocida como la Comisión del 11-S) está disponible en línea en https://9-11commission.gov/report/

Si en enero de 2020 hubiera sabido que durante los siguientes dieciocho meses viviríamos confinados por la COVID, habría sido un hecho muy difícil de aceptar, pero al menos en un sentido habría sido más fácil: habría un calendario sobre cómo deberían progresar las cosas, y un final tangible. La mente humana prefiere la certeza y la finalidad de una cuenta atrás hasta el cero, frente a la ambigüedad inherente a la cuenta atrás que parece eterna. No somos tan buenos contando hacia arriba como hacia abajo. [50] Por muy dolorosa y larga que sea la cuenta atrás, seguimos teniendo la expectativa de una fecha de finalización.

Atreverse a utilizar la palabra que empieza por P

El 9 de marzo de 2020 publiqué una columna en el sitio web de la CNN en la que declaraba que la crisis en la que estábamos inmersos era una pandemia, y utilicé ese importante término en televisión por primera vez. [51] La reacción no se hizo esperar. Algunos me acusaron de exagerar la historia, y se denunciaron a la seguridad de la CNN y a la policía local graves amenazas dirigidas a mí. Nuestra familia nunca corrió peligro, pero todas las noches, después de que las niñas se durmieran, recorría la casa en silencio para comprobar tres veces que todas las puertas estuvieran cerradas. Me alegré de tener perros que sabía que podían alertarnos si era necesario.

Llamarla pandemia no fue una decisión que tomé a la ligera y no pretendía provocar miedo. En aquel momento había más de 100.000 casos y más de 3.000 muertes atribuidas a este nuevo virus en todo el mundo, y las cifras iban en aumento. El virus se había implantado en todos los continentes excepto en la Antártida. Contrariamente a lo que podría pensarse, los criterios específicos para una pandemia no están definidos universalmente, pero hay tres indicadores generales: (1) un virus que puede causar enfermedad o muerte, (2) transmisión sostenida de ese virus de persona a

---

50. *Véase* Dr. Sanjay Gupta: «The United States' One-year Coronavirus Checkup».

51. *Véase* Dr. Sanjay Gupta: «Why CNN Is Calling the Novel Coronavirus Outbreak a Pandemic», CNN, 9 de marzo de 2020, https://www.cnn.com/2020/03/09/health/coronavirus-pandemic-gupta/index.html

persona, y (3) evidencia de propagación por todo el mundo. El CDC dice que una pandemia es «una epidemia que se ha extendido por varios países o continentes, y que suele afectar a un gran número de personas», mientras que una epidemia es «un aumento, a menudo repentino, del número de casos de una enfermedad por encima de lo que normalmente se espera en esa población».[52] Cuando la CNN lo llamó «pandemia», algunos ya habían dado la voz de alarma, como la directora del Centro Nacional de Inmunización y Enfermedades Respiratorias de los CDC, la Dra. Nancy Messonnier, que utilizó la palabra que empieza por P en una rueda de prensa a finales de febrero.[53]

El 25 de febrero, cuando ella y su equipo en los CDC comenzaron a prepararse, Messonnier fue más allá: «No es tanto una cuestión de si esto va a suceder más, sino más bien una cuestión de cuándo va a suceder exactamente y cuántas personas en este país van a tener una enfermedad grave». Y continuó: «Entiendo que toda esta situación puede parecer abrumadora y que la alteración de la vida cotidiana puede ser grave. Pero son cosas en las que las personas deben empezar a pensar ahora. Esta mañana he tenido una conversación con mi familia durante el desayuno y les he dicho a mis hijos que, aunque no creía que corrieran riesgo en este momento, nosotros, como familia, debemos prepararnos para una alteración significativa de nuestras vidas. Durante un brote de un nuevo virus, hay mucha incertidumbre».[54]

Esos comentarios no hicieron feliz a la administración Trump. Desde su punto de vista, en Estados Unidos el virus estaba «contenido» y «muy bien controlado».[55] Dos días después de las declaraciones de Messonnier, la Casa Blanca nombró a Birx para el cargo de Coordinadora de Respuesta al Coronavirus, y se convirtió en la única persona del grupo de trabajo que

---

52. Consulta la página de recursos de los CDC sobre pandemias en https://www.cdc.gov/flu/pandemic-resources/index.htm

53. *Véase* la transcripción del informe del Dr. Messonnier en https://www.cdc.gov/media/releases/2020/t0225-cdc-telebriefing-covid-19.html

54. *Ibid.*

55. Véase Pam Belluck y Noah Weiland: «C.D.C. Officials Warn of Coronavirus Outbreaks in the U.S.», *New York Times*, 25 de febrero de 2020, https://www.nytimes.com/2020/02/25/health/coronavirus-us.html

operaba desde una oficina en la Casa Blanca. Después de las audaces y sinceras declaraciones de la doctora Messonnier, esta dejó de aparecer en las sesiones informativas públicas del grupo de trabajo sobre el coronavirus de la Casa Blanca.

El cambio de mentalidad de los funcionarios de salud pública supuso para mí un punto de inflexión. Tuve un mal presentimiento sobre lo que nos esperaba: pasar de la idea de que podíamos rodear esto (contención) a apenas mantener el ritmo y solo tratar de frenarlo (mitigación). También tenía el presentimiento de que casi ningún estadounidense estaba preparado psicológicamente para asimilar la nueva realidad. En mi artículo sobre la «pandemia» para CNN.com, dije cosas que nadie quería oír:[56]

Ahora es el momento de prepararse para lo que pueda venir. Eso podría significar cuarentenas, escuelas cerradas y eventos cancelados en su ciudad. Puede significar un esfuerzo en el trabajo o una pausa en los pasatiempos que normalmente le dan alegría. Puede significar posponer las vacaciones familiares o ponerse al día por teléfono en lugar de reunirse en persona.

La humanidad ya ha superado pandemias anteriormente. En este mundo globalmente conectado, puede que se nos pida que añadamos más distancia social entre nosotros, pero eso no significa que no podamos seguir uniéndonos colectivamente como nación y como mundo. Esta es una crisis que podemos superar si sabemos trabajar juntos.

Mis palabras resultaron impactantes para el público. Muchos comprendieron la gravedad de la situación y empezaron a tomar medidas. Otros declararon que la COVID era un «engaño», y trataron de burlarse de lo que consideraron un farol por mi parte. Sea cual sea el motivo, era difícil ver cómo un país como Estados Unidos no ejecutaba las estrategias de salud pública más básicas.

Fuimos mejores en las cosas importantes. Hicimos notables progresos en los ámbitos científico y médico, desarrollando protocolos y terapias para

---

56. *Véase* Sanjai Gupta: «Why CNN Is Calling the Novel Coronavirus Outbreak a Pandemic».

las personas que enfermaban. Lo más notable de todo es que conseguimos desarrollar varias vacunas a una velocidad histórica. Las vacunas son una de las mayores innovaciones tecnológicas de la historia de la humanidad, y una vez más, como ocurrió con la viruela, la poliomielitis y otras docenas de vacunas, acabarían por rescatarnos, pero nunca podrán funcionar tan rápidamente como los cambios en el comportamiento humano.

Los expertos en salud pública nos habían dado las advertencias y las herramientas, aunque fueran básicas, a lo largo de esta pandemia: distanciarse físicamente, llevar una mascarilla, lavarse las manos con frecuencia. Otros países, como Corea del Sur, donde el primer paciente fue diagnosticado el mismo día que el primer paciente estadounidense, se apoyaron en esas medidas básicas de salud pública y lo han hecho exponencialmente mejor. Su número de muertes ha sido de unos pocos miles. El nuestro: cientos de miles, más de medio millón.

Así que si tuviera que responder a la pregunta sobre la causa principal de las muertes en EE.UU., diría que fue un fallo orgánico multisistémico, que va desde nuestra mala salud hasta nuestro inflado sentido de la preparación. La verdadera tragedia, sin embargo, es que esto era tan prevenible. No solo esta pandemia se esperaba desde hace tiempo, sino que también se había predicho la forma exacta en que se desarrolló. Sin embargo, no nos lo creímos ni actuamos con la información que teníamos hasta que fue demasiado tarde. Cuando el grupo de trabajo sobre el coronavirus hizo otro ejercicio de simulación en la Sala de Situación del Ala Oeste el 21 de febrero de 2020, cuando el pandemónium del azote estaba echando raíces profundas, la conclusión era obvia, como recuerda el Dr. Fauci desde el crisol de esta guerra: «Nos espera un desastre».

2

Insuficiencia orgánica multisistémica

Un mes antes del ejercicio de mesa que coronó el «mes perdido» de febrero, el Dr. Carter Mecher, principal asesor médico de la Oficina de Salud Pública del Departamento de Asuntos de los Veteranos, había escrito un correo electrónico a un pequeño grupo de élite de expertos en salud pública advirtiéndoles de que la OMS y los CDC «estaban atrasados» en la respuesta al nuevo coronavirus y que era necesario actuar con rapidez para detenerlo. Los destinatarios, todos ellos con altos cargos en el gobierno o en universidades, pertenecían a un grupo apodado en broma «Amanecer Rojo», un guiño a la película de 1984 que enfrentaba a los actores Patrick Swayze y Charlie Sheen con una invasión enemiga extranjera. La cadena de correos electrónicos «Amanecer Rojo Dawn Breaking Bad» fue organizada por el Dr. Duane Caneva, jefe médico del Departamento de Seguridad Nacional.[57] Caneva escribió que la cadena se inició «para proporcionar pensamientos, preocupaciones, plantear

---

57. El *New York Times* hizo un maravilloso trabajo al informar sobre los correos electrónicos de Amanecer Rojo basándose en parte en las solicitudes a los funcionarios del gobierno local solicitudes a partir de la Ley de Libertad de Información. Publicó más de ochenta páginas de los intercambios, que comenzaron en enero de 2020 y proporcionan una especie de diario de los expertos que reaccionan ante la propagación del coronavirus. Puedes descargar el archivo en www.nytimes.com Algunos de los correos electrónicos también fueron publicados por *Kaiser Health News*.

problemas, compartir información entre varios colegas sobre la CO-VID-19».[58]

El correo electrónico de Mecher de esa noche del 28 de enero era contundente: «Esto es realmente increíble… De cualquier manera, esto va a ser malo. El tamaño proyectado del brote ya parece difícil de creer». Mecher había analizado los primeros datos de China y había llegado a la conclusión de que el virus era tan transmisible como la gripe, pero con una mayor capacidad de replicación y una tasa de letalidad mucho peor. «Os burlasteis de mí cuando clamé que debían cerrarse las escuelas», escribió Mecher. «Pues ahora clamo que, además, se cierren los institutos y las universidades».

El Dr. James Lawler, médico especialista en enfermedades infecciosas de la Universidad de Nebraska que trabajó en la Casa Blanca bajo el mandato del presidente George W. Bush y como asesor del presidente Barack Obama, también participaba habitualmente en la cadena de correos electrónicos. Él también predijo la gravedad de la situación y siguió con su propia bomba no tan sutil en la cadena de Amanecer Rojo unas horas después de Mecher:

De: James V. Lawler
Enviado: martes 28 de enero de 2020, 20:56
Grandes subestimaciones de la historia:

La retirada de Napoleón de Moscú: «Un pequeño paseo que salió mal».
Pompeya: «Una pequeña tormenta de polvo».
Hiroshima: «Una mala ola de calor veraniego».
Y Wuhan: «Solo una mala temporada de gripe».

Ese fue el mismo día en que el asesor de seguridad nacional Robert O'Brien advirtió al presidente Trump que aquello sería «lo más duro» a lo

---

58. Véanse los informes del *New York Times* sobre los correos electrónicos de Amanecer Rojo en www.nytimes.com *Véase* también Eric Lipton: «The "Red Dawn" Emails: 8 Key Exchanges on the Faltering Response to the Coronavirus», *New York Times*, 11 de abril de 2020, https://www.nytimes.com/2020/04/11/us/politics/coronavirus-red-dawn-emails-trump.html Algunos de los correos electrónicos también fueron publicados por *Kaiser Health News* en https://khn.org/news/red-dawn-breaking-bad-officials-warned-about-safety-gear-shortfall-early-on-emails-show/

que se enfrentaría.[59] Matthew Pottinger, el viceconsejero de seguridad nacional, estuvo de acuerdo y compartió sus propias y funestas advertencias con el presidente después de llegar a contactos personales en China. Pottinger lo sabía: había trabajado como periodista en Hong Kong, primero para Reuters y luego para el *Wall Street Journal*, durante la epidemia de SARS, y más tarde se convirtió en oficial de inteligencia del Cuerpo de Marines. Durante sus años en China, había reunido a un puñado de amigos en los que podía confiar en este momento apremiante. Era el principal experto en China de la Casa Blanca y estaba al tanto del comportamiento deshonesto del régimen comunista y de los fallos en la seguridad del laboratorio biológico.

Según Pottinger, el gobierno chino no decía la verdad y había entregado la crisis a sus militares, no a sus propios CDC con los que trabajaban los CDC estadounidenses.[60] Una vez que los CDC chinos quedaron fuera de la emergencia, los militares chinos se dedicaron a intentar encubrir y contener la crisis. Esto también significó que nuestro director de los CDC, Bob Redfield, que había estado en contacto regular con su homólogo, el Dr. George Gao, el virólogo e inmunólogo chino que dirigía la versión china de los CDC, también quedó fuera del circuito. Según Redfield, el gobierno chino estaba mintiendo no solo al mundo, sino a sus propios médicos y autoridades de salud pública.

Engaño fuera de China

Cuando me senté con Redfield en 2021 para que me explicara su perspectiva del año anterior, era un día de febrero nevado. Hacía poco que había dejado su puesto en los CDC y estaba de vuelta en Baltimore ordenando las cajas de la mudanza y recomponiendo su vida como ciudadano particular. Redfield me dijo que habían presentado varias solicitudes para que se les permitiera entrar en China, incluso el presidente Trump apeló directa-

---

59. *Véase* Bob Woodward: *Rage*, Simon & Schuster, Nueva York, 2020.

60. *Véase* la entrevista completa de Matthew Pottinger en Face the Nation con Margaret Brenner el 21 de febrero de 2021, en https://www.cbsnews.com/news/transcript-matt-pottinger-on-face-the-nation-february-21-2021/

mente al presidente Xi Jinping. Todas fueron denegadas. Uno de los mayores remordimientos de Redfield fue no haber conseguido entrar en
China en aquellos primeros días. No pudo conseguir que su gente de los
CDC se trasladara de Pekín a Wuhan para iniciar una investigación formal. En su lugar, lo único que pudo hacer fue mantener conversaciones
periódicas con su amigo Gao. Sus conversaciones privadas, probablemente
grabadas por los militares chinos, giraban en torno a la verdad sobre esta
nueva neumonía y su propagación. Por ejemplo, cuando Redfield se dio
cuenta de que los primeros veintisiete individuos diagnosticados de COVID
en China se dividían en tres grupos distintos, supo que eso significaba que
estas personas se estaban infectando entre sí, en lugar de contraerla todas
por separado desde otro lugar o pasando por el mismo mercado. Esto era
un claro signo de transmisión entre humanos. En una llamada en la primera semana de enero, Redfield recuerda haber señalado lo obvio: «George,
no creerás realmente que la madre, el padre y la hija se contagiaron de un
animal al mismo tiempo, ¿verdad?».

Inexplicablemente, la respuesta de George fue en la línea de: «Bob, no
hay evidencia de transmisión entre humanos».[61]

Redfield desafió a su amigo de veintitantos años, describiendo casos
que no tenían nada que ver con el mercado húmedo. El gobierno y el
ejército chinos llevaban mucho tiempo controlando la narrativa y mante-
niendo el foco en el mercado húmedo, sin que él lo supiera. Gao ni siquiera sabía que había habido un brote de enfermedad respiratoria en el
Instituto de Virología de Wuhan (WIV) allá por el otoño de 2019 (las
pruebas de anticuerpos de esos trabajadores del laboratorio no revelaron la
exposición al coronavirus, pero esos resultados del laboratorio no fueron
confirmados independientemente). Tres investigadores del laboratorio
enfermaron lo suficiente como para buscar atención hospitalaria.[62] Esto

---

61. Las palabras exactas utilizadas por George Gao no pudieron confirmarse. Esta
declaración captura el mejor recuerdo de Bob Redfield de la conversación cuando lo entrevisté
en febrero de 2021.

62. *Véase* Michael R. Gordon, Warren P. Strobel, y Drew Hinshaw: «Intelligence on Sick Staff
at Wuhan Lab Fuels Debate on COVID-19 Origin», *Wall Street Journal*, 23 de mayo de 2021,
https://www.wsj.com/articles/intelligence-on-sick-staff-at-wuhan-lab-fuels-debate-on-covid-
19-origin-11621796228

fue semanas antes de que Pekín dijera que su primer caso confirmado era un hombre que cayó enfermo el 8 de diciembre.[63] Si Redfield hubiera podido asistir mejor a su amigo con veinte o treinta personas sobre el terreno en esas primeras semanas de enero, cree que la trama de la pandemia habría cambiado.

Gao se dio cuenta finalmente de la enormidad de la situación una noche en otra llamada privada entre él y Redfield. Gao se derrumbó, conmovido y con lágrimas en los ojos, después de encontrar «un montón de casos» en la comunidad que nunca habían visitado el mercado húmedo. Sabía que la situación no solo estaba fuera de su control, sino que las personas estaban muriendo, y que la crisis estaba siendo dirigida por los altos mandos del gobierno y del ejército, y que probablemente llevaba ya un tiempo. Las tasas de mortalidad iniciales en China estaban entre el «5 % y el 10 %», me dijo Redfield. «Probablemente yo también lloraría», añadió. (A día de hoy, no sabemos cuántos ciudadanos chinos se infectaron o murieron: las cifras podrían estar muy subestimadas).

Durante mi conversación de análisis a posteriori con Redfield, se hizo evidente que estaba muy preocupado por la seguridad de Gao y que lo protegía. En algunos momentos, Redfield se inclinó hacia delante de manera conspirativa y me dijo que estaba preocupado por la seguridad de George Gao, y que no quería decir nada que pudiera incriminarlo a los ojos del gobierno chino, del que no se fiaba. Resultaba sorprendente escuchar a un científico jefe tan angustiado por el hecho de que su amigo y homólogo chino pudiera sufrir daños físicos solo por revelar las pruebas científicas que estaba descubriendo. Cuando Gao y Redfield hablaron a principios de enero, estaba claro que, aunque los CDC de China estaban muy al margen, el gobierno central del país sabía lo que estaba ocurriendo y se estaba preparando en secreto para la propagación del desastre: se adelantó al menos un mes al resto del mundo en cuanto a la obtención de máscaras N95 y otros EPI, reactivos para las pruebas y el desarrollo de vacunas, los ele-

---

63. *Ibid. Véase* también Jeremy Page, Drew Hinshaw, y Betsy McKay: «In Hunt for COVID-19 Origin, Patient Zero Points to Second Wuhan Market», *Wall Street Journal*, 26 de febrero de 2021, https://www.wsj.com/articles/in-hunt-for-covid-19-origin-patient-zero-points-to-second-wuhan-market-11614335404?mod=article_inline

mentos esenciales que necesitarían para gestionar una pandemia. Estaban comprando esos suministros antes de alertar al resto del mundo.

Había otras pruebas de que los chinos lo sabían y no lo decían. Hacia finales de enero, mientras todos veíamos cómo los chinos construían apresuradamente dos enormes hospitales para el coronavirus en poco más de una semana, personas como Redfield y Fauci pensaron: «Un momento. ¿Por qué construyen hospitales de la noche a la mañana si no están tan preocupados?». A miles de kilómetros de distancia, Debbie Birx miraba consternada las noticias internacionales una noche mientras cenaba en Sudáfrica, donde actuaba en su papel de coordinadora mundial del sida para el Programa de Emergencia del Presidente para el Alivio del Sida (PEPFAR). La mera visión de los enfermos que desbordaban los hospitales y la necesidad de construir rápidamente otros nuevos era señal suficiente de que la propagación comunitaria generalizada ya se había producido, y probablemente desde hacía tiempo. Ella y sus colegas se encontraron gritando al televisor: ¡Esto va a ser una pandemia!

Poco después, Redfield recibió un informe del modelo interno de su propio CDC para la pandemia: en septiembre, Estados Unidos tendría 2,2 millones de personas muertas. Esto hizo que Redfield se detuviera conmocionado, y esa misma noche más tarde, su esposa se estremeció al pensar que eso significaba que uno de ellos probablemente estaría muerto para el otoño.

«Solo una mala temporada de gripe» [64]

El único factor que Crimson Contagion no tuvo en cuenta fue la naturaleza de la COVID. El experimento encubierto modeló la respuesta pandémica a partir de la gripe, no de un coronavirus como el de la COVID, que puede tener un largo periodo de incubación durante el cual una persona es infecciosa o, peor aún, asintomática durante toda la infección activa. Esto

---

64. *Véanse* los correos electrónicos de Amanecer Rojo, especialmente uno de James A. Lawler del 28 de febrero de 2020, en https://www.nytimes.com/2020/04/11/us/politics/coronavirus-red-dawn-emails-trump.html

es precisamente lo que diferencia a la COVID de otras pandemias y explica en parte nuestra reacción caótica y chapucera. Estuvimos tanteando en la oscuridad durante semanas. Y en esa oscuridad, nuestros errores y descuidos empezaron a hacer metástasis en una de las peores respuestas del mundo. Según Redfield, «al principio nos centramos en los casos sintomáticos, en la identificación de casos, el aislamiento y el rastreo de contactos. Pero a finales de febrero nos quedó muy claro que, por desgracia, el principal modo de transmisión del virus no era la transmisión sintomática. Y eso cambió todo el juego».

Con el tiempo supimos que la COVID era mucho más mortífera que la gripe y mucho más fácilmente transmisible que cualquiera de sus primos cercanos, el SARS y el MERS. Asumimos la realidad de que las partículas en forma de aerosol y los portadores asintomáticos son importantes impulsores de su incesante propagación. Todas las personas con las que hablé y que formaban parte del grupo de trabajo inicial compartieron conmigo que su momento de «oh, no» fue cuando de repente quedó claro y palpable que la propagación asintomática se estaba produciendo. La COVID creó millones de modernas Marías Tifoideas, portadoras silenciosas involuntarias de una enfermedad mortal. La Dra. Birx se sintió especialmente inquieta al darse cuenta de que este bicho tenía superpoderes secretos que nadie reconoció mientras se extendía. Pero enseguida vio los paralelismos con su experiencia de décadas en el África subsahariana combatiendo la epidemia de sida.

El virus de la inmunodeficiencia humana (VIH), el virus que causa el sida, tiene sorprendentes similitudes con el virus de la COVID aunque sean muy diferentes. Ambos tienen una fase asintomática, aunque en el caso del VIH puede ser de ocho a diez años. Con la COVID, la fase asintomática puede ser de ocho a diez días. Por tanto, si se confía en que la gente entre en las salas de urgencias o acuda al hospital, ya se está muy atrasado en la búsqueda y detención de la propagación en la comunidad. Sin pruebas proactivas, para cuando la primera persona desarrolla una enfermedad grave, hay una avalancha de casos que propagan agresivamente el virus. Birx recuerda que la rápida propagación de la infección en los cruceros fue especialmente alarmante: cuando casi la mitad de los pasajeros y la tripulación acaban dando positivo en COVID y eran asintomáticos cuando se les hizo la prueba, eso es una pista importante de que el virus es un depredador agresivo y sigiloso.

Eso es exactamente lo que ocurrió en el *Diamond Princess*, que atracó para ser puesto en cuarentena en Yokohama (Japón) el 4 de febrero, después de que un pasajero enfermara y desembarcara el 25 de enero en Hong Kong.[65] Se cree que ese pasajero, un hombre de ochenta años, era el único portador —el paciente cero— del virus a bordo, cuya infección acabó contagiando a otras 712 personas, 14 de las cuales murieron. Un asombroso 50 % de las personas a bordo se contagió del virus de una sola fuente. Cuando los CDC trazaron un mapa de la propagación de las infecciones a bordo, descubrieron que las filas de camarotes que compartían las tuberías crearon un vehículo para la propagación del virus: los inodoros aerosolizaron el virus. Personas que nunca habían compartido espacio físico con pasajeros infectados estaban, sin embargo, expuestas. Entre el 1 de marzo y el 10 de julio, los CDC descubrieron casi 3.000 casos de COVID o de sospecha de COVID y 34 muertes en 123 barcos.[66]

La propagación silenciosa del virus permitió que circulara mucho antes de ser detectado. Según muchos informes, el virus comenzó a transmitirse en algún momento a principios del otoño de 2019, y los funcionarios de salud locales en China habían calculado mal su capacidad para contenerlo. Este sería el segundo factor que actuó en contra de nuestra respuesta a la pandemia. Primero, la desinformación deliberada procedente de China, y luego el encubrimiento.

El Dr. John Brownstein, epidemiólogo formado en Yale, profesor de informática biomédica en la Facultad de Medicina de Harvard y director de innovación del Hospital Infantil de Boston, tiene algunas pruebas realmente fascinantes de que el virus estaba enfermando a la gente ya en el otoño de 2019, meses antes de que el resto del mundo se diera cuenta. El

---

65. *Véase* Takuya Yamagishi *et al.*: «Descriptive Study of COVID-19 Outbreak among Passengers and Crew on Diamond Princess Cruise Ship, Yokohama Port, Japan, 20 January to 9 February 2020», *Eurosurveillance* 25, n.º 23, junio de 2020, 2000272, doi: 10.2807/1560-7917.ES.2020.25.23.2000272

66. *Véase* la declaración de los CDC a los medio de comunicación: «Cruise Ship No Sail Order Extended through September 2020», 16 de julio de 2020, en https://www.cdc.gov/media/releases/2020/s0716-cruise-ship-no-sail-order.html

canadiense Brownstein, tan exuberante y juvenil como tu profesor de biología favorito de décimo curso, es un pionero de la epidemiología digital: aprovecha diversas fuentes de datos digitales para comprender la salud de la población. Ha asesorado a la OMS, al Instituto de Medicina, a los Departamentos de Salud y Servicios Humanos y de Seguridad Nacional de EE.UU. y a la Casa Blanca sobre datos de vigilancia de la salud pública en tiempo real, y es autor de más de cien artículos en el ámbito de la vigilancia de enfermedades.

Brownstein recurrió al poder de la tecnología de microsatélites y a las tendencias de búsqueda en Internet para «ver» las primeras señales de la enfermedad en Wuhan antes de que otros se dieran cuenta. Las imágenes de satélite mostraban aparcamientos de hospitales cada vez más llenos a finales del verano, que no se parecían a los de años anteriores. También hubo un aumento de las búsquedas de palabras clave asociadas a enfermedades infecciosas en el motor de búsqueda chino Baidu (Baidu es el rival de Google en China; como Google está prácticamente prohibido allí, Baidu es el motor de búsqueda elegido). Los datos satelitales como los que utilizó Brownstein han sido empleados históricamente no solo por las agencias de inteligencia, sino también por el sector privado. Los operadores diarios, por ejemplo, hacen un seguimiento de los patrones de tráfico en los aparcamientos de lugares como Walmart y Home Depot para poder hacerse una mejor idea de lo que ocurre y sacar provecho de sus compras y ventas. Los datos les ayudan a informar sobre sus operaciones. Estas fotografías pueden tomarse cada hora para mostrar cuándo el volumen en las tiendas es alto o bajo. Esta tecnología también se ha utilizado para hacer un seguimiento de las enfermedades respiratorias. El propio Brownstein publicó hace años un artículo que mostraba que los hospitales de América Latina se sobrecargaban durante la temporada de gripe. «Se podía predecir la temporada de gripe con solo mirar los aparcamientos», me dijo.

Al revisar las imágenes de octubre de 2018, el grupo de Brownstein contó 171 coches en los aparcamientos del Hospital Tianyou, uno de los más grandes de Wuhan. Un año después, los datos del satélite mostraban 285 vehículos en los mismos aparcamientos, lo que supone un aumento del 67 %. Y en otros hospitales de Wuhan el tráfico aumentó hasta un 90 % durante el mismo periodo de tiempo. En su artículo, publicado en el servidor DASH de Harvard, su equipo escribe: «Entre septiembre y octubre de 2019, cinco de los seis hospitales muestran su mayor volumen diario relativo de la serie analizada, coincidiendo con niveles elevados de consultas de búsqueda en Baidu para los términos "diarrea" y "tos"».[67] Mientras que las búsquedas de «tos» suelen aumentar al principio de la temporada anual de gripe, la «diarrea» estaba más relacionada con esta pandemia. Es una forma del siglo XXI de predecir el comienzo y la trayectoria de un brote basándose en el comportamiento de grandes poblaciones.

No ver esos primeros casos para ayudarnos a comprender la naturaleza de la COVID nos costó mucho. Nuestra curva de aprendizaje se hacía más pronunciada cada día que no lo sabíamos, y finalmente nos despertamos a la realidad después de que empezara la pesadilla, lo que me lleva al tercer golpe contra nuestra capacidad de gestionar la pandemia: los fallos en las pruebas. «No empieces a prepararte cuando estés en medio de una pandemia», me dijo el Dr. Brett Giroir en mi reunión de análisis a posteriori con él. Giroir, pediatra de formación, es un ex almirante de cuatro estrellas del Cuerpo Comisionado del Servicio de Salud Pública de Estados Unidos y fue el decimosexto subsecretario de Salud de 2018 a 2021. Fue nombrado zar de las pruebas al principio de la pandemia. «No se puede crear algo de la nada», dijo. Mencionó un caso: «Llevamos veinte años invirtiendo en vacunas y hemos cosechado los beneficios de esa inversión. Pero en el caso de las pruebas, nunca se planificó ni se implementó de antemano, por lo que no pudimos alcanzar esos objetivos sobre la marcha. No teníamos una infraestructura pública, privada, comercial y académica resistente que pudiera coordinarse y trabajar de manera cohesionada».

Pruebas, pruebas, fallos 1-2-3

Realizar pocas pruebas y hacerlas demasiado tarde fue nuestro pecado original en la respuesta. Cuando la COVID se atascó en un modelo de gripe

---

67. *Véase* John S. Brownstein *et al.*: «Analysis of Hospital Traffic and Search Engine Data in Wuhan China Indicates Early Disease Activity in the Fall of 2019», 2020. El archivo puede descargarse en http://nrs.harvard.edu/urn-3:HUL.InstRepos:42669767

al principio, las pruebas se resintieron simultáneamente. «En realidad, no diagnosticamos la gripe», señaló Birx. «Tratamos la gripe por los síntomas durante la temporada de gripe. Cuando uno tiene una dolencia parecida a la gripe durante la temporada de gripe y llama a su médico, lo más probable es que le prescriba un tratamiento antigripal sin necesidad de realizar una prueba de gripe. En el caso de la COVID, la situación no era como la de la gripe, sino como la del VIH, con un gran volumen de personas asintomáticas que perpetuaban la replicación y la propagación del virus. Y para hacer frente a eso, había que hacer pruebas.»

A los diez días de conocer la secuencia genética del virus, los CDC enviaron los kits de prueba que habían desarrollado. Pero no funcionaron. Aunque la OMS había desarrollado una prueba antes que los CDC, que muchos países estaban utilizando, Estados Unidos decidió no utilizarla y esperar a que se estableciera su propio sistema de pruebas. Pero eso nunca ocurrió realmente, al menos no en la medida necesaria para contrarrestar la proliferación del virus. Como me dijo Birx, «dejamos que lo perfecto sea enemigo de lo bueno». En lugar de empujar hacia un «perfecto» imposible, y por tanto no llegar a ninguna parte, deberíamos haber aceptado el «suficientemente bueno» y al menos llegar a alguna parte. Muchas cosas que vale la pena hacer, vale la pena hacerlas mal, incluso, y especialmente, en una pandemia.

Redfield se mostró reticente a cargar con la culpa del fracaso de las pruebas de su agencia, e incluso dijo en un momento dado que se debería haber felicitado a los CDC por haber intentado al menos crear las pruebas. Los detalles de las pruebas defectuosas del CDC son complicados y se han detallado en muchos informes de noticias: basta con decir que originalmente funcionaban en los CDC, pero no en la mayoría de los laboratorios públicos y académicos, donde produjeron resultados inexactos y no concluyentes. La retirada de estas pruebas por parte de los CDC provocó un importante retraso: cinco semanas, el mes perdido, y algo más. Durante ese tiempo, el virus se extendía por nuestra población mientras otros países desplegaban con éxito sus propias pruebas. El error en estos kits de primera generación estropeó toda la empresa de pruebas desde el principio y las retrasó perpetuamente. Nadie quería hablar del fallo. Incluso cuando le pregunté a Redfield al respecto, alabó el desarrollo de las pruebas en tiempo récord de los CDC, pero se quejó de la dura reprimenda que recibió su centro por los fallos en las pruebas sobre el terreno. La gente esperaba de manera poco realista que los CDC analizaran cientos de millones de hisopos cada semana y produjera esos cientos de millones de kits de pruebas. Pero el centro no estaba equipado para una tarea tan monumental; simplemente no tenía la capacidad de fabricación para proporcionar ese número de kits, y mucho menos para realizar el tipo de pruebas que todos sabíamos que eran necesarias para la mitigación, especialmente cuando se trataba de una epidemia reforzada por la propagación asintomática.

«Necesitábamos un Proyecto Manhattan para las pruebas», señala ahora Redfield en retrospectiva, y puede identificar fácilmente los agujeros que no se iban a tapar al instante cuando la pandemia llegó, y seguramente no por una sola organización o persona. Se trata de agujeros que se tarda décadas en tapar, para luego construir encima: una infraestructura de salud pública preparada para una pandemia, una analítica de datos sólida y un análisis de datos predictivos fiable, capacidad de recuperación de los laboratorios y un personal de salud pública en todos los departamentos de salud del país que esté preparado para responder a una avalancha de casos. Aunque los CDC, que tienen su sede en Atlanta (Georgia) y cuentan con empleados en más de sesenta países y cuarenta estados norteamericanos, se encargan de proteger al país de las amenazas de enfermedades infecciosas, su capacidad para ordenar acciones es sorprendentemente limitada. Proporcionan financiación a la mayoría de nuestros departamentos de salud pública estatales, locales y tribales, así como información y directrices, pero estas no se traducen en mandatos. (Un apunte interesante: los CDC se fundaron en 1946 para evitar la propagación de la malaria por el país cuando los veteranos se la traían a casa tras la Segunda Guerra Mundial).

Birx destacó la importancia de realizar pruebas rigurosas y proactivas en el primer conjunto de criterios de confinamiento, los puntos de referencia en el camino hacia la reapertura después de que la nación se detuviera en marzo. Estos puntos de referencia tenían que estar basados en datos. ¿Quién está infectado? ¿Quién está enfermo? ¿Quién necesita tratamiento? Hay que hacer pruebas rutinarias al personal de las residencias de ancianos, a los trabajadores sanitarios del condado, etc., para ver la epidemia y su inminente aumento antes de que esa primera persona sea hospitalizada. «Y si trabajas en una peluquería», me dijo Birx, «tienes que someterte a pruebas regularmente, no porque creamos que eres un gran riesgo para la clientela, sino porque estás entre el público». Estas personas son como nuestros centinelas de vigilancia que actúan como faros sobre dónde acecha el virus y cómo debemos responder. Desgraciadamente, el valor de las pruebas agresivas nunca caló en la Casa Blanca.

Otro gran error en torno a las pruebas se produjo durante el verano, cuando los CDC publicaron una guía en su sitio web en la que decían que no era necesario hacerse la prueba si se era asintomático. Esto fue más o menos al mismo tiempo que Trump y sus asesores, incluyendo al Dr. Scott Atlas, un radiólogo de formación que no creía en las pruebas para los casos asintomáticos, parecían estar presionando para una desaceleración de las pruebas. La gente de la Casa Blanca creía que las pruebas estaban impulsando los casos en lugar de ralentizarlos. Al ralentizar las pruebas, podían hacer que las cifras de la COVID parecieran mejores, que es como ponerte un suéter de cuello de cisne para tapar el enorme bulto que tienes en el cuello y así evitar reconocer lo que podría ser grave. En algún momento, tienes que mirar de frente al bulto y enfrentarte a él. O te haces el tonto. Redfield dice que nunca se le dijo explícitamente que frenara las pruebas. El comentario de Trump en un mitin de campaña en Tulsa, donde dijo a la audiencia que había pedido a su gente que «ralentizara las pruebas, por favor» porque «cuando se hacen más pruebas se encuentran más casos», se explicó más tarde como un comentario «semi irónico». Pero todos estos mensajes confusos acabaron siendo inútiles, y mortales. Las orientaciones de los CDC se revisaron en veinticuatro horas debido al riesgo de ser «malinterpretadas», en palabras de Redfield. Los mensajes confusos fueron otro golpe contra nosotros.

Mensajes contradictorios en la ciénaga política

Para Redfield, la maniobra más atroz de la Casa Blanca en la respuesta a la pandemia se produjo cuando, según dice, se le presionó agresivamente para que manipulara la publicación más importante y prestigiosa de los CDC, el Informe Semanal de Morbilidad y Mortalidad (MMWR), un compendio epidemiológico semanal para Estados Unidos. Elaborado por científicos de carrera y aprobado por el director, el MMWR es el principal vehículo para publicar la información y las recomendaciones sobre salud pública que los CDC reciben de los departamentos de salud estatales. Ha sido un elemento fijo en nuestro panorama de salud pública durante décadas y se considera una de las publicaciones más veneradas que los profesionales de la salud utilizan para tomar decisiones importantes, algunas de ellas en escenarios de vida o muerte. En una pandemia, un informe científico de este tipo es fundamental porque informa a los médicos, a los investigadores y al público en general sobre cómo se está propagando un patógeno como el de la COVID y quién corre riesgo.

Afirmando que los informes sobre la COVID del MMWR tenían como objetivo perjudicar la candidatura del presidente a la reelección, Redfield me dijo que el secretario del HHS, Alex Azar, y su personal, quizá bajo la dirección de la Casa Blanca, pidieron que se modificaran los informes y, en algunos casos, retrasaron su publicación. Se trataba de una propuesta de intervención absurda, si no poco ética. «Ahora puede negarlo, pero es cierto», me dijo Redfield en referencia a la coacción de Azar.[68] El director de los CDC no iba a ceder a las presiones, no cuando su nombre aparecía en estos informes científicos. El MMWR era «sacrosanto» bajo su mandato. Una noche, durante el viaje de vuelta a casa, después de haber presionado a la Oficina del Secretario en un acalorado diálogo que duró al menos una hora, la llamada volvió a producirse. Esta vez, era el abogado de Alex Azar y su jefe de personal. Querían que se cambiaran ciertos detalles en el MMWR.

«Hemos acordado que vas a hacer esto», llegó la cortante directiva del otro lado de la línea, recordó Redfield. Exprimieron la tolerancia de Redfield al dolor psicológico durante una hora. Se ensañaron con él, acu-

---

68. Para un resumen de mi serie de entrevistas que se emitieron en la CNN el 28 de marzo de 2021 («COVID WAR—The Pandemic Doctors Speak Out»), *véase* Sheryl Gay Stolberg: «Covid-19: Birx Lashes Trump's Pandemic Response and Says Deaths Could Have Been "Decreased Substantially"», *New York Times,* 30 de abril de 2021, https://www.nytimes.com/live/2021/03/28/world/covid-vaccine-coronavirus-cases *Véase* también Dr. Sanjay Gupta: «Autopsy of a Pandemic: 6 Doctors at the Center of the US Covid-19 Response», CNN, 26 de marzo de 2021, https://www.cnn.com/2021/03/26/health/covid-war-doctors-sanjay-gupta/index.html Y *véase* también https://edition.cnn.com/health/live-news/covid-pandemic-doctors-cnn-special/index.html

sándolo de pasarse de la raya y pidiéndole que escribiera un prólogo en el MMWR diferente a las conclusiones del informe. Redfield les dijo que los directores de los CDC no escriben editoriales en estos informes respaldados y examinados por la ciencia, especialmente editoriales que contradigan y ofuscan los hechos y los datos. Redfield respondió a sus demandas que no habría ningún cambio en la política editorial. Sin embargo, lo más importante para Redfield fue su punto de ruptura. Después de un sinfín de instigaciones, puso un límite y denunció su acoso profesional. Si querían un director que cambiara el MMWR, tendrían que poner a otro director. Redfield me dijo: «Por fin llegó un momento en mi vida en el que dije: "Ya está bien. ¿Queréis despedirme? Despedidme". Y dije: "Tengo que haceros saber que estoy grabando esta conversación"».

En realidad no estaba grabando la conversación, era un ejercicio para implantar el recuerdo en su propia cabeza. Pero fingir que estaba documentando el acalorado intercambio fue la manera reflexiva de Redfield de responder sin abandonar. (En una declaración, Azar negó haber presionado a Redfield para que revisara los informes).

Le pregunté a Redfield por qué no renunció. Incluso sus hijos le sugirieron que dimitiera en primavera. Uno de ellos, un cirujano de trasplantes, lo llamaba mucho y alentaba a su padre a renunciar, pero Redfield se negaba, y una vez le recordó la placa que ponía «Nunca abandones» que su hijo le había regalado hacía años. «Dios debió de tener una razón para que me dieras esa placa», le dijo Redfield a su hijo, «para que pudiera leértela en este momento». El desafortunado papel que desempeñó la política en la respuesta estadounidense ha llevado a Redfield a instar a que los dirigentes de lugares como los CDC, los NIH y la FDA sean nombrados por un periodo de siete a diez años para que estén menos alineados políticamente con una sola presidencia o partido. Mencionó el ejemplo del FBI, cuyo director es nombrado por un único mandato de diez años por el presidente y confirmado por el Senado.

Cuando Birx se trasladó del Departamento de Estado a la Casa Blanca, dejando África y aceptando su puesto como coordinadora del grupo de trabajo sobre el coronavirus, se encontró con personas que «no se tomaban la pandemia en serio». Y sabía que aceptar el trabajo era un suicidio profesional. No obstante, su primera tarea era entender la cultura para poder intentar que el gobierno funcionara de manera eficiente y eficaz. Pero llegó en medio del desorden, como un pájaro que se posa en la rama de un árbol que ya ha sido arrancado de raíz por la violenta tormenta. Sus esfuerzos a mediados de marzo por presionar a la administración para que declarara un plazo de quince días para frenar la propagación solo llegaron después de muchas noches de insomnio y presentaciones de datos con tablas y gráficos fáciles de leer que persuadieran a Trump y a sus ayudantes. Y cuando a finales de marzo quedó meridianamente claro que serían necesarios otros treinta días para frenar la propagación, Birx soportó otra ronda de noches sin dormir, consultas con Fauci y elaboración de gráficos de escuela primaria para mostrar y convencer al presidente.

Para entonces, la gente del círculo de Trump estaba cada vez más nerviosa por lo que el confinamiento haría a la economía. Al final, sin embargo, puede que no hayan sido las presentaciones detalladas las que convencieron al presidente de prolongar la pausa. Es probable que Trump aceptara porque tenía amigos que estaban muriendo por la infección, y eso puede haber hecho que aquello se convirtiera en algo real para él personalmente. Sin embargo, después de esa segunda pausa, se pensó que Birx aparentemente había sobrepasado su bienvenida a los ojos de la camarilla de Trump y fue dejada de lado en gran medida. No volvió a informar directamente al presidente. «La única directriz política que me dio en abril, que fue la última vez que realmente tuve una reunión informativa con él de ese tipo, fue: "Nunca volveremos a confinar el país"», dijo Birx.

A mediados de mayo, la administración trató de atribuir artificialmente algunas muertes a otras causas, escéptica ante los informes de los CDC y con la esperanza de mantener las cifras bajas.[69] Se produjeron debates sobre cómo contabilizar las muertes, especialmente cuando se trataba de personas que morían con enfermedades subyacentes que por sí solas podrían haber puesto en peligro su vida. Pero incluso cuando una persona vive con una enfermedad cardíaca, por ejemplo, y luego muere poco después de contraer el virus, es la COVID la que se llevó esa vida. No se pueden encubrir las muertes por COVID. O, por poner otro ejemplo, si vas al hospital para

---

69. *Véase* Erin Banco y Asawin Suebsaeng: «Team Trump Pushes CDC to Revise Down Its COVID Death Counts», *Daily Beast*, 13 de mayo de 2020, https://www.thedailybeast.com/team-trump-pushes-cdc-to-dial-down-covid-death-counts?ref=home

recibir tratamiento contra el cáncer y sales en un ataúd porque has cogido una infección mientras estabas allí, en tu certificado de defunción figurará como primera causa de muerte el «shock séptico» debido a esa infección. Durante el verano, como las ideas extremas de Scott Atlas sobre el control de la pandemia, que incluían dejar que la infección se extendiera entre los más jóvenes, iban en contra del resto del grupo de trabajo, el caos continuó. Atlas también cuestionó la eficacia de las mascarillas, lo que iba directamente en contra del mensaje del grupo de trabajo. Birx se dio cuenta de que el presidente estaba recibiendo un flujo paralelo de datos, probablemente del equipo de Atlas, que no coincidía con sus propios datos. Estaban cortando y manipulando los datos para intentar demostrar que Estados Unidos estaba mejor que Europa. Los mensajes procedentes de la Casa Blanca ya no reflejaban la verdad respaldada por la ciencia. «Mitigamos demasiado tarde y abrimos demasiado pronto», me dijo Birx en nuestro análisis a posteriori. «No comunicamos con eficacia. Tenemos que comercializar mejor nuestro mensaje. Nuestros mensajes federales no eran coherentes, y la forma de hablar a un veinteañero o a un individuo de mediana edad, a alguien del centro del país o a la población de Nueva York o Los Ángeles es muy diferente. Si tienes cien mensajes y el 99 % de ellos están bien enfocados y el 1 % no lo están, solo hace falta un mensaje para perder la confianza y crear dudas. Y eso sí que causa un problema».

Birx se dio cuenta de lo malo que era el mensaje cuando se reunió con comunidades que habían malinterpretado información importante que influía en su comportamiento y en la adhesión a las medidas de salud pública. En algunos de los estados de las Montañas Rocosas, por ejemplo, los CDC descubrieron que el 94 % de las personas que murieron por COVID tenían afecciones subyacentes (lo que se denomina «comorbilidades»). Los titulares a finales de agosto estaban por todas partes: «Los CDC dicen que el 94 % de las muertes por COVID-19 en EE.UU. tenían afecciones subyacentes».[70] Eso llevó a una afirmación que se hizo viral en

70. Para ejemplos de estos titulares, *véase* «Fact Check: 94 % of Individuals with Additional Causes of Death Still Had COVID-19», de la redacción de Reuters, 3 de septiembre de 2020, https://www.reuters.com/article/uk-factcheck-94-percent-covid-among-caus/fact-check-94-of-individuals-with-additional-causes-of-death-still-had-covid-19-idUSKBN25U2IO

pocos días en las redes sociales: que solo el 6 % de las muertes por pandemia en EE.UU. habían sido por la propia COVID. La gente tomó un atajo mental que dio lugar a un pensamiento causal erróneo. Pensaron que los titulares significaban que la gran mayoría de las personas que murieron por COVID en realidad murieron por causas distintas a la COVID, así que eso les dio permiso, decidieron, para evitar las directrices de salud pública como el uso de mascarillas, o al menos no tomarlas en serio si no tenían ninguna afección subyacente. No es que estuvieran en contra de la ciencia, sino que estaban malinterpretando los datos y, a su vez, lo que debían hacer. Eso sí, mucha gente tiene enfermedades subyacentes de riesgo, como la hipertensión y el sobrepeso o la obesidad, pero no lo saben o no lo reconocen.

Tal falacia de lógica sobre estos porcentajes y las evaluaciones de riesgo resultantes sería como concluir que el 90 % de las personas que murieron el 11 de septiembre murieron de enfermedad cardíaca, diabetes o accidente cerebrovascular. Sí, hay muchas enfermedades crónicas que se pueden prevenir en Estados Unidos, y ese es un problema que debemos afrontar como nación. Pero hubo más de medio millón de muertes en exceso durante el primer año de esta pandemia (522.368 muertes en exceso para ser exactos, según el *Journal of the American Medical Association*).[71] Se trata de madres, padres, hijos e hijas que habrían seguido aquí —incluso con sus afecciones a cuestas— pero que ahora ya no están. El malentendido hizo que la gente restara importancia al virus y se comportara en contra de las directrices. Sencillamente, no entendían los datos de los que informaban las directrices. La confusión no hizo más que agravar nuestras divisiones políticas. En lugar de unirnos para atacar a un enemigo común —el virus— parecíamos luchar unos contra otros. Pero, como vas a descubrir, los virus no eligen un partido político. Ni siquiera eligen una lucha. Simplemente están ahí.

---

71. *Véase* Steven H. Woolf *et al.*: «Excess Deaths From COVID-19 and Other Causes in the US, March 1, 2020, to January 2, 2021», *JAMA* 325, n.º 17, abril de 2021, 1786–1789, doi: 10.1001/jama.2021.5199

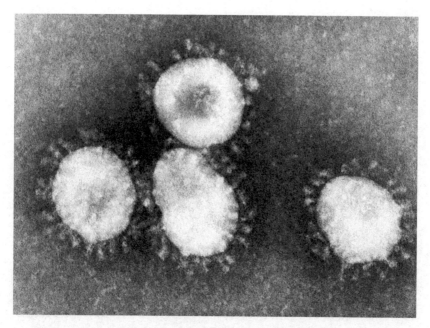

*Esta imagen de microscopio electrónico de transmisión (TEM) de 1975
muestra partículas de coronavirus humano. Los coronavirus poseen un
genoma helicoidal compuesto de ARN monocatenario. El coronavirus debe
su nombre al hecho de que, bajo el examen microscópico electrónico,
cada virión está rodeado por una corona, o halo, debido a la presencia
de estructuras virales en forma de espiga que emanan de su envoltura.*
Fuente: Centro de control de enfermedades y prevención
(Dr. Fred Murphy y Sylvia Whitfield).

3

Serpientes

1 de abril de 2020

Ojalá la noticia hubiera sido diferente. Pero no era una broma. El Día de los Inocentes, mientras la pandemia cobraba fuerza en nuestras comunidades, yo lloraba la pérdida de un querido amigo y colega mientras ponía en orden mis pensamientos para hacerle un homenaje escrito. El Dr. James T. Goodrich era un gigante de la neurocirugía, más conocido por realizar la delicada y desalentadora operación de separar a gemelos unidos por la cabeza.[72] Estas separaciones, que implican meses de planificación y docenas de procedimientos, se encuentran entre las más difíciles de la medicina. Lo sé, porque estuve con él durante veintisiete horas mientras dirigía un valiente equipo de cuarenta médicos y enfermeras para operar a Jadon y Anias McDonald y permití a mi equipo documentar el extraordinario acontecimiento, su séptimo procedimiento de separación de su larga carrera. Incluso como neurocirujano, nunca había visto nada parecido.

Nuestro mundo compartido de la neurocirugía es pequeño. Solo hay 4.600 neurocirujanos en Estados Unidos, y como resultado, todos nos cruzamos en un momento u otro. Conocí al Dr. Goodrich cuando era residente y, ya entonces, tenía una barba parecida a la de Papá Noel y un brillo

---

72. *Véase* Dr. Sanjay Gupta: «Dr. Sanjay Gupta Remembers "Giant" of Neurosurgery Who Separated Conjoined Twins», CNN, 31 de marzo de 2020, https://www.cnn.com/2020/03/31/health/neurosurgeon-goodrich-tribute-conjoined-twins/index.html

constante en los ojos. Tenía una sonrisa astuta y siempre parecía conocer el final del chiste antes que los demás. En el camino, nos hicimos amigos. Era un gran lector y podía hablar sin esfuerzo de cualquier tema que tuviera en mente. Era el tipo de persona que realizaba esas operaciones asombrosamente complejas en los cerebros de los bebés, pero que también se tomaba tiempo para hacer galletas durante las vacaciones y dárselas en mano a las enfermeras. Dada su talla como neurocirujano pediátrico preeminente, me encantaba ver la reacción de la gente cuando les decía que había abandonado la universidad en un momento dado y se había convertido en un tipo surfista, como él mismo lo describía. Para muchos de nosotros, los neurocirujanos, era realmente el hombre más interesante del mundo.

Por eso me dio un vuelco el corazón cuando supe que había muerto la madrugada del lunes 30 de marzo. Sabía que era cuestión de tiempo que me enterara de una muerte por COVID en mi propio círculo, pero no lo esperaba tan pronto, apenas un par de semanas después de que se declarara la pandemia. Me pareció especialmente cruel e injusto. Sabía que este virus no discriminaba en función de quién fueras o de lo que hicieras, y aun así no podía creer que le arrebatara la vida a alguien que había salvado a tantos. Una vez le pregunté cómo se le había ocurrido realizar separaciones craneopágicas y, como era de esperar, su respuesta se basó en la humildad.

«Si hubiera hecho realmente los deberes y hubiera mirado la literatura sobre gemelos craneópagos en aquel momento, nunca los habría aceptado [como pacientes]. Porque la literatura era devastadora», me dijo. Así que, con un toque de despiste y mucho idealismo, se lanzó a algunas de las operaciones más arriesgadas y técnicas que se pueden realizar en un ser humano, por no hablar de dos seres humanos simultáneamente. En todo momento, podría verse obligado a tomar la decisión imposible, en una fracción de segundo, de salvar a un gemelo en vez de al otro. El Dr. Goodrich pasó más de treinta años en el Montefiore Einstein de Nueva York, donde el «tipo surfista» llegó a ser director de neurocirugía pediátrica y profesor de la Facultad de Medicina Albert Einstein.

Aunque yo, como muchos otros, había esperado no conocer nunca a alguien que enfermara o muriera de COVID, eso cambió con Goodrich. Pocos días después de su muerte, me enteré de otra demasiado cercana. Charlotte

Figi, de apenas trece años de edad, me había inspirado para viajar por el mundo hace años en busca de la verdad sobre la marihuana medicinal.[73]

Esto condujo a mi documental sobre la marihuana de 2013, titulado *Weed*, en el que se mostraba su notable transformación al utilizar el cannabis medicinal para tratar y controlar las convulsiones catastróficas y paralizantes. Charlotte fue una pequeña pionera de Colorado cuyo legado ha encendido todo el movimiento del CBD en la actualidad. Trabajó mucho para disfrutar de una vida plena y tenía mucho que esperar, pero luego sucumbió a una agresiva neumonía que se apoderó de su cuerpo. Ocurrió tan al principio de la pandemia que la COVID aún no estaba en la mente de todos, y las pruebas generalizadas no estaban disponibles. Su madre, Paige, me dijo que todos los médicos estaban convencidos de que se trataba del nuevo virus que se abría paso por el país. Yo también lloré mientras escribía un homenaje para ella.

Cuando esta pandemia termine oficialmente, se contarán y escucharán millones de historias como las de James y Charlotte, de personas mayores y jóvenes. Las lágrimas fluirán y la tristeza se hará presente. Pensé en todas las almas perdidas el 14 de diciembre, el primer día que alguien se vacunó en Estados Unidos. Cómo no iba a hacerlo, ya que era el día en que podíamos marcar el principio del fin. Si tan solo personas como James y Charlotte, y otras innumerables, hubieran sido capaces de alejarse del virus y aguantar lo suficiente para su antídoto...

V de Virus

La palabra virus tiene un origen curioso. Denota el veneno de una serpiente, deriva del latín y significa «líquido viscoso» o «veneno».[74] En realidad,

---

73. *Véase* Mallory Simon y Melissa Dunst Lipman: «Charlotte Figi, the Girl Who Inspired a CBD Movement, Has Died at Age 13», CNN, 9 de abril de 2020, https://www.cnn.com/2020/04/08/health/charlotte-figi-cbd-marijuana-dies/index.html

74. Muchas páginas web pueden brindarte un curso básico sobre virus, desde de dónde provienen y su historia hasta su biología, a cómo se comportan y actúan. Recomiendo consultar los artículos publicados por el Centro Nacional de Información Biotecnológica, que forma parte de la Biblioteca Nacional de Medicina de Estados Unidos, una rama de los Institutos Nacionales de Salud (https://www.ncbi.nlm.nih.gov/). Sal Khan mantiene un excelente conjunto de vídeos que también se pueden ver como parte de su Khan Academy (https://www.khanacademy.org/)

es un nombre equivocado, porque no todos los virus son malos y provocan destrucción o muerte. De hecho, los virus son necesarios. Permíteme repetirlo: los virus son necesarios, lo cual me parece difícil de creer dado lo mucho que ha traumatizado a nuestro mundo esta diminuta hebra de material genético que constituye el coronavirus. Pero los virus son la forma de vida dominante en el planeta. Han sido una parte esencial de nuestra existencia —y de la evolución— durante milenios y ha hecho importantes contribuciones a nuestros amigos los animales y también a los del reino vegetal. En las vacas, por ejemplo, es un virus el que transforma la celulosa de la hierba en azúcares que, en última instancia, proporcionan energía y facilitan la producción de leche.

Pero mientras lees y respiras en este momento, los virus están entrando en tu cuerpo sin que lo sepas: miles de ellos cada día. Prosperan en nuestros océanos donde, según el último recuento, se han encontrado casi 200.000 poblaciones virales diferentes desde la superficie hasta más de 4.000 metros de profundidad y desde el Polo Norte hasta el Polo Sur.[75] Piensa en ello la próxima vez que tragues un poco de agua de mar: tragarás tantos virus como personas hay en Norteamérica.[76] Y muchos virus florecen dentro de nosotros, recubriendo nuestro tracto gastrointestinal entre otros órganos y tejidos, donde cumplen importantes funciones, como la de destruir las bacterias causantes de enfermedades. Los bacteriófagos, como se les conoce, son virus que infectan a las bacterias y actúan como soldados en nuestras superficies mucosas, como el interior de la nariz y de la boca y el revestimiento del intestino. Es posible que hayas oído hablar del microbioma humano, la suma de todos los microbios que viven en nosotros en una relación principalmente simbiótica. Estos organismos, que incluyen bacterias, virus y hongos, han contribuido a nuestra supervivencia durante millones de años y han evolucionado con nosotros. Las bacterias dominan, y su papel amistoso en nuestra salud, especialmente en nuestro metabolismo

---

75. *Véase* Ann C. Gregory *et al.*: «Marine DNA Viral Macro and Microdiversity from Pole to Pole», *Cell* 177, n.º 5, mayo de 2019, 1109–1123.e14, doi: 10.1016/j.cell.2019.03.040 Epub 25 de abril de 2019.

76. *Véase* Jonathan Lambert: «Scientists Discover Nearly 200,000 Kinds of Ocean Viruses», Abstractions (blog), *Quanta Magazine*, 25 de abril de 2019, https://www.quantamagazine.org/scientists-discover-nearly-200000-kinds-of-ocean-viruses-20190425/

e inmunidad, está en la vanguardia de la investigación médica. La próxima frontera de la medicina, de hecho, será desvelar los secretos de nuestra biblioteca de virus que también nos ayudan, lo que se llama nuestro viroma. Nuestro viroma es un compañero de toda la vida. En conjunto, nuestro microbioma cumple muchas funciones que aún no hemos empezado a descifrar científicamente (más sobre esto en la parte 2).

El Dr. Nathan Wolfe, cazador de virus de renombre mundial, fue uno de los casandras que hace años advirtió al mundo de que no estaba preparado para una pandemia y que pudo ver venir la COVID en su imaginación. Tiene una obsesión por lo que se llama «materia oscura biológica». Según él, ni siquiera podemos identificar plenamente el 20% del material genético de nuestras narices, y hasta la mitad de la masa genética de nuestras entrañas es «vida no identificada».[77] Siempre había pensado que esa idea de vida no identificada se utilizaba para describir la vida extraterrestre, no los organismos dentro de mi propio cuerpo. Wolfe, a quien conocerás en la segunda parte, es fundador de Metabiota, un servicio de evaluación y gestión de amenazas biológicas para gobiernos y empresas. En 2018 diseñó una ingeniosa póliza de seguro para ayudar a proteger a las grandes empresas contra las enormes pérdidas financieras debidas a una pandemia. Nadie la compró.[78]

Tenemos cuatro veces más material genético viral dentro de nuestro genoma que genes propios. Y la parte de nuestro genoma que codifica las proteínas («genes») comprende solo el 2% de nuestro ADN. Debemos a muchos virus antiguos nuestra capacidad de leer, escribir y recordar. No, no estoy sugiriendo que los virus que hay dentro de ti ahora mismo te estén ayudando a leer esta frase como si fueran mayordomos de tu cerebro. Pero desde una perspectiva macrocósmica, los virus que los humanos han encontrado a lo largo de la evolución se han convertido en parte de lo que somos a nivel molecular y genético, hasta el punto de que han tenido un papel en el desarrollo de nuestras muchas habilidades y capacidades cogni-

---

77. *Véase* Nathan Wolfe: «What's Left to Explore?» TED2012, https://www.ted.com/talks/nathan_wolfe_what_s_left_to_explore/transcript?language=en *Véase* también su libro *The Viral Storm: The Dawn of a New Pandemic Age*, Times Books, Nueva York, 2011.

78. *Véase* Evan Ratliff: «We Can Protect the Economy from Pandemics. Why Didn't We?», Wired, 16 de junio de 2020, https://www.wired.com/story/nathan-wolfe-global-economic-fallout-pandemic-insurance/

tivas. Al fin y al cabo, son piezas de información. Han dado forma a nuestro ADN y han actuado como parásitos genéticos beneficiosos para darnos mejores formas de pensar, formar recuerdos e incluso crear inmunidad. Como ya se ha dicho, los virus de los mamíferos pueden ayudar a proteger contra los gérmenes bacterianos malos y actuar también como agentes anticancerígenos. Otros genes virales se han incorporado a nuestro ADN en varias ocasiones a lo largo de nuestra evolución. El gen syncytin-1 de un retrovirus, por ejemplo (también conocido como enverina), codifica para una proteína esencial en el establecimiento de la placenta. En cierto modo, debemos nuestra capacidad de tener hijos a los virus antiguos. No sabemos cuántas especies de virus existen en el mundo, pero se sospecha que el número es de billones. De los pocos cientos de miles de tipos de virus que se conocen, menos de 7.000 tienen nombre. Solo unos 250, incluido el nuevo coronavirus, tienen la maquinaria para infectarnos. No somos su único objetivo. Los virus infectan sobre todo a las bacterias, pero también a otros animales y plantas, desde las judías y las moras hasta las garrapatas y los mosquitos, las patatas y los plátanos, los pájaros, los gatos y los perros. No sabemos de dónde proceden los virus, y los científicos siempre debatirán si surgieron antes o después que las células vivas del planeta.

El primer virus conocido que se documentó científicamente no fue uno que infectara a los humanos. Diezmó las plantas de tabaco, convirtiendo sus hojas en una superficie repleta de motas de color verde oscuro, amarillo y gris. En 1857, los agricultores de los Países Bajos informaron de una enfermedad que afectaba al 80% de sus cultivos. Se propagaba con tanta facilidad que tocar una planta afectada con una manguera de riego podía dañar la planta de al lado. Martinus Beijerinck, un microbiólogo y botánico visionario, pensó durante mucho tiempo que el origen era una infección de algo totalmente distinto a una bacteria o un hongo. Lo llamó *contagium vivum fluidum* (fluido vivo contagioso), señalando que el patógeno tenía la capacidad de deslizarse a través de los filtros de malla más finos que podían atrapar las bacterias, lo que le daba propiedades casi líquidas.[79] Y así es

---

79. *Véase* Neeraja Sankaran: «On the Historical Significance of Beijerinck and His Contagium Vivum Fluidum for Modern Virology», *History and Philosophy of the Life Sciences* 40, n.º 3, julio de 2018, 41, doi: 10.1007/s40656-018-0206-1

como la palabra «virus» se unió desafortunadamente a esta peculiar clase de gérmenes. Beijerinck utilizó la palabra «virus» del latín para designar un veneno líquido para etiquetar este nuevo tipo de patógeno. Si podía pasar a través de un filtro normalmente utilizado para capturar bacterias, sabía que estaba manejando algo más, algo mucho más pequeño. Pero nunca descifró la historia completa de los virus y nunca tuvo la oportunidad de vislumbrarlos. Sin embargo, aunque pensaba erróneamente que los virus eran líquidos —técnicamente son partículas—, sus resultados dieron en el clavo.

Beijerinck era conocido como un individuo difícil y socialmente retraído que se negaba a que le hicieran fotos, maltrataba verbalmente a sus alumnos y nunca tuvo una relación sentimental con nadie ni se casó; creía que el matrimonio interferiría en su trabajo. Pero fue un pionero científico con una gran capacidad de observación. Puede que no haya ganado puntos por su carácter, pero sin duda se ganó la vida en el laboratorio, llevando a cabo investigaciones hasta el final, cuando el cáncer se lo llevó a la edad de setenta y nueve años. Se le atribuye el mérito de ser uno de los principales impulsores del establecimiento de la microbiología general como campo de estudio importante. Mucho antes de que la mayoría de las universidades reconocieran la microbiología como una disciplina distinta, creó la Escuela de Microbiología de Delft, que ahora se considera el antecedente de muchos departamentos e instituciones de este tipo en todo el mundo.

El fitopatólogo Adolf Mayer, que era director de la Estación Experimental Agrícola situada al este de Delft, en el municipio holandés de Wageningen, empezó a investigar la plaga del tabaco en 1879 y lo denominó «enfermedad del mosaico del tabaco». La teoría de los gérmenes, la concepción moderna de que los patógenos pueden enfermarnos, se estaba desarrollando lentamente, pero el concepto de virus tardaría en ser aceptado y comprendido dentro de un contexto biológico. Cuando Robert Koch, patólogo alemán y uno de los principales fundadores de la bacteriología moderna, descubrió la bacteria culpable de la tuberculosis en 1882, desarrolló una breve guía para relacionar estas bacterias con las enfermedades que causan. Se trata de los postulados de Koch, las reglas para reconocer el papel de las bacterias en la enfermedad: la bacteria debía estar presente en todos los casos de la enfermedad; debía aislarse del huésped con la enfermedad y cultivarse en estado puro; la enfermedad específica debía desarrollarse cuando un huésped susceptible se exponía a un cultivo puro de la bacteria; y, por último, la bacteria debía poder recuperarse de ese huésped infectado.[80] (Debo señalar que menos del 1 % de las bacterias causan enfermedades en las personas).

Mayer realizó los experimentos para ver si este microbio no identificado cumplía los criterios de los postulados de Koch, pero algo no estaba bien. Cada vez que Mayer realizaba un ciclo de aislamientos y reinfecciones del germen para encontrar la causa de la enfermedad del mosaico, fracasaba. Podía demostrar que la savia de una hoja de tabaco enferma podía transmitir la enfermedad a una hoja sana, pero no podía producir un cultivo puro del germen y no podía detectar la némesis en el microscopio. Era un contagio invisible.

El hecho de no poder ver los virus con un microscopio de luz ordinario, como se puede hacer con las bacterias, los hacía esquivos, confusos, increíbles y al borde de lo fantástico. En 1929, el biólogo estadounidense Francis Holmes desarrolló un método utilizando el virus del mosaico del tabaco para demostrar que los virus son partículas discretas y tienen efectos más fuertes en concentraciones más altas. En esencia, su método «hacía visible» el virus hasta cierto punto, pero no como una fotografía. Fue necesaria la invención del microscopio electrónico en 1931 para allanar el camino hacia la obtención de imágenes de estos microbios excepcionalmente pequeños, lo que finalmente ocurrió en 1935 gracias al bioquímico y virólogo estadounidense Wendell Meredith Stanley. Creó una muestra cristalizada del virus que podía «verse» con rayos X, lo que le valió una parte del Premio Nobel de Química de 1946.[81] Las primeras fotografías inequívocas del virus del mosaico del tabaco no se tomarían hasta 1941, con la invención de potentes microscopios electrónicos de transmisión, que revelaron la constitución delgada y en forma de varilla del patógeno. (Rosalind Franklin produjo la imagen más clara del virus del mosaico del

---

80. Para una revisión de los postulados de Koch, *véase* la entrada «Koch's postulates» en ScienceDirect.com, https://www.sciencedirect.com/topics/medicine-and-dentistry/kochs-postulates

81. *Véase* la entrada de Stanley en la web de la organización Nobel Prize en https://www.nobelprize.org/prizes/chemistry/1946/stanley/facts/

tabaco por difracción de rayos X en 1955, tras sus contribuciones al descubrimiento de la doble hélice del ADN). [82]

La prueba visual supuso un punto de inflexión en la ciencia, al disipar las dudas y acallar a los escépticos que habían cuestionado la existencia misma de los virus. Las imágenes mostraron que los virus son simples estructuras formadas por material genético envuelto en una sólida capa de moléculas proteicas (o, en el caso de la COVID, el virus es esférico y está envuelto en una envoltura grasa que lo hace especialmente vulnerable al jabón cuando te lavas las manos). Aunque tanto las bacterias como los virus son demasiado pequeños para ser vistos sin un microscopio, los microbiólogos te dirán que son tan diferentes como las jirafas lo son de los peces de colores. Las bacterias son organismos unicelulares más complejos, con una pared exterior resistente y una especie de pelota de playa blanda llena de líquido dentro de la célula. Y lo que es más importante, las bacterias pueden reproducirse por sí mismas y probablemente existen desde hace 3.500 millones de años. Los virus son diminutos en comparación y solo pueden reproducirse adhiriéndose a una célula. Matar un virus no es posible, porque no están realmente vivos. Son los zombis del mundo de los microbios.

Es discutible si debemos llamar a los virus «microbios». No pueden vivir por sí mismos, no contienen una sola célula y no realizan ningún tipo de tarea fisiológica que solemos equiparar con la vida animal o vegetal, como comer, respirar, reproducirse e incluso morir. Son más bien bits de datos que necesitan otra pieza de maquinaria —un anfitrión— para replicarse y continuar. Son sacos de código que a veces se denominan, irónicamente, organismos codificadores de cápsulas, o CEOs (*capsid-encoding organisms*).

No crecen ni se mueven, nosotros los ayudamos a desplazarse. Somos los ordenadores gigantes que ejecutan sus programas de software en nuestro sistema. Y la COVID es como un nefasto virus informático: un mal bicho informático que se apodera de nuestros controles y vuelve nuestro sistema contra nosotros.

---

82. *Véase* Theresa Machemer: «How a Few Sick Tobacco Plants Led Scientists to Unravel the Truth About Viruses», *Smithsonian Magazine*, 24 de marzo de 2020, https://www.smithsonianmag.com/science-nature/what-are-viruses-history-tobacco-mosaic-disease-180974480/

Hijo del SARS

La evolución humana ha sido lenta y constante. El genoma de la especie humana tardó ocho millones de años en evolucionar un 1 %. Pero pregúntale a tu colega el virus que quiere infectarte cuánto tarda en hacer unos cuantos cambios adaptativos en su vestuario, y te dirá que esperes un día. Los virus prácticamente cambian con el tiempo. Muchos virus que infectan a los animales, incluido el de la COVID, pueden evolucionar más de un 1 % en cuestión de días. Los coronavirus, que son moléculas de ARN monocatenario, acumulan mutaciones a un ritmo un millón de veces más rápido que el ADN humano. Son simples, pequeños y ágiles, mientras que los *Homo sapiens* somos complejos, grandes y a menudo torpes.

Para los que quieran entender la diferencia entre el ADN y el ARN, he aquí la explicación más breve. Las dos moléculas son la pareja de fuerza en todos los organismos vivos para mantener la vida y llevar la información hereditaria, pero no son estructuralmente idénticas. El ARN es monocatenario, como una cinta, mientras que el ADN es bicatenario y, por tanto, más estable y resistente. El ADN se parece a una escalera de caracol, la que memorizaste a partir de los textos de biología del instituto. La composición química o los «ingredientes» del ADN y del ARN tampoco son idénticos. Los nucleótidos del ARN —los componentes básicos— contienen azúcares de ribosa, mientras que el ADN contiene desoxirribosa. Y todos los científicos que estudian esto saben que el uracilo es específico del ARN, mientras que la timina está presente en el ADN (no te asustes: no tendrás que hacer un examen sobre esto). Lo importante es que el ADN y el ARN son socios en la función de mantener el esquema de la vida, y su trabajo principal es producir proteínas, que son los productos clave en el soporte de la vida en el planeta.[83]

En la mayoría de los organismos, el ADN almacena la información genética para construir seres vivos y transmite esos preciosos códigos a la descendencia, mientras que el ARN participa principalmente en la transferencia del código genético para la síntesis de proteínas: la fabricación de proteínas por

---

83. Para todo lo que desees saber sobre los códigos genéticos de la vida, consulta el libro de Walter Isaacson, *The Code Breaker: Jennifer Doudna, Gene Editing, and the Future of the Human Race*, Simon & Schuster, Nueva York, 2021.

parte del cuerpo para sustentar la vida. Las proteínas son los caballos de batalla del organismo: son necesarias para la estructura, la función y la regulación de todos los tejidos y órganos. En pocas palabras, las proteínas impulsan las reacciones químicas necesarias para mantener las células vivas y sanas. El ADN se encuentra principalmente en el núcleo de las células, mientras que el ARN se encuentra en el citoplasma circundante. Hasta hace poco, se pensaba que el ARN era un mero mensajero entre el ADN y las proteínas, pero el ARN puede hacer mucho más. Dado que el ARN puede impulsar reacciones químicas, como las proteínas, y transportar información genética, como el ADN, la mayoría de los científicos piensan que la vida tal y como la conocemos comenzó en un mundo de ARN, sin ADN ni proteínas. Es probable que el ARN y los virus coexistieran durante mucho tiempo antes de que la molécula de ADN, más complicada, apareciera en la historia de la vida de la Tierra.

Dado que la tasa de mutación del ARN de los virus es exponencialmente mayor que la del ADN, tienen una capacidad extraordinaria para sobrevivir a un ataque de nuestro sistema inmunitario: pueden sufrir rápidamente un cambio de vestuario o alterar sus proteínas para poder unirse firmemente a un receptor humano y entrar en nuestras células, como en el caso de la COVID. Por eso oímos hablar tanto de las variantes, las cepas mutantes de la COVID que han surgido y que pueden hacer que el virus sea más contagioso o más mortal. Los virus que pasan de un animal, como un murciélago, a un ser humano se denominan virus zoonóticos.

En la actualidad, tres cuartas partes de las nuevas enfermedades infecciosas que afectan a los seres humanos se originan en los animales, y en los últimos treinta años han surgido al menos treinta nuevas enfermedades infecciosas, como el SARS, el MERS y ahora la COVID. En conjunto, amenazan la salud de cientos de millones de personas. Uno de los informes más alarmantes de las Naciones Unidas afirma que, por término medio, aparece una nueva enfermedad infecciosa en el ser humano cada cuatro meses.[84] Hay muchas razones para ello, pero la confluencia del cambio

---

84. *Véase Coronaviruses: Are They Here to Stay?* Informe de noticias del Programa de las Naciones Unidas para el Medio Ambiente, 3 de abril de 2020, https://www.unep.org/news-and-stories/story/coronaviruses-are-they-here-stay Accede también al Informe *Fronteras 2016 de la ONU: Problemas emergentes de preocupación ambiental en* https://environmentlive.unep.org/media/docs/assessments/UNEP_Frontiers_2016_report_emerging_issues_of_environmental_concern.pdf

climático, el crecimiento de la población, las adaptaciones genéticas de los agentes microbianos, el comercio y los viajes internacionales, y los cambios en el uso del suelo son los principales.

Los brotes de infecciones raras, como el ébola, suelen ser noticia, pero más problemáticas son las infecciones altamente contagiosas que se propagan a través de la respiración, las conversaciones, los susurros, los besos, los apretones de manos, los abrazos y las canciones. Dado que evolucionan mucho más rápido que nosotros, es poco probable que nuestra inmunidad natural pueda seguirles el ritmo. Y como cada vez nos encontramos más con estos virus en la naturaleza, tenemos que ser astutos para contrarrestarlos con otras estrategias: las vacunas son un poderoso contragolpe, entre otros.

Una característica de las pandemias modernas que las distingue de las de siglos anteriores es que sus orígenes están fuera de la red. Durante miles de años, sufrimos el contagio de la mayoría de nuestras enfermedades infecciosas de los animales domésticos, como cerdos, aves, vacas y ganado. El resfriado común se originó en los camellos, y muchas cepas de la gripe proceden de los cerdos y las aves, como el H1N1 y el H5N1. Sin embargo, hoy en día nuestras pandemias surgen de encuentros cercanos de tipo salvaje. El ébola ha saltado repetidamente de los murciélagos a los primates y a los humanos en África Central y Occidental. El síndrome respiratorio de Oriente Medio (MERS) saltó de los murciélagos a los camellos y a los humanos en Arabia Saudí. En Estados Unidos, los CDC respondieron a un brote de ébola en macacos importados en un centro de investigación de primates en Virginia en 1989, y la viruela del mono en 2003 se propagó en el Medio Oeste a partir de roedores infectados importados de Ghana.[85] Los roedores enfermos se alojaron cerca de los perros de la pradera que se vendían como mascotas en una instalación de Illinois, y a partir de entonces infectaron a las personas. El genoma del nuevo coronavirus es un 96% similar al del virus del murciélago. No se sabe cuánto tiempo hace que dio el salto de un murciélago a un humano, adquiriendo las mutaciones necesarias para ello. También es posible que el germen haya hecho un viaje

---

85. Los Centros para el Control y la Prevención de Enfermedades (CDC) mantienen registros de estos eventos en su sitio web: www.cdc.gov

intermedio a través de otro animal, como una civeta o un pangolín, antes de llegar a las células humanas.

Como reportero, he viajado al epicentro de brotes en el sudeste asiático y China, conocidos desde hace tiempo como puntos calientes de enfermedades infecciosas emergentes. He visto cómo la pobreza, la densidad de población, los cambios en las prácticas agrícolas y la proximidad a los animales salvajes pueden conspirar para que haya brotes.

La proximidad a las aves se ha revelado como un factor importante en la aparición de enfermedades. En ningún otro lugar del planeta hay tantos humanos en contacto con tantas aves como en China. Si se pregunta a cualquier experto en enfermedades infecciosas cuál es el origen del próximo brote, dirán unánimemente que es China. Al menos dos pandemias de gripe del siglo pasado —en 1957 y 1968— se originaron allí y fueron provocadas por virus aviares que evolucionaron para ser fácilmente transmisibles entre los humanos. China es un semillero de patógenos modernos. La confluencia de múltiples especies cultiva las condiciones ideales para la propagación de enfermedades a través del agua, los utensilios o las gotas de sangre, saliva, heces y otras secreciones en el aire. En las granjas chinas, las personas y el ganado suelen vivir juntos, compartiendo sus gérmenes. Los cerdos pueden infectarse con los virus de la gripe aviar y de la gripe humana, convirtiéndose en verdaderos recipientes para combinar ingredientes genéticos y posiblemente formar nuevas y mortales cepas. El gusto del público por la carne recién matada y las condiciones de los mercados de animales vivos, donde se apilan en jaulas de alambre y se sacrifican *in situ* para los compradores, crean amplias oportunidades para que los humanos entren en contacto con estas nuevas mutaciones. No se puede diseñar un escenario más perfecto para la transmisión de enfermedades. Es el festival de gérmenes definitivo.

Cuando el virus de la COVID fue identificado por primera vez a finales de 2019, un vídeo de una mujer comiendo sopa de murciélago circuló ampliamente por Internet, desatando rumores de que el consumo de sopa de murciélago en China causó el brote y el comienzo de un aluvión de desinformación. (Resulta que el clip fue grabado en 2016 en la República de Palau, un país en el océano Pacífico occidental, y la mujer del vídeo era Mengyun Wang, una presentadora de un programa de viajes).

Aun así, no cabe duda de que los murciélagos son los principales reservorios de nuevos virus, y son muchos: la friolera de uno de cada cuatro mamíferos del planeta es un murciélago, y el 50 % de los mamíferos son roedores. [86] Por lo tanto, la fuente de la mayoría de las enfermedades infecciosas zoonóticas son los murciélagos y los roedores, con un predominio de los murciélagos. Son portadores de más de sesenta virus que pueden infectarnos, incluidos el ébola y la rabia. Son el reservorio natural del raro pero espeluznante virus de Marburgo, y de los virus Nipah y Hendra, que han causado enfermedades humanas y brotes en África, Malasia, Bangladesh y Australia. Los murciélagos también son portadores de más patógenos humanos que otros animales. ¿Por qué? Porque, al igual que nosotros, los murciélagos son criaturas muy sociales que prefieren vivir cerca unos de otros, lo que les da muchas oportunidades de propagar patógenos entre ellos. Además, suelen vivir en enormes colonias en cuevas, donde las condiciones de hacinamiento son ideales para transmitirse virus entre ellos. Estas cuevas abundan en el sudeste asiático y en China.

Además, la capacidad de volar hace que su poder de infección sea muy amplio. También puede ayudarles a adaptarse a los virus para que estos no les afecten. De hecho, los requisitos fisiológicos del vuelo amplían su sistema inmunitario, lo que les ayuda a protegerse de los virus que albergan. El vuelo también hace que los murciélagos tengan un metabolismo más intenso que eleva su temperatura corporal a unos 38 °C. Esto significa que los murciélagos se encuentran a menudo en un estado que para los humanos se consideraría fiebre. Los investigadores han sugerido que este puede ser un mecanismo que ayuda a los murciélagos a sobrevivir a las infecciones víricas. Por ello, estos roedores alados suelen albergar estos gérmenes sin sufrir ninguna consecuencia para su salud. (Quizá te preguntes por qué no exterminar a los murciélagos, si son reservorios de tantos patógenos terribles. No es tan fácil. Son actores importantes en nuestra ecología global: polinizan las plantas y libran al mundo de muchas plagas. Además, son excelentes sujetos para estudios sobre el envejecimiento saludable, la prevención del cáncer, la defensa de

---

86. *Véase* Vikram Misra: «Bats and Viruses», *Lancet Infectious Diseases* 20, n.º 12, diciembre de 2020, P1380, doi: 10.1016/S1473-3099(20)30743-X

enfermedades, la ingeniería biomimética, el funcionamiento de los ecosistemas y la evolución adaptativa).

Dado que los humanos aún no hemos desarrollado un tipo de tecnología biológica equivalente para evadir los efectos de estos potentes virus, los gérmenes que se alimentan de humanos como el virus de la COVID son enormemente dañinos. Cuando uno muere de una infección, a menudo es el resultado de la propia respuesta inflamatoria del cuerpo, no del germen invasor. Es fuego amigo desbocado. Este ha sido el caso de decenas de personas que sucumbieron a la COVID. El germen fomenta un incendio letal en el sistema inmunitario —llamado tormenta de citoquinas— que no puede contenerse antes de que provoque daños duraderos en órganos y tejidos. La tormenta de citoquinas en curso también puede desempeñar un papel en aquellos pacientes de COVID de larga duración que no pueden librarse de la enfermedad meses después de eliminar el virus. Es como un accidente con fuga. El virus invade el cuerpo, desordena su maquinaria y su funcionalidad equilibrada, y lo deja cambiado para siempre antes de salir en busca de nuevos huéspedes.

Los coronavirus son una familia de virus que recibe su nombre por su aspecto regio, con picos en forma de corona en sus superficies esféricas. Aunque esta familia de virus no se ganó su nombre hasta 1968, cuando los científicos finalmente aislaron y vislumbraron los coronavirus bajo el microscopio electrónico por primera vez, estos microbios infecciosos han existido durante milenios, posiblemente durante cientos de millones de años antes que nosotros.[87] El primer caso notificado de un coronavirus fue en 1912, cuando los veterinarios alemanes debatieron el diagnóstico de un gato febril con el vientre enormemente hinchado. No sabían qué le ocurría, ni tampoco que los coronavirus también provocaban bronquitis a los pollos y una enfermedad intestinal a los cerdos que mataba a casi todos los lechones de menos de dos semanas. La relación entre los coronavirus patógenos nocivos y estos animales, incluidos los humanos, si-

---

87. Se han publicado numerosos estudios y artículos sobre la historia y la naturaleza de los coronavirus. Para una lectura fácil *véase* David Cyranoski: «Profile of a Killer: The Complex Biology Powering the Coronavirus Pandemic», *Nature* 581, 2020, 22–26, https://www.nature.com/articles/d41586-020-01315-7, doi: 10.1038/d41586-020-01315-7

guió siendo un misterio hasta finales de la década de 1960. Algunos tipos de coronavirus causan resfriados comunes relativamente benignos, mientras que otros mutan en formas más virulentas, como el coronavirus que está detrás del brote de síndrome respiratorio agudo severo (SARS), rápidamente contenido, a principios de la década de 2000. De hecho, no pensábamos que los coronavirus pudieran ser tan mortales para el ser humano hasta que apareció el SARS, que tuvo una tasa de letalidad del 11 %, matando a más de la mitad de las personas de sesenta y cinco años o más que lo contrajeron.

El SARS es también una razón para tomar en serio la posibilidad de que la cepa de COVID que tomó el mundo por asalto también salió de un laboratorio, no de un mercado chino. He aquí el motivo. En 2004, el virus del SARS se había controlado en gran medida después de solo 8.098 casos notificados en todo el mundo y 774 muertes conocidas.[88] El *Wall Street Journal* publicó un artículo sobre un pequeño resurgimiento del SARS relacionado con un accidente de seguridad.[89] Aunque el virus tuvo un origen natural, pasando de los murciélagos a los humanos directamente o a través de animales como las civetas que se encontraban en los mercados chinos, algunas de las infecciones de SARS fueron causadas por fugas de los laboratorios de investigación. Los coronavirus del SARS tienen un historial de fugas de laboratorios en Singapur, Taiwán y dos veces en Pekín. ¿Y qué pasa con la COVID?

La teoría de la fuga del laboratorio

La teoría de la «fuga de laboratorio» es una de las que Jamie Metzl ha creído durante mucho tiempo. Ha mantenido un emocionante diario de hechos para argumentar con fuerza que los orígenes de la COVID proceden

---

88. *Véase* James W. LeDuc y M. Anita Barry: «SARS, the First Pandemic of the 21st Century», *Emerging Infectious Diseases* 10, n.º 11, noviembre de 2004, e26, doi: 10.3201/eid1011.040797_02

89. *Véase* Matthew Pottinger: «Return of SARS Sparks Concerns About Lab Safety», *Wall Street Journal*, 26 de abril de 2004, https://www.wsj.com/articles/SB108288239686992644

del Instituto de Virología de Wuhan (WIV).[90] Metzl, con quien trabajé en la Casa Blanca durante la administración Clinton, toca muchas teclas y es un experto geopolítico en China. Con un doctorado en Oxford, un doctorado en Derecho por la Facultad de Derecho de Harvard y un título Phi Beta Kappa de la Universidad de Brown, su currículum es largo y completo. También es un triatleta muy rápido, un hombre con mucha prisa. Ha trabajado en el Consejo de Seguridad Nacional de Estados Unidos, en el Departamento de Estado, en el Comité de Relaciones Exteriores del Senado y como funcionario de derechos humanos de las Naciones Unidas en Camboya. En 2019, fue nombrado miembro del comité asesor de expertos de la OMS sobre la edición del genoma humano. También es investigador principal de tecnología y seguridad nacional en el Atlantic Council, un grupo de reflexión en el ámbito de los asuntos internacionales. Sabe un par de cosas sobre China y tiene mucha mano con todo lo relacionado con los virus. Según él, hay un 85 % de probabilidades de que la pandemia comenzara con una filtración accidental del Instituto de Virología de Wuhan y un 15 % de probabilidades de que comenzara de alguna otra manera. Fue uno de los primeros en Washington DC en decir que el nuevo coronavirus podría ser un escape del laboratorio de Wuhan, y ahora espera que la hipótesis de la fuga del laboratorio sea una posibilidad aceptada, no una conspiración.

Wuhan es una ciudad de 11 millones de habitantes situada en el centro de China, lo que la convierte en la novena ciudad china más poblada. (Shanghái tiene 26 millones de habitantes y Pekín 22 millones). Antes de la COVID, probablemente nunca habías oído hablar de Wuhan, pero ha estado en el radar de la comunidad científica durante algún tiempo porque también alberga el primer laboratorio BSL-4 (abreviatura de nivel de bioseguridad 4) del país. Se trata del nivel más alto de bioseguridad, reservado a los laboratorios que estudian los organismos más temibles, los que se transmiten con facilidad y son altamente mortales. Los laboratorios BSL-4 son, por ejemplo, donde se estudia el material extraterrestre. Los trabajadores del laboratorio llevan trajes de presión positiva, y todo lo que llevan y tocan se descontamina (como se ve en las películas). Los individuos pa-

---

90. *Véase* https://jamiemetzl.com/

san por duchas químicas al salir de estos laboratorios, y si miras a tu alrededor, no encontrarás un solo borde afilado que pueda causar un desgarro accidental en un guante o una bata. Es el tipo de lugar en el que se estudian organismos con potencial pandémico, como los coronavirus de los murciélagos, que es por lo que es conocido este instituto en particular. Dicho esto, el laboratorio ha reconocido públicamente que, antes de la pandemia, muchas de las investigaciones sobre coronavirus, incluidas algunas sobre virus vivos similares al SARS, se habían llevado a cabo en laboratorios BSL-3 e incluso BSL-2 menos seguros. Para que quede claro, Metzl no está sugiriendo que el virus haya sido totalmente diseñado genéticamente o alterado deliberadamente por científicos locos que buscan crear armas biológicas. Tampoco descarta la posibilidad de que haya nacido puramente de la naturaleza fuera del laboratorio en un salto aleatorio de un animal salvaje a un humano. Pero para él, la teoría del laboratorio debe ser investigada a fondo. Cree que el arma biológica que es la COVID-19 nació en la naturaleza, pero luego posiblemente fue criada por la ciencia. Recibió una educación para infectar mejor a los humanos. El Dr. Bob Redfield, el ex jefe del CDC bajo Trump, también cree esto. «No es inusual que los patógenos respiratorios que se trabajan en un laboratorio infecten al trabajador del laboratorio», me dijo Redfield. «¿Y te imaginas que ese trabajador fuera asintomático? Ni siquiera sabría que está infectado, ¿verdad?» La implicación es que un solo trabajador asintomático podría ser la punta de un iceberg del tamaño de una pandemia.

Redfield considera inverosímil, por no decir imposible, que un virus pueda saltar directamente de un animal como un murciélago o una jineta a un humano «y convertirse inmediatamente en uno de los patógenos más infecciosos y transmisibles conocidos por la humanidad». Me explicó que no tiene sentido biológico que un patógeno pase de un animal salvaje a un humano y sea de manera espontánea extraordinariamente eficiente en la transmisión de persona a persona. Los agentes patógenos tardan un tiempo en alcanzar ese nivel de aptitud o función. Durante un tiempo, se esfuerzan por adquirir la capacidad atlética necesaria para flexionar sus músculos en los huéspedes humanos. Al igual que Metzl, Redfield considera más plausible que el virus haya sido estudiado y educado en el laboratorio, interactuando con células humanas —el campo de entrenamiento para una excelente adaptación— antes de ser liberado accidentalmente entre la población. «En el laboratorio, la mayoría de nosotros», explicó Redfield, «cuando tratamos de cultivar un virus, intentamos hacer que crezca mejor, y mejor, y mejor, y mejor, y mejor, para poder hacer experimentos y averiguar más sobre él». A menudo se denomina «investigación de ganancia de función»: se modifican los microorganismos en un laboratorio, ya sea en placas de Petri o en otros animales, para hacerlos más infecciosos. Se les enseña a hacer ciertas cosas. Se lleva a cabo con la expectativa de que la transmisión, y posiblemente la virulencia, del patógeno aumenten. ¿Por qué se hace eso? Para estar un paso por delante del virus, para superar a la madre naturaleza. En la naturaleza, los virus no quieren ser demasiado letales porque si matan a su huésped, también «mueren». Llegan a un callejón sin salida y no consiguen multiplicarse. Los virus evolucionan hacia algo más débil, con lo que sobreviven y proliferan. Así que cuando un virus malo obtiene una ventaja única para infectar eficientemente a más y más humanos, hay que preguntarse cómo se ganó sus alas.

«Esa es la manera en que lo ensamblé todo», concluyó Redfield. Dejó claro que simplemente está dando su opinión ahora que se le permite hacerlo como ciudadano privado, pero una opinión del ex jefe de los CDC, que tuvo acceso a datos sin procesar y recopilación de inteligencia, no es la opinión de cualquier ciudadano privado. Incluso los científicos chinos de Wuhan estaban planteando preocupaciones ya en enero de 2020, ya que dos de universidades distintas hicieron una excelente pregunta: ¿Cómo llegó un nuevo coronavirus de murciélago a una gran ciudad en pleno invierno, cuando la mayoría de los murciélagos estaban hibernando, y convirtió un mercado donde no se vendían murciélagos en el epicentro de un brote? El artículo resultante, que apuntaba a dos laboratorios locales donde se investigaban los coronavirus de los murciélagos, vivió en Internet durante un tiempo antes de desaparecer. Quizá nunca sepamos cuántos documentos como ese, así como científicos y periodistas, desaparecieron de China.

En enero de 2021, la OMS dirigió un equipo de científicos internacionales a Wuhan en busca del origen de la pandemia. Pero después de un año entero, muchas pruebas ya no estaban disponibles y el mercado húmedo en cuestión hacía tiempo que había sido limpiado y sellado. Se trataba de una excursión muy cuidada y acompañada, organizada y controlada por el gobierno chino, y sus conclusiones solo dieron lugar a más preguntas. ¿Se escapó el virus del laboratorio de Wuhan, donde habían estado jugando con coronavirus durante un tiempo, e incluso trabajando en su fijación a los mismos receptores de las células humanas a los que se dirige el virus COVID? Lo sabemos por los artículos publicados y las notas de investigación.[91] El instituto se ha convertido en un líder mundial en coronavirus de murciélagos y ha establecido una de las mayores colecciones de cepas, pero este laboratorio también tiene un historial de normas de seguridad poco estrictas. El brote mundial comenzó justo en su patio trasero. El director de su laboratorio, la Dra. Shi Zhengli, publicó estudios sobre la manipulación de los coronavirus de los murciélagos de manera que pudieran ser más infecciosos para los humanos.[92] También conocida como «Batwoman» por su largo historial de búsqueda de coronavirus en cuevas de murciélagos para su estudio, Zhengli y su colega Jie Cui son quienes descubrieron que el coronavirus del SARS probablemente se originó en una población de murciélagos de herradura que habitan en cuevas en la provincia de Yunnan, en el sur de China. En el artículo de 2017 en el que informaban de sus hallazgos, advertían de que «podría surgir otro brote mortal de SARS en cualquier momento».[93]

En otro giro de la ironía profética, Zhengli había publicado un artículo en 2010 en el que se describía un escenario en el que roedores infectados provocaron la filtración de un virus mortal en un laboratorio chino. El

91. *Véase* Ben Hu *et al.*: «Discovery of a Rich Gene Pool of Bat SARS-related Coronaviruses Provides New Insights into the Origin of SARS Coronavirus», *PLOS Pathogens* 13, n.º 11, noviembre de 2017, e1006698, doi: 10.1371/journal.ppat.1006698 *Véase* también V. Menachery *et al.*: «A SARS-like Cluster of Circulating Bat Coronaviruses Shows Potential for Human Emergence», *Nature Medicine* 21, 2015, 1508–1513, doi: 10.1038/nm.3985

92. *Véase* Shi Zhengli *et al.*: «Bat Coronaviruses in China», *Viruses* 11, n.º 3, marzo de 2019, 210, doi: 10.3390/v11030210 *Véase* también Jie Cui, Fang Li, y Shi Zhengli: «Origin and Evolution of Pathogenic Coronaviruses», *Nature Reviews Microbiology* 17, 2019, 181–192, doi: 10.1038/s41579-018-0118-9

93. Hu *et al.*: «Discovery of a Rich Gene Pool of Bat SARS-related Coronaviruses Provides New Insights into the Origin of SARS Coronavirus».

artículo, titulado «Brote de hantavirus asociado a ratas de laboratorio en Yunnan, China», informaba de un incidente en el que se produjo un brote del mortal hantavirus, que causa fiebre e insuficiencia renal, en una universidad de Kunming como resultado de una fuga en un laboratorio en 2003.[94] En las entrevistas hechas a Zhengli, esta recuerda que cuando se identificó un coronavirus como causa de la pandemia, ella misma se preguntó si procedía de su laboratorio.[95] Para ser claros, los objetivos de Zhengli al estudiar estos virus y jugar con su funcionalidad no tienen necesariamente una intención maliciosa. Es la manera en que los científicos aprenden más sobre los mecanismos biológicos del virus detrás de su transmisión y replicación. También es la forma de descubrir las posibles mutaciones que puedan producirse y, en última instancia, permitir una mejor vigilancia comunitaria, identificando cuándo surgen dichas mutaciones y permitiendo preparar vacunas con antelación a un brote de ese tipo. Pero está claro que aquí hay una línea muy fina que puede enturbiarse.

Metzl ha criticado la investigación de 2021, que permitió a China recopilar sus propios datos y luego entregárselos al equipo de la OMS, comparándola con la intervención de la Unión Soviética para «hacer una coinvestigación de Chernóbil».[96] También le gusta citar a Humphrey Bogart en Casablanca: «De todos los garitos de ginebra de todas las ciudades del mundo, ¿por qué Wuhan?».

Metzl destaca tres hechos que apenas han sido noticia. El primero: en 2012, seis mineros que trabajaban en una mina de cobre infestada de murciélagos en la provincia de Yunnan se infectaron con un coronavirus de murciélago. Todos ellos desarrollaron síntomas exactamente iguales a los

94. *Véase* Shi Zhengli *et al.*: «Hantavirus Outbreak Associated with Laboratory Rats in Yunnan, China», Infection, *Genetics and Evolution* 10, n.º 5, julio de 2010, 638–644, doi: 10.1016/j.meegid.2010.03.015 Epub 7 de abril de 2010.

95. *Véase* Jane Qiu: «How China's "Bat Woman" Hunted Down Viruses from SARS to the New Coronavirus», *Scientific American*, 1 de junio de 2020, https://www.scientificamerican.com/article/how-chinas-bat-woman-hunted-down-viruses-from-sars-to-the-new-coronavirus1/

96. *Véase* la entrevista de Lesley Stahl con Jamie Metzl: «What Happened in Wuhan? Why Questions Still Linger on the Origin of the Coronavirus», *60 Minutes*, 28 de marzo de 2021, https://www.cbsnews.com/news/covid-19-wuhan-origins-60-minutes-2021-03-28/

de la COVID. Tres de ellos murieron. El segundo: las muestras virales de estos mineros fueron llevadas al Instituto Wuhan, el único laboratorio de bioseguridad de nivel 4 en China que también estaba estudiando los coronavirus de los murciélagos. Y el tercero: cuando la COVID hizo su aparición *bona fide* en Wuhan a finales de 2019, su pariente más cercano conocido era el mismo virus muestreado en la mina de Yunnan donde se habían infectado los mineros.

El brote de SARS de hace casi veinte años debería haber servido de llamada de atención, mostrándonos que los coronavirus pueden causar enfermedades respiratorias mortales y que no deben ser ignorados. También puso de manifiesto la posibilidad real de fugas en los laboratorios. Pero no resultó ser un villano lo suficientemente bueno: no asustó a los estadounidenses porque aquí nadie murió a causa de él; solo se determinó que ocho personas en Estados Unidos habían contraído el virus al viajar. Además, no se transmitía fácilmente durante su período de incubación relativamente corto, de dos a siete días. Por ello, aunque los científicos que compararon los dos virus en estudios recientes determinaron que el SARS era más letal que la COVID, no era tan contagioso. La COVID comparte el 79 % de la secuencia del genoma con el SARS, pero es único —y perverso— en su capacidad de infectar. De hecho, el hijo del SARS ha demostrado ser un microbio mucho más social, y le gusta viajar rápidamente. También se toma su tiempo para desencadenar los síntomas en las personas infectadas que pasan a desarrollar la enfermedad y a mostrar signos de la misma. Mientras tanto, estas personas infectan a otras sin saberlo, perpetuando la cadena de transmisión.

Grande y pegajoso

El virus de ARN que causa la COVID tiene un genoma relativamente grande. Compuesto por una cadena de aproximadamente 30.000 bloques de construcción bioquímicos (de nuevo, se llaman nucleótidos) encerrados en una membrana de proteínas y grasa, es más de tres veces mayor que el VIH y el virus de la hepatitis C y dos veces más grande que el virus de la gripe medio. Pero sigue siendo minúsculo, con apenas una milésima parte de la anchura de un cabello humano. Puede ser difícil de imaginar, pero como describió Alan Burdick para el *New York Times*: «Si una persona tuviera el tamaño de la Tierra, el virus sería del tamaño de una persona».[97]

El de la COVID es un virus de ARN inteligente. Su código central contiene genes para nada menos que veintinueve proteínas, cuatro de las cuales dan al virus su estructura. La proteína «S», por ejemplo, es especialmente importante porque crea los picos en la superficie del virus y abre la puerta a la célula objetivo. Esta proteína se adhiere a un receptor llamado «enzima convertidora de angiotensina 2» (ACE2) en las células para poder entrar. La proteína S actúa como una llave que se introduce en una cerradura. La proteína S de la COVID tiene una estructura casi idéntica a la del SARS, pero algunos datos sugieren que se une a la estación de acoplamiento objetivo de manera mucho más ajustada. Es pegajosa. Algunos investigadores creen que esto puede explicar en parte por qué el nuevo virus es tan eficiente a la hora de infectarnos.[98] Las otras proteínas codificadas por el ARN desempeñan varias funciones una vez que el virus ha entrado en una célula a través de la puerta celular ACE2. Secuestran la maquinaria de la célula y desactivan efectivamente el sistema de alarma de la misma, dirigen la copiadora para fabricar nuevas proteínas víricas y ayudan a los brotes de los nuevos virus a tomar forma y a prepararse para estallar por miles para ir al acecho e infectar otras células. Si se cometen errores durante el proceso de copia y se producen mutaciones, *voilà*: nace una nueva variante. Puede que sea más letal o menos, pero rara vez las variantes pierden su capacidad de realizar su función principal: infectar, replicarse y propagarse. Y repetirse, una y otra vez. A menudo, las variantes que pueden infectar más eficientemente, como ha sido el caso de la cepa B.1.1.7 (Alpha) del Reino Unido, se convierten en cepas dominantes; pueden «correr más rápido» hacia nuevos anfitriones y superar a las cepas más antiguas, expulsándolas del negocio.

---

97. *Véase* Alan Burdick: «Monster or Machine? A Profile of the Coronavirus at 6 Months», *New York Times*, 2 de junio de 2020, https://www.nytimes.com/2020/06/02/health/coronavirus-profile-covid.html

98. *Ibid.*

Las cepas mutantes de COVID probablemente nos mantendrán a la caza del virus y disparando con nuestras vacunas, aunque los coronavirus cambian más lentamente que la mayoría de los demás virus de ARN. Esto se debe probablemente a una enzima «correctora» que corrige los errores de copia potencialmente mortales. Un virus COVID típico solo acumula dos mutaciones de una sola letra al mes en su genoma, una tasa de cambio que es aproximadamente la mitad de la de la gripe y una cuarta parte de la del VIH. La Dra. Birx conoce bien este territorio por su experiencia en el mundo del VIH, donde las variantes frustran los intentos de controlar la pandemia del virus. «El virus no piensa», explicó. No está diciendo: «Oye, debería ser mejor para entrar en las células, así que vamos a cambiar el tipo de llave que tengo para que encaje mejor en la cerradura». El virus no desarrolla proactivamente estrategias y herramientas para infectarnos mejor o para escapar de nuestro sistema inmunitario y de los intentos de represalia con medicamentos y vacunas. Simplemente se está transformando bajo las fuerzas de la naturaleza, incluidas las presiones que ejercemos sobre él. No tiene ningún plan ni objetivo más que multiplicarse. Me encanta cómo Burdick resume el verdadero significado de la COVID: «Conocer [COVID] es conocernos a nosotros mismos en la reflexión. Es mecánico, irreflexivo, coherente con el mensaje: la expresión casi viva más pura de gestión de datos que se puede encontrar en la Tierra. Lo es, lo hace y es más. No hay "yo" en un virus».[99]

Cuando se ejerce una presión inmunitaria sobre un virus, ya sea mediante un tratamiento o una respuesta inmunitaria, inducida por infusiones de anticuerpos monoclonales o por la vacunación, el virus muta al azar. Y si encuentra una mutación que le ayuda a multiplicarse mejor, ese virus se convierte en el predominante. Birx ha visto esto con el VIH en las comunidades de propagación, observando cómo el VIH cambia de vestuario.

Este fenómeno es la base de la epidemiología molecular, un estudio destinado a comprender y mapear las mutaciones en la secuencia genética del virus que dan lugar a las variantes que ganan predominio. Debo señalar que una de las principales diferencias entre el VIH y la COVID es que el

---

99. *Ibid.*

VIH nunca desaparece del organismo: se esconde del sistema inmunitario, ocultándose en los linfocitos, o glóbulos blancos, que son intrínsecamente difíciles de matar porque son resistentes a las células T asesinas. De ahí que los pacientes seropositivos sigan siendo positivos porque nunca se curan. Continúa siendo un misterio por qué el organismo no da una respuesta inmunitaria adecuada al VIH. Sin embargo, parece que la COVID persiste hasta que el sistema inmunitario del cuerpo puede desactivar el virus y eliminarlo, lo que hace que la persona sea negativa si puede sobrevivir a los efectos de la infección.

A diferencia del primer SARS (a veces llamado SARS Clásico), que rápidamente encuentra un buen hogar en nuestras células pulmonares con síntomas que se presentan pronto, el hijo del SARS prefiere colonizar tranquilamente la nariz y la garganta antes de pasar a los pulmones. Durante esta primera fase de la infección, en la primera semana más o menos, una persona puede tener síntomas leves de resfriado (llamados paucisintomáticos) o ningún síntoma (llamados asintomáticos), pero sigue siendo altamente infecciosa, desprendiendo cantidades copiosas de virus. El individuo puede presentar fiebre, tos seca, dolor de garganta, pérdida del olfato y del gusto, o dolores de cabeza y de cuerpo. Una vez que el virus llega a los pulmones, la infección entra en una segunda fase y se convierte en un paisaje totalmente nuevo. Los delicados alvéolos —pequeños sacos revestidos por una sola capa de células ricas en receptores ACE2— se ven comprometidos. Los alvéolos son los responsables del tráfico de oxígeno y dióxido de carbono, por lo que cualquier compromiso para ellos es un compromiso para todo el cuerpo. La cascada de acontecimientos que convierte a los pulmones en un desastre pantanoso puede desembocar en una neumonía. En algunos casos, la infección les roba tanto la capacidad de respirar que experimentan una dificultad respiratoria aguda y necesitan oxígeno, y a veces un respirador. Las autopsias de las víctimas de COVID conectadas a respiradores han demostrado que sus alvéolos se llenaron de líquido, glóbulos blancos, mucosidad y el detritus de las células pulmonares destruidas.

El daño que inflige la COVID no termina en los pulmones o en el sistema respiratorio. De hecho, ningún sistema del cuerpo parece librarse de la posible afectación, lo que ha llevado a muchos científicos que estudian los efectos de largo alcance de la COVID a caracterizarla como una enfermedad vascular. Y esas puertas celulares ACE2 están repartidas de forma prominente por todo el cuerpo en muchos tipos de células y tejidos, incluidos los pulmones, el corazón, los vasos sanguíneos, los riñones, la vejiga, el cerebro, los ojos, el páncreas, el hígado y el tracto gastrointestinal. Al estar presentes en las células epiteliales, que revisten ciertos tejidos y crean barreras protectoras, probablemente no haya ningún órgano o sistema del cuerpo que esté libre de este receptor crítico. Se encuentra incluso en la próstata y en los testículos, así como en la placenta. El sistema ACE2 es crucial para muchos procesos biológicos, sobre todo para la regulación de la presión arterial, la curación de heridas y la inflamación. Cuando el virus se une a esos receptores ACE2 y los obstruye, impide que realicen incluso las funciones fundamentales más básicas.

La ubicuidad de los receptores ACE2 explica en parte cómo la CO-VID puede ser tan insidiosa más allá de los pulmones y dar lugar a una desconcertante serie de afecciones de la cabeza a los pies. Además de convertir los pulmones en la zona cero (y en una plataforma de lanzamiento funcional para arrojar más partículas víricas que infecten a otros), puede atacar el revestimiento de los vasos sanguíneos y generar coágulos; dañar las paredes musculares del corazón; generar accidentes cerebrovasculares, convulsiones e inflamación del cerebro; y dañar los riñones. Y uno de los mayores puntos fuertes del virus parece ser sus efectos secundarios: los restos que deja después de que el sistema inmunitario haya neutralizado el virus.

Puede que el virus propiamente dicho haya desaparecido, pero no se ha olvidado, ya que el cuerpo permanece en un estado proinflamatorio. En el futuro se investigará por qué una persona que contrae el virus no experimenta ningún síntoma mientras que otra muere a los pocos días. O por qué una persona con un caso leve pasa a tener un largo periodo de enfermedad prismática y multifacética. O, lo más misterioso, cómo los niños pequeños pueden desarrollar síntomas crónicos de enfermedad meses después de una infección que nunca supieron que tenían. Las respuestas probablemente no sean monocromáticas. Es probable que una compleja constelación de factores —desde los puramente genéticos hasta los ambientales y la presencia de afecciones preexistentes— esté en juego a la hora de explicar el amplio espectro de enfermedades que hemos visto en los individuos afectados por la COVID. De hecho, se están llevando a cabo algunos estudios para determinar si las diferencias genéticas en las personas se traducen en el funcionamiento de sus receptores ACE2, lo que supone un mayor o menor riesgo de padecer una infección por CO-VID.[100] Las variaciones del receptor ACE2 podrían darse en función de la edad, el sexo e incluso la etnia.

Una cuestión que debemos considerar ahora es la siguiente: ¿Puede la COVID esconderse en el cuerpo y seguir infligiendo daños? ¿Puede persistir mucho tiempo después de que se haya resuelto la fase aguda de la enfermedad? ¿Y podría ser la causa de los síntomas crónicos en un subgrupo de personas con COVID de larga duración? Desgraciadamente, documentar la infección persistente por COVID no es tan fácil como repetir la PCR con un hisopo de garganta o un simple análisis de sangre. La reacción en cadena de la polimerasa, o PCR, es la técnica de laboratorio utilizada para amplificar y detectar material genético de un organismo específico, como un virus. La prueba PCR para detectar una infección activa de CO-VID en un individuo es el «patrón de oro» para diagnosticar la enfermedad porque es la prueba más precisa y fiable, pero hay que recoger suficientes muestras para que la prueba funcione. A menudo se necesitan medidas invasivas y minuciosas para confirmar la presencia continuada del virus, en especial si se esconde en células y tejidos desprevenidos después de la fase aguda de la infección. Este tipo de trabajo detectivesco no suele estar al alcance de los pacientes fuera de un entorno de investigación. En muchos casos, no tenemos pruebas de que el virus sea persistente, pero tampoco tenemos pruebas de que no lo sea. La ausencia de pruebas no es una prueba de ausencia.

Se están realizando estudios para comprender cómo algunos virus, incluidos los coronavirus, pueden convertirse en infecciones persistentes, y en algunos casos mucho después de la presunta recuperación de la fase aguda. La hipótesis de que los coronavirus podrían persistir en el organis-

---

100. *Véase* Ahmed O. Kaseb *et al.*: «The Impact of Angiotensin-Converting Enzyme 2 (ACE2) Expression on the Incidence and Severity of COVID-19 Infection», *Pathogens* 10, n.º 3, marzo de 2021, 379, doi: 10.3390/pathogens10030379

mo se sugirió ya en 1979.[101] Y aún no se ha documentado completamente cómo y dónde puede esconderse la COVID en lugares alejados del sistema respiratorio.[102] Esto pone de manifiesto una importante posibilidad: si el virus puede permanecer en algunas personas y causar una enfermedad crónica, es posible que tampoco desaparezca en aquellos que han experimentado una enfermedad crónica después de la COVID aguda, o la fase activa de la infección.

Un caso en particular que llamó la atención en los círculos científicos y se convirtió en un informe de caso publicado en el *New England Journal of Medicine* involucró a un hombre de cuarenta y cinco años con un trastorno autoinmune grave y raro.[103] Los múltiples medicamentos que tomaba para el tratamiento habían suprimido su sistema inmunológico cuando contrajo COVID en la primavera de 2020. Tras una estancia de cinco días en el Brigham and Women's Hospital de Boston, fue dado de alta y estuvo en cuarentena solo en su casa durante los siguientes meses, durante los cuales volvió a ingresar en el hospital en múltiples ocasiones por una reaparición de la infección. Se le trató con muchos medicamentos antivirales y una vez con un fármaco experimental de anticuerpos.

Cada vez que creía estar libre del virus, acababa de nuevo en el hospital, y finalmente murió de COVID después de unos agotadores 154 días. El informe que presenta el caso llama la atención sobre la evidente preocupación que suscitan las personas que albergan altos niveles de virus durante meses. Los autores escriben: «Aunque la mayoría de las personas inmunodepresivas eliminan eficazmente la infección [por COVID], este caso pone de manifiesto el potencial de infección persistente y la aceleración de la evolución viral asociada a un estado inmunodepresivo».[104]

---

101. *Véase* James A. Robb y Clifford W. Bond: «Coronaviridae», en *Comprehensive Virology*, ed. Heinz Fraenkel-Conrat y Robert R. Wagner, vol. 14, Springer, Nueva York, 1979.

102. *Véase* Sasha Peiris *et al.*: «Pathological Findings in Organs and Tissues of Patients with COVID-19: A Systematic Review», *PLOS One* 16, n.º 4, abril de 2021. e0250708, doi: 10.1371/journal.pone.0250708

103. *Véase* Bina Choi *et al.*: «Persistence and Evolution of SARS-CoV-2 in an Immunocompromised Host», *New England Journal of Medicine* 383, n.º 23, diciembre de 2020, 2291–2293, doi: 10.1056/NEJMc2031364

104. *Ibid.*

Una cosa es segura: si un patógeno quisiera infectar al mayor número posible de humanos, su portero sería el receptor ACE2, el coconspirador de la COVID. Este dúo de Bonnie y Clyde está perfectamente emparejado para extenderse al mayor número posible de personas en todo el planeta y arrasar el mayor número posible de cuerpos. «El virus actúa como ningún patógeno que la humanidad haya visto jamás», escribió un grupo de científicos para la revista *Science*.[105] «Su ferocidad es impresionante y humillante.»[106]

Tony Fauci me describió la adaptación casi perfecta de la COVID a los humanos como si hablara desde la sabia perspectiva del virus:

No solo voy a infectaros, sino que voy a asegurarme de que muchos de vosotros no tengáis síntomas. Y me voy a asegurar de que aquellos de vosotros que no tienen síntomas representarán el 50 % de la transmisibilidad. La gente que es joven y que está sana, que no tiene síntomas. Los utilizaré para propagarme todo lo que pueda porque van a estar bien, no van a enfermar y van a infectar a todos sus amigos en este evento de superdifusión. Pero voy a buscar a los vulnerables y los vulnerables son los ancianos y los que tienen enfermedades subyacentes. Y si mato a los vulnerables, no voy a eliminar la población, por lo que siempre tengo un montón de gente que todavía puedo infectar…

Esto suena a locura, pero esa es la metáfora de que cuando se trata de enfermedades infecciosas, se dice: ¡Maldita sea! Este virus es tan malo porque hace las cosas de una manera nefasta. Utiliza la transmisibilidad entre personas, por lo demás sanas, y la vulnerabilidad de las personas que acabarán muriendo. Es un virus malo, malo.

Además, las personas que no pueden eliminar el virus pueden convertirse en un caldo de cultivo para las cepas mutantes, incluso en individuos que nunca supieron que estaban infectados. Aunque los científicos que es-

105. *Véase* Meredith Wadman *et al.*: «How Does Coronavirus Kill? Clinicians Trace a Ferocious Rampage through the Body, from Brain to Toes», *Science*, 17 de abril de 2020, https://www.sciencemag.org/news/2020/04/how-does-coronavirus-kill-clinicians-trace-ferocious-rampage-through-body-brain-toes

106. *Ibid.*

tudiaron al hombre inmunodeprimido con una enfermedad grave se preguntaron primero si simplemente estaba adquiriendo nuevas cepas del virus y reinfectándose, al final determinaron que la misma cepa había evolucionado con el tiempo en su cuerpo, adquiriendo un conjunto de nuevas mutaciones a una velocidad alarmante. El hombre fabricó algunos anticuerpos en una débil respuesta inmunitaria, pero su nivel de resistencia era demasiado bajo para eliminar el virus y solo lo suficiente para presionarlo. El virus pudo vivir en un entorno en el que tuvo que cambiar para sobrevivir. Estos escenarios son inusuales, pero plantean cuestiones importantes que debemos abordar si queremos controlar las variantes y adelantarnos al intento del virus de prosperar, lo que nos lleva al tema de las vacunas y sus poderes curativos para prevenir enfermedades y acabar con las pandemias.

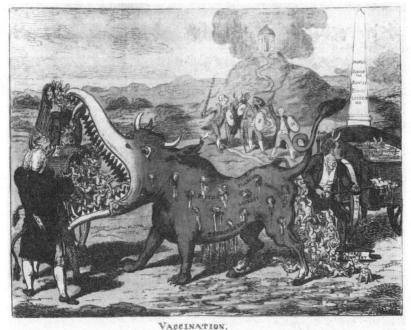

En esta caricatura política de 1802, un aguafuerte de Charles Williams (1797-1830), la vacunación se representaba como un monstruo con cuernos parecido a una vaca enferma que se alimentaba de cestas de niños y los excretaba para simbolizar la vacunación y sus efectos.
Fuente: The Wellcome Collection, Londres.)

4

Vacas

Tres horas después de que se publicara el código del virus en enero de 2020, científicos de todo el mundo se pusieron a trabajar para desarrollar pruebas de diagnóstico y vacunas. Todavía no se había confirmado ni un solo caso en Estados Unidos cuando Fauci ordenó a su equipo que se pusiera en marcha con una vacuna. «La decisión que tomamos el 10 de enero de ir a por todas y desarrollar una vacuna puede haber sido la mejor decisión que he tomado nunca con respecto a una intervención como director del instituto», me dijo Fauci. Fue una apuesta, porque el desarrollo de la vacuna a toda máquina iba a ser costoso y no había manera de saber en ese momento lo que iba a ocurrir. Todavía no se había declarado una «pandemia».

Aunque el cielo parecía despejado, en el fondo de la mente de Fauci estaban los posibles escenarios. La posibilidad de que saliera mal era demasiado difícil de ignorar. Fauci recuerda el momento en que puso los esfuerzos de su instituto en una vacuna contra la COVID. «Me dirigí a nuestra gente y les dije: "Dejad que yo me preocupe del dinero. Simplemente id y hacedlo". Y vaya si fue una decisión acertada». El 15 de enero, Fauci y su equipo estaban colaborando con Moderna en el desarrollo de la vacuna. Sesenta y tres días después, entraron en el ensayo de fase 1. «Justo a punto de entrar en el ensayo de fase 1», recordó Fauci, «cuenta sesenta días desde el 10 de enero, y bingo, estás en la explosión de Nueva York».

En una fría noche de noviembre de 2020, Fauci estaba sentado en su terraza, tomando una copa (físicamente distanciado) con un amigo, cuando recibió la llamada. Albert Bourla, director general de Pfizer, estaba al otro lado de la línea. Pfizer había iniciado a principios de mayo los ensayos clínicos de una vacuna en desarrollo con BioNTech que, al igual que Moderna, se basaba en la misma tecnología. «Tony», dijo Bourla, «¿estás sentado?».

Bourla tenía los resultados de los ensayos de la fase 3 que se habían realizado durante meses después de las dos primeras fases. Bourla le dijo que era «increíble». Conozco al Dr. Fauci desde hace veinte años, y siempre le ha gustado hacer imitaciones, y ahora se reía mientras imitaba a Bourla dándole la noticia con un lírico acento griego. «¡Tony, tiene una eficacia superior al 90 % en la reducción del riesgo de desarrollar COVID grave!» Hay que tener en cuenta que la FDA había fijado antes las expectativas diciendo que consideraría el 50 % de eficacia como digno de autorización. En un año cualquiera, la vacuna contra la gripe estacional tiene una eficacia del 40 % al 60 %. Para un científico como Fauci, fue un momento profundamente emotivo y catártico.

Una semana después, Moderna divulgó resultados similares.[107] Quizá lo más sorprendente de estas dos vacunas, que se basan en la nueva tecnología del ARNm, es lo bien que han demostrado funcionar en todos los grupos de edad, raciales y étnicos. Es como tener un EPI (un equipo de protección personal) a nivel celular: convierte el cuerpo humano en una fábrica interna de vacunas.

Si le preguntaras a una bióloga molecular sobre estas nuevas vacunas basadas en el ARNm, te diría que la Cenicienta ha ido al baile.[108] El ARNm, que siempre ha sido una tecnología hermosa, había pasado desapercibido hasta este momento, en el que por fin ha tenido la oportunidad de brillar con luz propia. Desde que descubrimos el código de la vida, el

---

107. Moderna mantiene una cronología de sus desarrollos en su sitio web en https://investors.modernatx.com/news-releases Sus datos sobre la seguridad y eficacia de la vacuna se publicaron en el *New England Journal of Medicine*, Lindsey R. Baden *et al.*: «Efficacy and Safety of the mRNA-1273 SARS-CoV-2 Vaccine», *New England Journal of Medicine* 384, n.º 5, febrero de 2021, 403–416, doi: 10.1056/NEJMoa2035389 Epub 30 de diciembre de 2020.

108. *Véase* «Covid-19 Vaccines Have Alerted the World to the Power of RNA Therapies», *Economist*, 27 de mayo de 2021, https://www.economist.com/briefing/2021/03/27/covid-19-vaccines-have-alerted-the-world-to-the-power-of-rna-therapies

ADN, hace más de medio siglo, hemos descifrado muchas cosas sobre el cuerpo humano y la forma en que el ADN programa nuestro funcionamiento y nuestras actividades biológicas. Pero la investigación sobre el ADN no ha producido defensas reales contra las enfermedades. Es la investigación del ARN la que las ha producido. No solo se están estudiando vacunas basadas en el ARN para todo tipo de enfermedades, algunas de las cuales no han dado resultado con ningún otro enfoque, sino que también están surgiendo otros usos farmacéuticos de la tecnología del ARN, como describiré más adelante. Y aunque te inquietes y te preocupes por el hecho de que estas nuevas vacunas sean solo eso, «nuevas», son el resultado de décadas de estudio. Llevan la tecnología de las vacunas de un espacio analógico a uno digital.

En biología molecular, el descubrimiento de la doble hélice del ADN condujo a una verdad universal: debemos nuestra vida a la relación entre las secuencias genéticas que se unen para codificar las proteínas. Y la forma característica de esas proteínas se debe a la manera en que los distintos aminoácidos se unen y se pliegan. Es como el lenguaje: las letras forman palabras, que a su vez forman frases cuyo significado depende de cómo esas palabras se unen en una secuencia única y acaban contando una historia. La transferencia de información de la biblioteca genómica de la célula a su interpretación física activa (es decir, la proteína) depende de una forma particular de ARN que actúa como una especie de traductor. La secuencia genética se copia primero del ADN al ARN; esa «transcripción» de ARN, o registro de instrucciones del ADN, se edita entonces para formar una molécula llamada «ARN mensajero» (ARNm), que luego pasa a fabricar proteínas, el producto final que sostiene y hace proliferar la vida.

En el siglo XXI, con enfermedades horrendas como la viruela y la poliomielitis desaparecidas o en vías de desaparecer, la gente puede no apreciar el poder de las vacunas. Pero es posible que las vacunas hayan hecho más bien a la humanidad que cualquier otro avance médico de la historia. Y como miles de millones de personas las utilizan, también son las más estudiadas. «La vacunación es el regalo más poderoso de la ciencia de la medicina moderna», subraya el Dr. Bob Redfield cada vez que habla en público. Y como el Dr. Paul Offit, coinventor de la vacuna contra el rotavirus, compartió conmigo: «En gran medida hemos elimi-nado muchas enfermedades de nuestra memoria». Y sin esa memoria, subestimamos o descartamos fácilmente los riesgos, hasta que los en-contramos de primera mano. La desaparición de los recuerdos persona-les vívidos de la poliomielitis, la tos ferina, la difteria, las paperas y el sarampión ha contribuido probablemente al aumento del sentimiento antivacunación a pesar del peligro bien documentado de estas enferme-dades.

La viruela fue una de las enfermedades más temibles que jamás haya-mos sufrido y se remonta a decenas de miles de años, cuando habitual-mente diezmaba grandes poblaciones de África, China y Europa. Puede haber sido responsable de la muerte del faraón egipcio Ramsés V, cuya cabeza momificada revela las clásicas cicatrices de la viruela. Más tarde, la viruela azotó Europa occidental, aniquilando a más personas que la peste negra, y llegó a Estados Unidos junto con los colonos europeos. Aproxi-madamente un siglo antes de que surgiera el concepto de vacunación, los médicos del siglo XVII descubrieron que rascar un poco de material fresco, o pus, de una pústula de viruela y ponérsela a una persona no infectada bajo su piel, mediante una lanceta afilada, proporcionaba cierta protec-ción contra la enfermedad. Esto se denominó inoculación, del latín *inocu-lare*, «inocular».

Cuando la aristócrata y poetisa inglesa Lady Mary Wortley Montagu contrajo la viruela a principios del siglo XVIII, sobrevivió pero quedó grave-mente desfigurada. Su hermano murió a causa de la enfermedad. Después de que ella ordenara que se inoculara a sus hijos, la gente que se enteró del uso de la técnica por parte de la familia noble empezó a tener una opinión más positiva sobre el concepto de inoculación, aunque no se validaría cien-tíficamente hasta medio siglo después.

Como ocurre con muchos otros descubrimientos innovadores, la vacuna contra la viruela, la primera y más poderosa de todas, surgió de una observación serendípica y monumental. A finales del siglo XVIII, un médico rural de un pequeño pueblo, Edward Jenner, se dio cuenta de que los granjeros y las lecheras expuestos a la viruela de las vacas nunca parecían sufrir la viruela durante sus frecuentes brotes. Las le-cheras conservaban su hermoso cutis sin manchas después de un breve ataque de la enfermedad, a diferencia de las que morían de viruela o sufrían mucho y tenían la cara picada de viruelas. Jenner comenzó a investigar si estas trabajadoras se vacunaban de forma natural (*vacca* significa «vaca» en latín) por la exposición al virus de la viruela de las vacas, que de alguna manera les proporcionaba protección contra el virus de la viruela.

Se sabe que los virus de la viruela infectan a muchos animales, y la viruela vacuna era una enfermedad común entre el ganado en la época de las observaciones de Jenner, pero producía síntomas mucho más leves que la viruela, su pariente más mortal. En 1796, Sarah Nelms, una joven lechera, acudió a Jenner con lesiones de viruela vacuna en las manos. Tras observar que las pústulas se encontraban en la parte de las manos que Sarah utilizaba para ordeñar las vacas, Jenner preguntó por la salud de los animales. De hecho, Sarah le dijo que una vaca llamada Blossom se había infectado recientemente de viruela. En aquel entonces, no era necesario obtener la aprobación de una junta de revisión independiente para experimentar y probar su teoría. Así que Jenner obtuvo parte del material de la mano picada de Sarah y lo puso en el brazo de un niño de ocho años llamado James Phipps, hijo de su jardinero.

Aproximadamente una semana después, Phipps desarrolló síntomas temporales que incluían escalofríos, fiebre, cierto malestar generalizado y pérdida de apetito. Dos meses más tarde, Jenner llevó a cabo un arriesgado ensayo de desafío en humanos, cuando expuso a propósito al joven niño al material de la viruela. Hay que tener en cuenta que se trataba de una infección mortal conocida en aquella época, y nadie estaba seguro de que eso funcionara o de que el niño no sucumbiera a la enfermedad. Solo puedo imaginar la oleada de alivio cuando el niño se puso bien, y Jenner concluyó que su sujeto estaba protegido de la mortal viruela. Aun así, su idea de vacunación, poniendo bajo la piel una pequeña cantidad de virus de la viruela de las vacas en individuos sanos, no fue fácil de vender al principio. Pero finalmente la gente aceptó los pinchazos en el brazo, una vacuna que era en sí misma un virus vivo llamado *vaccinia* y que se administraba mediante una aguja bifurcada. La mayoría de las personas nacidas antes de 1972 tienen la reveladora cicatriz redondeada y semihundida en la parte superior del brazo para demostrarlo.

A diferencia de las vacunas más modernas, los pinchazos de viruela llevaban una carga viral tan alta, inyectada justo debajo de la superficie de la piel, que se producía una infección local de viruela, seguida de la cicatriz que podía tener hasta un centímetro de diámetro. Tras décadas de vacunación en todo el mundo, la viruela se declaró erradicada en Estados Unidos en 1972, pocos años después de que yo naciera; en 1977 se produjo un único caso de viruela en Somalia por última vez, y en 1980 la OMS consideró que la viruela estaba erradicada en todo el mundo.[109]

Sin embargo, la historia no terminó ahí. En los últimos años, los rumores de que la vacuna original procedía de los caballos y no de las vacas han hecho que los científicos se replanteen la historia centenaria. El propio Jenner sospechaba que la viruela de las vacas tenía su origen en la viruela de los caballos y a veces utilizaba material obtenido directamente de los caballos para inocular la viruela.

No se sabe mucho sobre la viruela del caballo, y el virus parece haberse extinguido, aunque posiblemente siga circulando en un reservorio desconocido. Los estudios que mapean su genoma muestran que es muy similar a algunas cepas antiguas de *vaccinia*, lo que refuerza la hipótesis de que la vacuna podría haber derivado de los caballos. En una carta al editor publicada en el *New England Journal of Medicine* en 2017, los investigadores dijeron que habían descubierto viales de vacunas contra la viruela del siglo XIX que contenían el virus de la viruela del caballo.[110] Y para añadir otra capa de desconcierto, tanto la viruela del caballo como la de la vaca pueden haber sido originalmente poxvirus de roedores que solo infectaron ocasionalmente al ganado. Hoy en día, al menos una empresa está revisando un virus de la viruela del caballo vivo y modificado para desarrollar una vacuna contra la COVID, alterándolo para que se dirija a la proteína de la espiga de la COVID.

---

109. Encontrarás la historia de la viruela en muchos lugares, y aquí tienes uno: Stefan Riedel: «Edward Jenner and the History of Smallpox and Vaccination», *Baylor University Medical Center Proceedings* 18, n.º 1, enero de 2005, 21–25, doi: 10.1080/08998280.2005.11928028

110. *Véase* Livia Schrick *et al.*: «An Early American Smallpox Vaccine Based on Horsepox», *New England Journal of Medicine* 377, n.º 15, octubre de 2017, 1491–1492. doi: 10.1056/NEJMc1707600

El Dr. Larry Brilliant, epidemiólogo, tecnólogo y filántropo visionario, tuvo el privilegio de ver el último caso de viruela en el mundo durante su cruzada para acabar con el azote del «monstruo moteado» en la década de 1970 mientras trabajaba en colaboración con la OMS. Es uno de los expertos en salud pública más condecorados y célebres de nuestra generación, con una mirada aguda para acabar con las pandemias como director general de Pandefense Advisory y presidente del consejo asesor de la organización no gubernamental Ending Pandemics. Con los años, se ha convertido en un amigo, y nuestra comunicación es a menudo en hindi, que conoce bastante bien por todo el tiempo que pasó en la India. Aunque él no eligió su apellido, le digo que le queda muy bien. Mientras trabajaba en la India, el último lugar de la Tierra en el que persistía la viruela, Brilliant se encontró con una niña llamada Rahima Banu que había contraído el virus en octubre de 1975, a la edad de dos años, y había sobrevivido. Ella era el último caso de una cadena ininterrumpida de transmisión de la viruela mortal que se remontaba hasta el faraón Ramsés y más allá, probablemente hasta 10.000 años atrás.[111] «Miles de millones de personas murieron de viruela», recuerda Brilliant. En una etapa de la traicionera marcha del virus por Europa, fue la principal causa de muerte, matando a 400.000 personas cada año. En América, hizo estragos entre los nativos americanos y provocó el colapso de culturas enteras. Mató a cerca del 30 % de los que la contrajeron, dejando ciegos a un tercio de los supervivientes y con cicatrices de por vida a casi todos los que no murieron. Los historiadores de la medicina han llegado a sugerir que parte de nuestra longevidad actual —la duplicación de la esperanza de vida entre 1920 y 2020— se la debemos a la vacuna contra la viruela y a la erradicación de la amenaza mediante el activismo y las campañas de vacunación.[112]

---

111. *Véase* Larry Brilliant: *Sometimes Brilliant: The Impossible Adventure of a Spiritual Seeker and Visionary Physician Who Helped Conquer the Worst Disease in History*, Harper One, San Francisco, 2016.

112. *Véase* Steven Johnson: *Extra Life: A Short History of Living Longer*, Riverhead, Nueva York, 2021.

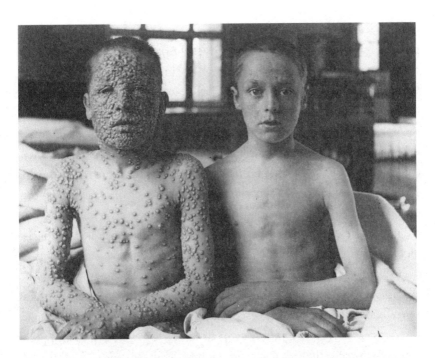

Esta fotografía de dos niños de trece años —uno vacunado y otro no— fue tomada a principios del siglo xx por el Dr. Allan Warner del Hospital de Aislamiento de Leicester, en el Reino Unido. Forma parte de una serie de fotografías de Warner que se publicaron en el *Atlas de Medicina Clínica, Cirugía y Patología* en 1901. Warner fotografió a varios pacientes con viruela para estudiar la enfermedad. Ambos niños habían sido infectados por la misma fuente de viruela el mismo día, pero solo uno (el de la derecha) había recibido una vacuna en la infancia. Obsérvese que mientras el niño de la izquierda se encuentra en la fase pustulosa completa, el de la derecha solo ha tenido dos manchas, que han abortado y ya tienen costras. Al parecer, los padres del niño de la izquierda se dejaron llevar por el fervor antivacunas cuando decidieron no inocular a su hijo. Fuente: The Jenner Trust. La foto es parte de una colección alojada en la «Casa, museo y garden del Dr. Jenner», en Gloucestershire, Inglaterra. para más información, visite jennermuseum.com.)

«El milagro es que la gente se unió y lo consiguió [acabar con la pandemia]. La magia es la ciencia, pero el milagro es la gente», dice Brilliant. «La viruela era un germen único, ya que solo infectaba a los humanos. No tenía otros huéspedes, así que exterminarlo fue más fácil una vez que tuvimos la vacuna contra él». El de la COVID, sin embargo, será un virus que perseguiremos cuando mute y circule en otros animales. Hasta que el mundo esté totalmente vacunado, siempre habrá clientes para la COVID. Pregúntale al Dr. Brilliant qué piensa de los antivacunas y se apresurará a señalar, divertido: «Ah, ¿se refiere a los que están en contra de las vacas?». Gran parte de la evitación de las vacunas entre los antivacunas se debe a la idea de que la única manera de estar protegido de una enfermedad es contraer un poco de la propia enfermedad. Muchas personas temen que las vacunas provoquen la enfermedad contra la que protegen. Pero esa es la belleza de las vacunas: ofrecen la protección sin la enfermedad devastadora. Las vacunas actuales también cuentan con las ventajas de la ciencia moderna: son extremadamente seguras y están probadas de manera rigurosa (incluso las nuevas vacunas COVID que obtuvieron la autorización de uso de emergencia fueron probadas en ensayos clínicos en decenas de miles de individuos primero, y las reacciones adversas atribuidas a las vacunas son raras en extremo; según los datos de los CDC, es tres veces más probable que te caiga un rayo que morir a causa de una vacuna COVID).[113]

A Brilliant le encanta guardar la propaganda antivacuna que encuentra por ahí, especialmente artículos de hace más de un siglo, como la caricatura del monstruo al comienzo de este capítulo. Semejante ridiculez le recuerda que no hay nada nuevo en el movimiento antivacunas. La desconfianza hacia los médicos y el gobierno que alimenta el movimiento antivacunación podría considerarse reciente, pero sus raíces se remontan a hace mucho más de un siglo.[114] A finales del siglo XIX, decenas de miles de personas salieron a la calle para oponerse a la vacunación obligatoria contra la viruela. Hubo detenciones y multas, e incluso se envió a gente a la cárcel. Parte de la retórica que utilizaron los antivacunas en aquel entonces se sigue empleando hoy en día, pero con mayor fuerza ahora que tenemos Internet

---

113. *Véase* Miles Parks: «Few Facts, Millions of Clicks: Fearmongering Vaccine Stories Go Viral Online», *NPR*, 25 de marzo de 2021, https://www.npr.org/2021/03/25/980035707/lying-through-truth-misleading-facts-fuel-vaccine-misinformation *Véase* también cdc.gov y weather.gov/safety/lightning-odds

114. Para una historia completa del movimiento antivacunas, *véase* la página web «History of Vaccines» del College of Physicians of Philadelphia en https://www.historyofvaccines.org/content/articles/history-anti-vaccination-movements

y plataformas de medios sociales. Las tribunas de la gente son más grandes y sus megáfonos más ruidosos. Resulta que estaba trabajando en un documental sobre la indecisión sobre las vacunas antes de la pandemia, que mi equipo y yo montamos y emitimos en abril de 2021 (curiosamente, en 2019 la Organización Mundial de la Salud incluyó la indecisión sobre las vacunas entre las diez principales amenazas para la salud mundial). Cuando hablé con el Dr. Peter Hotez, virólogo de renombre mundial, investigador y abierto defensor de las vacunas, dijo que éstas son «la tecnología más poderosa que la humanidad ha inventado jamás».[115] Su grupo en el Baylor College of Medicine produjo una de las primeras vacunas contra el SARS, y sigue defendiendo la diplomacia de las vacunas, es decir, las asociaciones mundiales que debemos crear entre países ricos y pobres para evitar problemas sanitarios importantes. Desde su punto de vista, el movimiento antivacunas de los últimos tiempos ganó oxígeno y pasó de los márgenes a la corriente principal alrededor de 2015. El movimiento fue bien moldeado por mensajes específicos, una organización astuta y un fuerte liderazgo, algo que no se ve mucho en los círculos científicos, cuyos líderes tienden a comportarse de una manera aislada y generalmente silenciosa. También hay mucho dinero alimentando el movimiento antivacunación en forma de libros, eventos en vivo y productos médicos. Me parece incongruente que mucha gente consuma esos productos, que no han sido sometidos a ninguna prueba de seguridad o eficacia, pero que evite las vacunas, que han sido sometidas a estrictas y rigurosas pruebas médicas.

Durante demasiado tiempo, los científicos hicieron la vista gorda ante las personas anticientíficas pensando que si no les prestaban atención, se irían o al menos no serían escuchadas. Pero eso ha cambiado significativamente ahora que la comunidad antivacunas ha establecido un seguimiento que perpetúa la desinformación. Por mucho que celebremos la notable ciencia de estas nuevas vacunas COVID, no se reconocerá su utilidad completa hasta que suficientes personas las tomen. La ciencia puede rescatarnos solo si hacemos nuestra parte.

---

115. *Véase* Peter Hotez: *Preventing the Next Pandemic: Vaccine Diplomacy in a Time of Anti-science*, Johns Hopkins University Press, Baltimore, 2021.

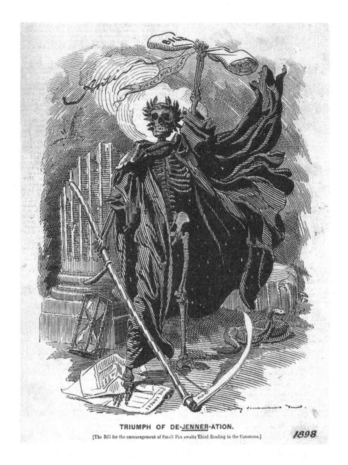

TRIUMPH OF DE-JENNER-ATION.

[The Bill for the encouragement of Small Pox awaits Third Reading in the Commons.]

1898

El título de este grabado en madera, obra de Sir E. L. Sambourne (1898) y propiedad de la Wellcome Collection de Londres, es *La muerte como figura esquelética blandiendo una guadaña: representación de los temores relativos a la Ley de Vacunación de 1898, que eliminó las penas por no vacunarse contra la viruela.* La ley había obligado originalmente a la vacunación, pero introdujo una cláusula que permitía a la gente optar por no hacerlo por razones morales. Fue la primera vez que se reconoció la «objeción de conciencia» en la legislación británica. El crecimiento del sentimiento antivacunación alcanzó su máxima expresión en la década de 1890 con la Liga Nacional Antivacunación. El grupo organizó protestas y produjo sus propias publicaciones para distribuir propaganda antivacunas. En esta obra de arte, la Muerte, adornada con un manto y una corona de laurel, blande un rollo de papel etiquetado como «Recibo» y «Antivacunación». Una serpiente enroscada, un reloj de arena y la revista médica *Lancet* se encuentran dispersos alrededor de la figura esquelética. Fuente: The Wellcome Collection, Londres.)

El objetivo de una vacuna es enseñar al sistema inmunitario cómo es ese patógeno: un virus, una bacteria, un hongo o un parásito. Le da al sistema inmunitario un gigantesco cartel de SE BUSCA con la lista de nombres y detalles de identificación de los malos para que dé con ellos si aparecen y los ataque. Esto puede hacerse de varias maneras: vacunas inactivadas, vacunas vivas atenuadas, vacunas toxoides, vacunas de subunidades/recombinantes/ conjugadas, vacunas de vectores virales y las recientemente desarrolladas vacunas de ARN mensajero (ARNm). [116]

Las vacunas inactivadas no contienen virus o bacterias vivos, sino gérmenes enteros muertos o simplemente partes de estos organismos. Estas partes microbianas son ADN, proteínas o moléculas específicas de la superficie del germen. Permiten que el sistema inmunitario lo identifique como el enemigo y obtenga un aviso previo si ese patógeno fuera a invadirlo. Las células del sistema inmunitario tienen entonces una memoria que les permite reconocer el organismo cuando lo encuentren de nuevo para producir anticuerpos que lo combatan. Las células inmunitarias permanecen circulando en la sangre en guardia, listas para detener una infección en su camino si el organismo se expone más tarde al patógeno real. Está armado y preparado mucho antes de la invasión. A menudo, estos anticuerpos no permanecen en el organismo durante toda la vida o no son suficientes para protegerlo después de una sola inyección, por lo que se recomiendan las vacunas de refuerzo, por ejemplo, para la tos ferina y la rabia. Las vacunas inactivadas también se utilizan para proteger contra la hepatitis A y algunos tipos de gripe.

La vacuna contra la viruela era una vacuna viva atenuada. Otras vacunas vivas atenuadas son la del sarampión, la del rotavirus, la de la varicela y la de la fiebre amarilla. Una vacuna toxoide no debe confundirse con una «toxina». Un toxoide es simplemente una forma de vacuna que es una toxina bacteriana inactivada. Algunos ejemplos son los toxoides contra la difteria y el tétanos. Estos tipos de vacunas permiten al cuerpo hacer inofensiva la toxina real si apareciera en el futuro. El tétanos es muy raro hoy en día (se dan menos de treinta casos al año en Estados Unidos), y la

---

116. Para obtener una comprensión básica de la tecnología de las vacunas, incluido el funcionamiento de las nuevas vacunas COVID, *véase* cdc.gov

mayoría de los médicos nunca han visto un caso. El tétanos no es como otras infecciones que pueden contagiarse entre personas. Es una bacteria del suelo que forma esporas y se transmite al entrar en una herida abierta. Su espora puede sobrevivir en superficies, como un clavo oxidado, durante mucho tiempo, para empezar a replicarse en la persona desprevenida que pisa el clavo. La espora produce una toxina que provoca potentes contracciones musculares que ponen en peligro la vida de la persona, a no ser, por supuesto, que se haya vacunado.

Al igual que las vacunas inactivadas de células enteras, las vacunas de subunidades/recombinantes/conjugadas no contienen componentes vivos de un patógeno, sino pequeños fragmentos de su proteína de superficie externa. Esto es lo que estimula una respuesta inmunitaria protectora. Algunos ejemplos de vacunas de subunidades/conjugadas son las de la hepatitis B, la del VPH, la de la enfermedad meningocócica y algunas de la gripe y del herpes zóster.

Las vacunas de vectores virales utilizan una versión modificada de un virus diferente como medio para ofrecer protección. Por ejemplo, las vacunas de Johnson & Johnson y de AstraZeneca para la COVID emplean un adenovirus inofensivo desactivado para transmitir las instrucciones para la producción de anticuerpos. El adenovirus, que causa el resfriado común en forma activada, no está en absoluto relacionado con el coronavirus, pero desencadena la respuesta del sistema inmunitario sin infectar a la persona. Las vacunas con vectores virales se han utilizado para los brotes de ébola y se están estudiando para el zika, la gripe y el VIH.

Las nuevas vacunas contra la COVID de ARNm representan una nueva clase de vacunas debido a su tecnología de ARN, pero el concepto es el mismo: introducir instrucciones en el cuerpo para fabricar una proteína que el sistema inmunitario etiquetará como un tipo malo, de modo que cuando aparezca el verdadero tipo malo, el cuerpo esté preparado para combatirlo y ocuparse de él sin esfuerzo (probablemente ni siquiera se dé cuenta). Debo decir clara y firmemente que estas vacunas de ARNm no contienen el virus vivo que causa la COVID. Solo contienen el código de una pequeña parte del virus, la proteína de la espiga. No afectan ni interactúan en absoluto con el ADN de la persona. De hecho, el ARNm nunca entra en el núcleo de la célula, que es donde se guarda nuestro ADN. La célula descompone y se deshace del ARNm poco después de haber terminado de utilizar el mensaje.

Me gusta pensar en las vacunas como en instructores de idiomas: enseñan al cuerpo humano un nuevo lenguaje. Si se habla constantemente en ese idioma, como es el caso de la exposición regular al virus, el sistema inmunitario se vuelve bastante bueno para comunicarse en ese nuevo idioma. A medida que el virus empieza a marchitarse, hay menos conversación en ese nuevo idioma y, de vez en cuando, puede ser necesario dar un curso de repaso en forma de vacuna de refuerzo. Eso recuerda rápidamente al cuerpo cómo luchar contra el virus, especialmente si ha tenido un ligero cambio de vestuario desde la cepa original.

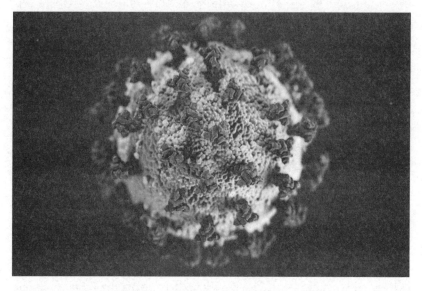

Esta ilustración, creada en los Centros para el Control
y la Prevención de Enfermedades (CDC), revela la morfología ultraestructural
que presentan los coronavirus. Obsérvense los picos en la superficie exterior
del virus, que dan el aspecto de una corona que rodea al virión.
Fuente: CDC.

Como se ha señalado anteriormente, los virus contienen un núcleo de genes de ADN o ARN envuelto en una capa de proteínas; en el caso de la COVID, el virus se basa en el ARN. Para fabricar sus ya emblemáticas proteínas en forma de punta, los genes de ARN del virus fabrican ARN mensajero que luego da lugar a la producción de las proteínas. Un ARNm de una estructura específica produce una proteína de una estructura distinta. [117]

Una vez más, es importante recordar que el ARNm es un mensaje, y en este momento en tu cuerpo se están entregando miles de estos mensajes. Son mensajes que desaparecen o caducan rápidamente, como un Snapchat. La vacuna es un mensaje para una proteína concreta del coronavirus, no para las docenas de proteínas que componen el virus, por lo que es imposible que el ARNm conduzca realmente a la creación de un virus en tu propio cuerpo. Por esta razón, los anticuerpos de las personas vacunadas son diferentes de los anticuerpos de los infectados. En los vacunados, los anticuerpos son específicos de la proteína de la espiga (S), mientras que los infectados pueden presentar también anticuerpos contra otras partes del virus, como la proteína de la nucleocápside (N). Si tiene anticuerpos contra ambas, es probable que su inmunidad provenga de una infección anterior.

Los primeros pasos que se dieron para fabricar vacunas basadas en el ARNm no se produjeron el día 1 de la Operación Warp Speed. Fue hace treinta años cuando los científicos comenzaron a explorar la posibilidad. [118] La pregunta que se plantearon es: si se conoce la estructura exacta del ARNm que fabrica la pieza crítica de la cubierta proteica de un virus, como la proteína de la espiga del germen COVID, ¿se podría fabricar ese ARNm fácil y rápidamente en un laboratorio? El concepto parecía sencillo y factible: fabricar el ARNm que contiene la receta de la capa proteica de un determinado virus, y luego inyectar ese ARNm a alguien para que viaje por el torrente sanguíneo y alerte a las células del sistema inmunitario, lo que le confiere inmunidad. Pero resulta que la hazaña no fue fácil de lograr.

Primero tuvimos que aprender a modificar el ARNm para que no produjera reacciones violentas del sistema inmunitario que pudieran ser

---

117. *Véase* Anthony Komaroff, M.D.: «Why Are mRNA Vaccines so Exciting?», *Harvard Health Blog*, 10 de diciembre de 2020, https://www.health.harvard.edu/blog/why-are-mrna-vaccines-so-exciting-2020121021599

118. Para una version corta de la historia, *véase* Diana Kwon: «The Promise of mRNA Vaccines», *Scientist*, 25 de noviembre de 2020, https://www.the-scientist.com/news-opinion/the-promise-of-mrna-vaccines-68202

mortales por sí solas. Una vez que lo descubrimos, tuvimos que ser competentes a la hora de animar a las células humanas no solo a recoger el ARNm a su paso por la sangre y producir grandes cantidades de la pieza crítica de proteína, sino también a generar anticuerpos contra la proteína. Por último, tuvimos que aprender a encerrar el ARNm dentro de cápsulas microscópicamente pequeñas para protegerlo de su destrucción por las sustancias químicas de la sangre. Esa es una versión muy simplificada del plan sobre el ARNm que los científicos ejecutaron mientras trabajaban para desarrollar estas nuevas vacunas. Por supuesto, también se encontraron con algunos hallazgos inesperados en el camino, uno de ellos es que las vacunas de ARNm desencadenan un tipo de inmunidad más fuerte que las vacunas tradicionales. Estas nuevas vacunas de ARNm contra la COVID tienen el poder de infligir un doble golpe contra el virus: estimulan el sistema inmunitario para que produzca anticuerpos y células asesinas del sistema inmunitario. Es como poseer dos tipos diferentes de munición en caso de que una no sea tan eficaz.

Tuve el placer de hablar con dos de los principales científicos que están detrás de la vacuna de ARNm de Pfizer/BioNTech que fue la primera en ser aprobada para uso de emergencia por la FDA el 11 de diciembre de 2020. De las miles de conversaciones que he tenido mientras informaba sobre la pandemia, esta es una de mis favoritas. Poco después de que los chinos hicieran público el código genético del virus en enero, los doctores Uğur Şahin y Özlem Türeci se pusieron manos a la obra a miles de kilómetros de distancia, en su laboratorio alemán, para diseñar una vacuna de ARNm que atacara el virus. Allí habían estado estudiando la tecnología del ARNm para la investigación del cáncer, pero podían cambiar fácilmente para afrontar este nuevo reto. Tenían todas las herramientas a su disposición, así como la competencia y la capacidad. Anteriormente, no se había desarrollado ninguna vacuna nueva en menos de cuatro años. Sin embargo, la carrera estaba en marcha, con una pandemia que no podía esperar cuatro años.

Şahin y Türeci son un matrimonio con raíces turcas que fundó BioNTech en Alemania en 2008; su amor mutuo va acompañado de su amor por la ciencia y la medicina: tras su boda en 2002, volvieron inmediatamente a su laboratorio para trabajar. «Traducir la ciencia en supervivencia era lo que compartíamos y por lo que en algún momento decidimos hacer este viaje juntos que consiste en traducir la ciencia en medicamentos y vacunas», dijo Şahin.

Como médicos especializados en tratamientos contra el cáncer, me describieron «la sensación de urgencia que el cáncer aporta a la vida de las personas». Y cuando Şahin leyó un artículo en la revista *Lancet* en enero sobre la rápida propagación del coronavirus en China, su instinto le dijo que se avecinaba una pandemia en toda regla. Se cancelaron los planes de vacaciones en la empresa y nació el Proyecto Lightspeed.

Poco después de identificar varias candidatas a vacunas prometedoras, necesitaban ayuda para probarlas y sacarlas al mercado. En marzo, forjaron una relación con Pfizer, y esa «hermosa amistad y colaboración», como la describieron, dio como resultado la primera vacuna contra la COVID eficaz y segura del mundo. Pfizer no recibió dinero federal de la Operación Warp Speed de Trump para investigar y desarrollar una vacuna, pero consiguió un contrato de suministro para proporcionar millones de dosis. Fue una gran apuesta sin garantías, pero que al final valió la pena.

Es importante reiterar que estas nuevas vacunas revolucionarias se basan en muchos avances e innovaciones anteriores, desde las biológicas, como la comprensión de la estructura y la función del ADN y sus descendientes de ARNm, hasta las puramente tecnológicas, como la capacidad de transmitir grandes paquetes de información (por ejemplo, datos de secuenciación) por todo el mundo en segundos. Şahin describe parte de la biología en términos elegantes, refiriéndose al ARNm como la manera más fundamental de transferir conocimientos a las células. Llama al ARNm una molécula de información intracelular, la primera biomolécula de la vida inventada por la naturaleza para permitir la producción de proteínas a partir de un gran plan orquestado en el ADN. Es útil pensar en el ADN como la copia dura de la información y en el ARNm como la copia blanda de esta información para indicar a las células lo que deben hacer a continuación. Como su nombre indica, los ARNm son verdaderos mensajeros, los mensajeros del cuerpo.

Las tecnologías de ARNm ya se han probado para tratar la anemia de células falciformes y también se está probando su uso contra agentes infecciosos como el ébola, el virus del Zika, la rabia, el citomegalovirus (el CMV es un virus del herpes común) y la gripe. Şahin y Türeci esperan que

la tecnología revolucione muchas áreas de la medicina, incluidos los tratamientos contra el cáncer y las enfermedades genéticas como la fibrosis
quística, donde la tecnología del ARNm podría producir proteínas vitales
que faltan en un individuo. Incluso las células cancerosas producen proteínas que pueden ser objeto de vacunas de ARNm, aunque esto es un reto
más difícil. Para empezar, no todos los cánceres son iguales. Lo que hace
que curar el cáncer sea una hazaña tan ambiciosa es la heterogeneidad de
la enfermedad: dentro de una misma colonia de células cancerosas, por
ejemplo, hay una diversidad de células con diferentes marcadores. Y los
cánceres entre distintos individuos también son únicos. Así que imagina
poder personalizar el tratamiento del cáncer con una vacuna de ARNm
que pueda diseñarse para dirigirse a esas células cancerosas únicas. Se puede averiguar la composición molecular del cáncer de un individuo, extraer
la información y seleccionar los marcadores contra los que se va a utilizar
una vacuna de ARNm hecha a medida. La versatilidad y velocidad con la
que se puede realizar este ejercicio utilizando la tecnología del ARNm es
impresionante y potencialmente ilimitada.

La historia de éxito de Şahin y Türeci les ha hecho ricos, han ganado
miles de millones de dólares, pero no parece que hayan cambiado mucho
sus vidas a raíz de ello. Siguen viviendo con su hija adolescente en un mo-
desto apartamento cerca de su oficina. Ni siquiera tienen coche: van al
trabajo en bicicleta. Una de sus bioquímicas estrella, que fue una de las
mentes maestras de la tecnología del ARNm, la investigadora de origen
húngaro Katalin Karikó, también recuerda las décadas de adversidad en las
que trabajó en el laboratorio y soportó varios descensos de categoría en el
mundo académico. Ella y su antiguo colaborador, el inmunólogo Dr. Drew
Weissman, descubrieron cómo hacer funcionar la tecnología del ARNm.
Karikó es ahora vicepresidenta sénior de BioNTech, que supervisa su trabajo con el ARNm, y se trasladó allí desde la Universidad de Pensilvania
en 2013, cuando la escuela determinó que «no tenía calidad de profesora».[119] Lo único que le cuesta hoy es comprender el hecho de que sus cua-

---

119. *Véase* David Cox: «How mRNA Went from a Scientific Backwater to a Pandemic
Crusher», *Wired*, 2 de diciembre de 2020, https://www.wired.co.uk/article/mrna-coronavirus-
vaccine-pfizer-biontech

renta años de investigación están a punto de cambiar la vida de miles de millones de personas en todo el mundo.

La velocidad y la versatilidad son importantes cuando se trata de perseguir a la COVID con vacunas en los próximos años. Los cambios en las proteínas de la espiga impulsan las cepas variantes, pero nuestras vacunas aún pueden hacer frente al desafío.

A medida que se acumulen más mutaciones, probablemente serán necesarios ajustes en las vacunas, como los ajustes editoriales en los textos para hacerlos más actuales. Pero podemos estar bien preparados para las iteraciones de la COVID con suficiente vigilancia de la enfermedad y secuenciación rutinaria para seguir las características evolutivas del virus. Mientras tanto, la prevención de la transmisión viral mediante la vacunación es esencial para contener el virus y frustrar su tendencia natural a remodelarse.

Inmunología 101: La belleza de las B y las T

No puedo hablar de los beneficios de las vacunas sin exponer algo de biología básica sobre el sistema inmunitario de tu cuerpo. Te ayudará a completar la imagen en tu cabeza sobre por qué las vacunas son tan vitales.

El sistema inmunitario humano, encargado de mantener la salud frente a invasores bacterianos, víricos, fúngicos, parasitarios y de otro tipo, tiene dos componentes principales: el sistema inmunitario innato y el sistema inmunitario adaptativo.[120] El sistema inmunitario innato es la primera línea de defensa. Sus componentes incluyen barreras físicas como la piel y las membranas mucosas, que impiden físicamente la entrada de los invasores. También incluye ciertas células, proteínas y sustancias químicas que hacen cosas como crear inflamación y destruir las células invasoras. Mientras que el sistema inmunitario innato es inme-

---

120. *Véase* Sanjay Gupta y Andrea Kane: «Do Some People Have Protection Against the Coronavirus?», CNN, 2 de agosto de 2020, https://www.cnn.com/2020/08/02/health/gupta-coronavirus-t-cell-cross-reactivity-immunity-wellness/index.html

diato e inespecífico (trata de impedir que cualquier cosa entre en el cuerpo), el sistema inmunitario adaptativo se dirige contra un invasor específico y previamente reconocido, y tarda un poco más en ponerse en marcha.

El sistema inmunitario adaptativo incluye un tipo de glóbulo blanco, llamado célula B, que patrulla el cuerpo en busca de los malos. Cada célula B tiene un anticuerpo único que se encuentra en su superficie y puede unirse a un antígeno único (el nombre técnico del invasor extranjero) e impedir que entre en una célula huésped. Cuando encuentra y se une a un agente nocivo, la célula B se activa: se copia a sí misma y produce anticuerpos, creando finalmente un mega ejército de neutralizadores para ese invasor en particular.

De ahí provienen los anticuerpos creados por el sistema inmunitario de las personas que han tenido COVID. Desgraciadamente, algunos estudios han puesto de manifiesto que los anticuerpos contra este coronavirus en particular pueden desaparecer con bastante rapidez, especialmente en personas que han tenido casos leves de COVID. Esto ha preocupado a muchos investigadores porque si la respuesta de los anticuerpos se desvanece con rapidez, no sabemos cuánto tiempo permanecerá protegida de una nueva infección una persona que haya estado infectada por este virus. Esto también es preocupante, ya que confiamos en que las vacunas desencadenen una respuesta de anticuerpos para ayudar a protegernos, y queremos que esa protección dure mucho tiempo.

Afortunadamente, los anticuerpos no son la única arma que utiliza nuestro sistema inmunitario adaptativo para evitar una infección. También está las células T. Las células T, que existen en tres variedades, son creadas por el cuerpo después de una infección para ayudar contra futuras infecciones del mismo invasor. Una de esas células T ayuda al organismo a recordar al invasor en caso de que vuelva a llamar a la puerta, otra caza y destruye las células del huésped infectado y una tercera ayuda de otras maneras.

Después de recibir una vacuna COVID de ARNm, las células del músculo del brazo recogen esas pequeñas gotas de grasa que contienen el ARNm. Las células comienzan a producir una proteína en forma de punta, que hace que el organismo piense que sus células musculares están infectadas con el coronavirus.[121] Debido a esto, el organismo tratará de combatir la infección simulada en las células con su sistema inmunológico innato. Eso es lo que causa parte de la inflamación que la gente experimenta: brazos doloridos, fiebre y/o dolores musculares. Lo que ocurre a continuación es que las células que han replicado la proteína COVID (ARN) son captadas por células inmunitarias que pueden comunicarse con las células especiales que fabrican anticuerpos. A través de este intercambio, se generan anticuerpos específicos para COVID. Este proceso tiene lugar en el sistema inmunitario adaptativo.

En el caso de otras vacunas hechas con ADN, el resultado es el mismo: una entrega de instrucciones al sistema inmunitario para que despierte al virus COVID. El método de entrega, sin embargo, no es directamente desde una cadena de ARNm. En su lugar, se utiliza un adenovirus modificado. Los adenovirus son virus comunes que suelen causar resfriados o síntomas similares a los de la gripe. Los científicos pueden desactivar estos adenovirus para que actúen como vehículos de transporte del gen de la proteína de la espiga del coronavirus a las células, sin la capacidad de replicarse dentro de ellas (traducción: no causan infección). Una vez que la vacuna entra en el brazo de una persona, los adenovirus chocan con las células y se enganchan a las proteínas de su superficie. La célula engulle el virus en una burbuja y lo arrastra al interior. Una vez dentro, el adenovirus se desprende de la burbuja y viaja hasta el núcleo, donde se almacena el ADN de la célula. Allí, el adenovirus inserta su ADN en el núcleo para que las instrucciones de la proteína de la espiga puedan ser leídas por la célula y copiadas en un ARNm que sale del núcleo y comienza a ensamblar las proteínas de la espiga. A su vez, la proliferación de proteínas de la espiga alerta al sistema inmunitario y promueve la misma producción de anticuerpos específicos de COVID y de células B y T activadas.

Muchas de estas vacunas, tanto las basadas en el ARNm como las basadas en el ADN, requieren dos dosis espaciadas unas semanas. Las per-

121. *Véase* Thaddeus Stappenbeck: «If You Don't Get Sick After Your COVID-19 Vaccination, Does It Mean Your Immune System Isn't Working?» Cleveland Clinic, «Health Essentials», 16 de febrero de 2021, https://health.clevelandclinic.org/if-you-dont-get-sick-after-your-covid-19-vaccination-does-it-mean-your-immune-system-isnt-working/

sonas que se sienten mal después de la segunda dosis durante un día más o menos pueden dar las gracias a su sistema inmunitario por mostrar signos de que la vacuna está funcionando. La primera dosis imita una infección y organiza las tropas, aunque de forma débil. La segunda dosis despierta a las tropas y les dice que esto va en serio, turboalimentando su inmunidad contra el virus a plena capacidad. Las personas que experimentan una reacción después de la primera inyección pueden atribuirla a una exposición previa a la COVID, sean conscientes de ello o no. Pero para que quede claro: las personas que ya han pasado por una infección natural con COVID deben seguir recibiendo la vacuna porque potenciará su respuesta general ante una posible infección futura. Algunos ejemplos de otras vacunas que requieren varias dosis son la vacuna contra el sarampión, las paperas y la rubéola, las vacunas contra la hepatitis A y la hepatitis B, y la vacuna contra el herpes zóster.

En la primavera de 2021, cuando Estados Unidos aceleró el despliegue de vacunas, visité la planta de fabricación de Pfizer en Kalamazoo, Michigan, y me reuní con el presidente de suministro global, Mike McDermott. Se estaban fabricando millones de dosis cada semana, y estaban en camino de llegar a los 2.000 millones de dosis a finales de año.[122] Su capacidad para multiplicar por diez la producción ha sido una hazaña notable de tecnología impresionante combinada con mejoras e innovaciones a lo largo del camino. Aunque Pfizer pudo reutilizar parte de su equipo, la mayoría de lo que vi no existía el año anterior. Antes de que Pfizer supiera siquiera si tenía un producto que funcionaba y mucho antes de que comenzaran los ensayos clínicos, la empresa había gastado cientos de millones de dólares, casi 2.000 millones de dólares cuando yo estuve allí.

Antes de que Pfizer se decidiera por su candidato final a la vacuna, estaba estudiando cuatro opciones, lo que significaba que McDermott y su equipo tenían que estar preparados para ir en cualquier dirección. Me describió el dilema como si se tratara de planificar un postre increíble pero sin

---

122. *Véase* Amanda Sealy: «Manufacturing Moonshot: How Pfizer Makes Its Millions of Covid-19 Vaccine Doses», CNN, 2 de abril de 2021, https://www.cnn.com/2021/03/31/health/pfizer-vaccine-manufacturing/index.html

saber lo que tienes que hacer. Así que empiezas a comprar todos los ingredientes en bruto para hacer una tarta o unos brownies, pero también un pastel o un helado. «Llenar esta despensa», bromeó McDermott, «fue bastante, bastante caro».

Para McDermott y su equipo, uno de los mayores obstáculos que podía ralentizar las cosas era la disponibilidad de esas materias primas y, en concreto, de los lípidos, la sustancia grasa que alberga de forma segura el ARNm hasta que puede llegar a nuestras células. Las nanopartículas lipídicas aún no se habían utilizado en un gran producto comercial, lo que hizo que los proveedores de lípidos tuvieran una gran demanda de repente. Pfizer colaboró estrechamente con estos proveedores para aumentar la capacidad de producción de lípidos y también comenzó a fabricarlos *in situ*.

En última instancia, el éxito de la producción de tantas vacunas se redujo a un artilugio del tamaño de una moneda de 25 centavos. «El corazón de toda esta máquina», me mostró McDermott, «es lo que se llama un mezclador de chorro de impacto», dijo mientras lo hacía girar entre sus dedos. El mezclador de chorro de impacto, también conocido como «agitador de té», funciona simplemente bombeando lípidos en un lado y ARNm en el otro, forzándolos a juntarse con unos 180 kilos de presión. Eso es lo que crea la nanopartícula lipídica que es esencialmente la vacuna. No se trata de cualquier lípido: la empresa tuvo que diseñar la combinación adecuada de cuatro lípidos diferentes que no solo protegieran el ARNm en su camino hacia las células, sino que lo liberaran una vez que llegara allí. Y aunque el proceso de creación de nanopartículas lipídicas no es nuevo, McDermott dijo que el reto era ampliar este proceso. La primera vez que vio el mezclador de chorro de impacto, McDermott pensó: «No puede ser en serio». Su confianza era escasa. No podía concebir el hecho de hacer pasar miles de millones de dosis por el dispositivo. Pero al final resolvieron el problema reproduciendo los mezcladores de un cuarto de tamaño y poniendo en marcha la tecnología necesaria para garantizar la eficacia. Era el objetivo de McDermott.

«Cuando yo era niño, mi padre trabajaba para la NASA», me dijo McDermott. «Tuvo la suerte de estar en el control de la misión en Houston justo cuando Neil Armstrong pisó la luna en ese momento tan increíble. Nunca podría imaginar tener un momento así en mi vida. ¿No es así? Como ¿cuáles son las probabilidades de que algo así vuelva a suceder?»

Cuando envió su primer lote de vacunas desde las instalaciones el 13 de diciembre de 2020, McDermott sintió que el momento de la luna se apoderaba de él.

En mi visita a la planta, vi el almacén, la zona de producción de vacunas y la granja de congelación, el lugar donde se almacenan las vacunas a una temperatura ultracongelada de −80 grados Celsius (tu congelador está a unos −20 grados Celsius) mientras esperan a ser analizadas. Todas las pruebas de pureza, el procesamiento y el papeleo tardan unos treinta días, y luego los viales están listos para ser enviados. Ahora la carrera está en marcha para mantener la producción y desarrollar nuevas vacunas específicas para cada variante según sea necesario. Recuerdo haber hablado en la televisión de las vacunas recién autorizadas una noche de diciembre de 2020. El presentador me pidió que reflexionara sobre el momento, que no era algo en lo que realmente había pensado mucho. Había estado informando más intensamente sobre el proceso del ensayo, interpretando los datos y la fabricación. Después de un segundo, dije: «La historia de estas vacunas se contará durante generaciones», con la misma reverencia con la que hemos hablado de los notables saltos de la salud pública en el pasado. Incluso más allá de esta pandemia, el ritmo de la innovación médica ha cambiado para siempre por lo ocurrido este año.

Es como la historia de Roger Bannister y la milla en cuatro minutos. En 1956, fue la primera persona de la historia en batir ese récord, que muchos creían imposible para un ser humano. Sin embargo, poco después, otra persona corrió aún más rápido, y ahora hay adolescentes que pueden hacerlo. Bannister fue increíble por ser el primero, pero su legado es más bien el de mostrarnos lo que es posible. Lo mismo ocurre con estas vacunas.

Mi esperanza es que, a medida que la gente conozca mejor el funcionamiento y el origen de estas vacunas, las acepte como las maravillas modernas que son, en lugar de temerlas o, peor aún, rechazarlas. Como médico, a menudo me preguntan: «¿Qué harías tú?» en una situación determinada. Creo que es una pregunta justa porque requiere que reúna todas las piezas de información —grandes y pequeñas, resultados de ensayos clínicos e informes de casos anecdóticos— y luego tome una decisión. Eso es lo que hago siempre con mis propios pacientes y también con mi familia. Como único médico de la familia, ese era mi papel mucho antes de salir en la televisión. Y después de hacer todos esos deberes, elegí recibir la vacuna y se la recomendé a mis padres. En cuanto la edad de mis hijos se abrió a la vacunación, me aseguré de que ellos también se vacunaran para protegerlos y ayudar a reducir la propagación general del virus. Como he dicho a menudo sobre las vacunas infantiles, no solo vacuné a mis hijos porque los quiero, sino porque también quiero a tus hijos. [123]

Los 10 principales mitos desmentidos [124]

Mito: La vacuna me provocará infertilidad, aumentará mi riesgo de cáncer y demencia, y quién sabe qué más.

Verdad: La vacuna COVID no afecta a la fertilidad. La vacuna COVID se relacionó falsamente con la infertilidad debido a la proteína sincitina-1 que he definido anteriormente y que es un componente importante de la placenta en los mamíferos. Comparte instrucciones genéticas similares con parte de la espiga del nuevo coronavirus. Si la vacuna hace que el cuerpo produzca anticuerpos contra la sincitina-1, se argumentó, también podría hacer que el cuerpo ataque y rechace la proteína en la placenta humana, haciendo que las mujeres sean infértiles. Sin embargo, las similitudes no son ni de lejos lo suficientemente cercanas como para provocar una coincidencia. Es como dos personas con números de teléfono que incluyen el número 5. Comparten un dígito, pero no se podría marcar un número para contactar con la otra

123. *Véase* Dr. Sanjay Gupta: «Benefits of Vaccines Are a Matter of Fact», CNN, 10 de enero de 2017, https://www.cnn.com/2017/01/10/health/vaccines-sanjay-gupta/index.html

124. Varios sitios fiables han desmentido los mitos sobre las vacunas COVID y continúan publicando actualizaciones. Entre ellos: Johns Hopkins Medicine en https://www. hopkinsmedicine.org/health/conditions-and-diseases/coronavirus/covid-19-vaccines-myth-versus-fact; y la American Association of American Medical Colleges (AAMC) en https://www.aamc.org/news-insights/6-myths-about-covid-19-vaccines-debunked

persona. [125] Además, si la teoría de la infertilidad fuera cierta, veríamos un cambio en las estadísticas de fertilidad entre las decenas de millones de personas que han sido infectadas o vacunadas. Durante los ensayos de la vacuna de Pfizer, veintitrés mujeres voluntarias que participaron en el estudio se quedaron embarazadas, y la única que sufrió una pérdida de embarazo no había recibido la vacuna real, sino un placebo.

Mito: La vacuna cambiará mi ADN.

Verdad: Sin conocimientos de bioquímica, es fácil pensar que la inyección de material genético en el cuerpo se mezclará de alguna manera con nuestro ADN y lo cambiará. Pero no es así (y si lo fuera, ¡imagina lo que seríamos capaces de conseguir!). Uno no se convierte en un organismo transgénico después de ser vacunado. Estas vacunas tampoco son «terapia genética», otro tema totalmente ajeno a la COVID. En primer lugar, las vacunas de ARNm actúan como mensajeros para las células sin entrar nunca en su núcleo. Entregan una receta para fabricar esas proteínas en forma de pico, y luego son destruidas por la célula (disparan el mensajero). Las vacunas con vectores virales que utilizan ADN (por ejemplo, adenovirus) sí entran en el núcleo de la célula, pero no se integran con su propio ADN. Estas vacunas, que tienen cincuenta años de historia, actúan como lanzaderas de entrega para servir los genes para fabricar la misma proteína de pico de la COVID. A diferencia de los retrovirus como el VIH, los adenovirus de tipo salvaje no llevan la maquinaria enzimática necesaria para integrarse en el ADN de la célula huésped. Eso es precisamente lo que los convierte en buenas plataformas de vacunas para enfermedades infecciosas.

Mito: Las personas que reciben estas nuevas vacunas son conejillos de indias. Los investigadores precipitaron el desarrollo de la vacuna CO-VID, por lo que no se puede confiar en su eficacia y seguridad.

---

125. *Véase* Brenda Goodman: «Why Covid Vaccines Are Falsely Linked to Infertility», *WebMD*, 12 de enero de 2021, https://www.webmd.com/vaccines/covid-19-vaccine/news/20210112/why-covid-vaccines-are-falsely-linked-to-infertility

Verdad: Las vacunas se autorizaron rápidamente en parte porque se redujo la burocracia, no los procedimientos. Como se ha señalado, las vacunas de ARNm se crearon con un método que ha estado en desarrollo durante décadas. Las empresas pudieron iniciar el proceso de desarrollo de las vacunas al principio de la pandemia porque estaban preparadas para desplegar esta tecnología. Las vacunas más tradicionales también surgieron de décadas de experiencia. Los desarrolladores de vacunas no se saltaron ningún paso de las pruebas, sino que llevaron a cabo algunos de los pasos simultáneamente para recopilar y compartir los datos más rápidamente. Estas empresas de vacunas contaron con muchos recursos, ya que los gobiernos invirtieron en la investigación o pagaron las vacunas por adelantado, o ambas cosas. Los medios de comunicación social ayudaron a las empresas a encontrar y comprometer a los voluntarios del estudio, y ahora millones de personas han comprobado el éxito de las vacunas. Dado que la COVID es tan contagiosa y está tan extendida, no se tardó mucho en ver si la vacuna funcionaba en los participantes que se vacunaron.

Mito: Nunca me pongo la vacuna de la gripe porque me da la gripe. ¿Por qué iba a vacunarme contra la COVID si también me va a hacer enfermar, desde los efectos secundarios hasta la propia enfermedad?

Verdad: Ninguna de las vacunas contra la COVID puede contagiarte la enfermedad. La proteína de la espiga que estimula a tu sistema inmunitario para que reconozca y luche contra el virus no provoca ningún tipo de infección. Cualquier efecto secundario de la vacuna está relacionado con que el sistema inmunitario se despierte y haga su trabajo. Y con respecto a la gripe, no se puede contraer la gripe por una vacuna contra la gripe. Las personas que se sienten enfermas por una vacuna antigripal pueden culpar a su propio sistema inmunitario que se pone en marcha o a una enfermedad que contrajeron de forma natural antes de que la vacuna antigripal tuviera tiempo suficiente para actuar. Del mismo modo, estas vacunas COVID también necesitan tiempo para actuar. Tras la inoculación, no se es instantáneamente inmune al virus. Se alcanza el estado de vacunación completa dos semanas después de una vacuna de dosis única como la de J&J, o dos semanas después de la segunda inyección de ARNm. Y no querrás perderte esa segunda inyección de ARNm. Aunque tienes algo de inmunidad un par de semanas después de la primera inyección, algo más del 50%, necesitas la segunda inyección para llenar tu copa de inmunidad hasta el nivel de protección del 90% o más. Cuando las personas dan positivo en COVID y desarrollan síntomas poco después de la vacunación, es posible que hayan contraído el virus antes de que la vacuna tenga tiempo de desplegarse, o que entren en el pequeño porcentaje de personas que no alcanzan una protección suficiente. Y, en contra de otros informes, una vez vacunado, no se elimina el virus a causa de la vacuna.

Mito: Ya he tenido COVID, así que ¿por qué molestarse con la vacuna? Soy inmune por naturaleza. Y tengo alergias, así que…

Verdad: Es cierto que tu infección anterior te ha dado anticuerpos protectores y probablemente también haya reactivado otras partes de tu sistema inmunitario. Aun así, puede ser beneficioso vacunarse porque la vacuna parece ofrecer una mejor protección contra las variantes emergentes y una mayor protección en general. Aunque no hemos visto tasas de reinfección significativas en Estados Unidos, otros países con variantes emergentes, como Brasil, se han visto bastante afectados. Incluso las personas con alergias graves, también las que requieren llevar una EpiPen, pueden recibir la vacuna con seguridad y se les anima a hacerlo bajo supervisión especial en un entorno sanitario. En el caso de las personas que han padecido COVID y que siguen experimentando síntomas a largo plazo, vacunarse parece disminuir significativamente o eliminar por completo esos síntomas en muchos pacientes.

Mito: Las vacunas contienen sustancias dudosas, algunas de las cuales podrían utilizarse para vigilarme o controlarme, incluso para convertirme en un zombi.

Verdad: En contra de la información errónea que circula por Internet sobre el contenido de estas vacunas, no contienen ningún ingrediente sospechoso ni «toxinas», como dicen algunos. No contienen ningún material dudoso, como implantes, microchips o dispositivos de seguimiento. Además del principal ingrediente que mata a la COVID que se encuentra en sus instrucciones genéticas, también contienen un apoyo de grasas, sales y una pequeña cantidad de azúcar. Y no se desarrollaron utilizando tejido fetal.

Mito: Una vez vacunado, soy a prueba de balas y puedo volver completamente a la vida normal.

Verdad: Una vez vacunado, estás muy bien protegido contra las enfermedades graves, las infecciones de última hora y la posibilidad de seguir siendo contagioso. Aun así, debemos tomar precauciones para prevenir la infección hasta que un gran porcentaje del país —y del mundo— esté inmunizado. En las zonas del planeta en las que todavía hay una transmisión vírica importante, aunque es poco probable, las probabilidades de que te conviertas en un portador involuntario son mayores, incluso después de haberte vacunado. Es tan sencillo como eso. El uso de la mascarilla puede recomendarse en determinadas situaciones y entornos hasta que se inmunice un número suficiente de personas, lo que probablemente coincidirá con una tasa muy baja de nuevos casos, cuando la tasa media diaria de personas que dan positivo en una zona determinada sea muy inferior al 5 %. Esa cifra refleja un momento en el que la respuesta al coronavirus podría pasar de la mitigación a la contención. Podríamos por fin ponernos manos a la obra y analizar, rastrear y aislar los últimos rescoldos de la enfermedad. Incluso si el virus está ahí fuera en ese momento, tendría muchas menos consecuencias.

Mito: Todos los que me rodean ya se han vacunado y la pandemia está controlada, así que ¿por qué molestarse en vacunarse? ¿No puedo quedarme sin vacunar en la manada?

Verdad: No sabemos qué nivel de inmunidad en la comunidad confiere la inmunidad «de rebaño». El porcentaje exacto requerido para la inmunidad comunitaria para la COVID es un objetivo móvil. La inmunidad de rebaño para el sarampión, que es altamente contagioso, requiere que alrededor del 95 % de la población esté inmunizada. En la primavera de 2021, basándose en la contagiosidad del virus, el objetivo se acerca al 75 % para la COVID. Sin embargo, las nuevas variantes cambian continuamente la ecuación de la inmunidad comunitaria. Cuanto más contagioso sea el virus, mayor será el porcentaje de personas que deberán vacunarse. Además, la distribución de las vacunas a escala mundial es desigual, por lo que pueden quedar bolsas de comunidades no vacunadas que alimenten variantes listas para subirse a un avión y amenazar a los que viven en zonas vacunadas. El desequilibrio entre los países de bajos ingresos y las naciones de altos ingresos, especialmente los que pueden producir sus propias vacunas, probablemente continuará hasta que tengamos un acceso global equitativo a través de programas como la Alianza para las Vacunas (conocida como Gavi) y la Coalición para las Innovaciones en la Preparación ante las Epidemias (CEPI). A diferencia de otros productos de propiedad intelectual, las vacunas no son fácilmente reproducibles liberando patentes y compartiendo recetas. El desarrollo de vacunas es un arte y requiere años de experiencia. Además, es difícil montar rápidamente un nuevo centro de fabricación con todo el equipo, la infraestructura y los ingredientes de las vacunas, por no hablar de la incorporación de personal experimentado para producir un gran número de vacunas de alta calidad. Por último, hay que tener en cuenta que los adultos constituyen aproximadamente el 75 % de la población de Estados Unidos, pero no todos los adultos están dispuestos a vacunarse, y algunos pueden optar por no vacunar a sus hijos, que constituyen el otro 25 %. Cuanto más fomentemos la vacunación en todas las edades, más cerca estaremos de la inmunidad comunitaria.

Mito: Las variantes van a venir a por nosotros en algún momento y van a superar continuamente a las vacunas. ¿Por qué ser receptor de una vacuna inútil? Por lo que he oído, ni siquiera previenen la infección o la transmisión.

Verdad: La lucha contra las variantes comienza con una vacunación agresiva para evitar que el virus se replique y cambie. Y las vacunas no son inútiles aunque estén debilitadas por una variante. Son las balas contra el virus, tanto si dan en el blanco medio como si desactivan la aptitud del virus. Con respecto a la infección, el Dr. Redfield me destacó un detalle contraintuitivo sobre la relación virus-vacuna que la mayoría de la gente pasa por alto: las vacunas no están necesariamente destinadas a prevenir la infección. Lo que hacen es modificar la interacción virus-huésped. Inclinan la balanza a favor del huésped, haciendo menos probable que el virus cause la enfermedad. Esto significa que podemos estar vacunados, recibir una lluvia de partículas víricas de un estornudo cercano e infectarnos. El virus todavía puede entrar, pero el huésped ya no es un entorno muy hospitalario, y eso significa que el virus podría no replicarse tan bien, o lo suficiente, para ser transmisible. Y puede que no se replique lo suficiente como para causar síntomas. Así que las vacunas no previenen necesariamente la infección, pero hacen un trabajo mucho mejor en la prevención de la transmisión y la enfermedad. También, y no menos importante, son casi 100 % efectivas para evitar que mueras de la enfermedad. Ten en cuenta también que no tienes que seguir necesariamente la misma marca o tipo de vacuna para las futuras vacunas de refuerzo. Un enfoque mixto puede resultar aún más eficaz para protegerte.

Mito: Tengo muchas enfermedades subyacentes, como inflamación crónica, alergias y sensibilidad química a muchas exposiciones ambientales. La vacuna es una exposición gigantesca que sé que mi cuerpo no puede soportar.

Verdad: Tener afecciones subyacentes que pueden empeorar y complicar aún más la COVID es una razón más para vacunarse. De hecho, las personas con afecciones médicas de alto riesgo, como el cáncer, las enfermedades autoinmunes y las afecciones cardíacas, tienen prioridad para las vacunas. La vacuna no es una «exposición» que agrave una enfermedad subyacente. Para aquellos que tienen serias preocupaciones sobre sus afecciones y los potenciales efectos secundarios de la vacuna, es una buena idea consultar a un médico para que le ayude a tomar la decisión. Pero, de nuevo, no podemos confundir los acontecimientos adversos graves con los efectos secundarios esperados de la vacunación. Aproximadamente entre el 10% y el 15% de los receptores de la vacuna pueden esperar experimentar efectos secundarios como dolor de cabeza, dolor en el brazo, fatiga y fiebre, pero desaparecen después de un día más o menos. Una vez más, esto demuestra que la vacuna está haciendo su trabajo: preparar su sistema inmunológico para luchar contra el coronavirus.

Gigantes dormidos

El virus más antiguo que se ha secuenciado directamente pertenece a un linaje extinto de la hepatitis B.[126] Procede de un hombre que probablemente tenía entre 20 y 30 años y que se tumbó a morir hace siete mil años en un valle que ahora se encuentra en el centro de Alemania. Probablemente era agricultor. Nuestras herramientas genéticas de hoy en día han conseguido extraer una pista tentadora de un diente para explicar su joven muerte: un trozo de código de ADN viral que infectó su hígado. Aunque la hepatitis B puede prevenirse ahora con vacunas, sigue infectando a cientos de millones de personas en todo el mundo y sigue siendo un importante problema sanitario mundial. Y aunque se dirige e infecta el hígado, también entra en el torrente sanguíneo y circula por el cuerpo, acabando en los huesos y los dientes, donde puede conservarse. La OMS está dirigiendo campañas de vacunación para inmunizar al mundo contra esta antigua plaga.

Puede resultar descorazonador saber que quizá tengamos que convivir con la COVID —una plaga de reciente aparición— en nuestro entorno durante el resto de nuestras vidas. Pero esa puede ser la menor de nuestras preocupaciones a medida que superamos esta pandemia y nos preparamos para otra algún día. Muchos patógenos, algunos mucho más mortíferos

---

126. *Véase* Sarah Zhang: «The Oldest Virus Ever Sequenced Comes from a 7,000-Year-Old Tooth», *Atlantic*, 9 de mayo de 2018, https://www.theatlantic.com/science/archive/2018/05/a-7000-year-old-virus-sequenced-from-a-neolithic-mans-tooth/559862/

que la COVID, están al acecho de un encuentro cercano con nuestra especie. Los virus, en particular, tienen una ventaja sobre otros patógenos porque no están vivos, por lo que teóricamente pueden esconderse durante el tiempo necesario para atacar cuando se den las condiciones adecuadas.

Un ejemplo: hace unos años, unos científicos franceses despertaron de su letargo de 30.000 años en el permafrost siberiano a un gigantesco y antiguo virus que está listo para infectar de nuevo.[127] Ahora bien, este virus, bautizado como *Pithovirus sibericum*, solo infecta a amebas unicelulares (¡guau!). Pero el descubrimiento ha hecho que los científicos se pregunten qué otros microbios están escondidos en el permafrost derretido esperando otra oportunidad para encontrar un nuevo huésped. Si un virus de hace 30.000 años puede mantener su capacidad infecciosa, otros microbios son capaces de volver a visitar a la humanidad de forma catastrófica, es decir: puede que no exista la erradicación total de un virus. Enfermedades devastadoras como la viruela podrían volver a perseguirnos si no tenemos cuidado.

La buena noticia es que tenemos a la ciencia moderna —y las lecciones que hemos aprendido— de nuestro lado.

---

127. *Véase* Matthieu Legendre *et al.*: «In-depth Study of Mollivirus sibericum, a New 30,000-y-old Giant Virus Infecting Acanthamoeba», *Proceedings of the National Academy of Sciences of the USA* 112, n.º 38, septiembre de 2015, E5327–335, doi: 10.1073/pnas.1510795112 Epub 8 de septiembre de 2015.

PARTE 2
Convertirse en prueba pandémica

Es ilusorio pensar que la vida en la tierra tenga algo de frágil; seguramente se trata de la membrana más dura imaginable en el universo, opaca a la probabilidad, impermeable a la muerte. Nosotros somos la parte delicada, transitoria y vulnerable como los cilios. Tampoco es nuevo que el hombre invente una existencia que imagina por encima del resto de la vida: este ha sido su esfuerzo intelectual más constante a lo largo de los milenios. Como ilusión, nunca ha funcionado a su satisfacción en el pasado, como tampoco lo hace hoy.

Lewis Thomas, *Lives of a Cell: Notes of a Biology Watcher*, 1974.

En un solo día, en algún momento de la primavera de 2020, recibí unos 14.000 correos electrónicos, aproximadamente uno cada seis segundos. Cada vez que el reloj de mi muñeca vibraba, miraba y mi cerebro tomaba una nueva dirección. Diez veces por minuto, incluso cuando debería estar durmiendo. Nunca antes en mi vida había estado tan inundado y tan ocupado, y eso contando mi residencia en neurocirugía, cuando trabajaba regularmente más de cien horas a la semana. Cuando empezaba a responder a un correo electrónico, ya me habían llegado varios más, a veces solicitando urgentemente una respuesta a una nota que aún no había leído.

Mi mujer me preguntó en broma de qué iban todos aquellos correos electrónicos. Sonreí y le dije que no estaba seguro, pero que creía que tenían algo que ver con una nueva raza de gato calicó. Me preguntó si había recibido algún correo electrónico sobre el nuevo coronavirus. Sacudí la cabeza y dije: «No. ¿Qué es eso?». El intercambio sirvió para aliviar la comedia terapéutica. ¡Y realmente lo necesitaba!

Hemos vivido uno de los acontecimientos más históricos de nuestra vida. Nos ha enseñado mucho sobre nosotros mismos, nuestras relaciones, nuestro entorno y el delicado equilibrio del planeta. Aunque los científicos han predicho con exactitud una pandemia de este tipo durante décadas, aun así fue una sorpresa para muchos; tal vez estábamos en un estado de negación y habíamos desviado nuestra atención para prepararnos para otras amenazas más inmediatas, como los ataques terroristas y las brechas de ciberseguridad. A los seres humanos nos puede resultar difícil prepararnos para algo que aún no es visible o tangible, algo que ni nosotros ni nuestros padres hemos experimentado antes. Algunos tomamos las medidas necesarias para mitigar las consecuencias de las catástrofes naturales, como los huracanes, porque se producen con frecuencia y previsibilidad. ¿Pero una crisis de salud pública de la magnitud de la COVID? Si en 2010 te hubieran advertido de lo que podría ocurrir una década más tarde, tal vez te habrías mostrado escéptico: un patógeno de los que se producen una vez en un siglo y que recorre el mundo diezmando las sociedades y sus economías parecía inconcebible.

La verdad es que las posibilidades de que se produzca una pandemia son las mismas mañana que ayer y que hoy. Pero algo importante ha cambiado enormemente: nuestras percepciones. Amigos míos ajenos al mundo de la medicina y la salud pública han recibido un curso intensivo de dinámica viral, anticuerpos y vacunas. Estas son las palabras que se pronuncian en diferentes lugares, culturas e idiomas de todo el mundo. Nos han recordado dolorosamente que compartimos el planeta con organismos de todo tipo y que, de vez en cuando, esos organismos abandonan su hábitat nativo en busca de nuevos huéspedes.

Viviremos cada vez más con la amenaza de que un germen, probablemente de origen vírico, salte de otro animal a un humano, cause una enfermedad, se acelere en forma de transmisión entre humanos y luego salte a un avión, tren o barco en un huésped desprevenido para causar estragos globales. La confluencia del cambio climático, la deforestación, la pérdida de hábitat, las migraciones humanas, el tránsito rápido masivo y la conversión agresiva de las zonas silvestres para el desarrollo económico allana el camino para que los brotes de enfermedades sean más comunes y más peligrosos. A veces se trata de patógenos nefastos que se aprovechan de los más vulnerables y de la más humana de todas las interacciones: un apretón de manos, un abrazo, un beso, es decir, cualquier interacción en la que nos tocamos o compartimos el aire. Y una vez que estos patógenos llegan, es probable que quieran quedarse.

Según Bob Redfield: «Este virus estará con nosotros probablemente mientras esta nación sea una nación. No va a desaparecer». La gripe de 1918 tampoco se fue nunca. Sus descendientes aún están presentes en forma de una gripe estacional más predecible.

Pero Redfield también tiene esperanzas. Aprenderemos a bailar, a coexistir con este virus a medida que cambia, muta y responde a las presiones que ejercemos sobre él a través de las vacunas y la inmunidad natural. Cada mes que pasa, a medida que más personas desarrollan la inmunidad y sus defensas se refuerzan contra el virus, la cinética del virus cambiará. Es una calle de doble sentido: a medida que aprendemos sobre el virus, el virus aprende sobre nosotros. A medida que nos adaptamos, el virus también se adapta. Esa es la carrera. Construir nuestra inmunidad defensiva antes de que el virus aprenda a abrir la puerta. Y luego bailar claqué en un planeta en el que cohabitamos con microbios y patógenos. Redfield, un hombre profundamente religioso, sigue respetando un pilar básico de la salud pública: no dejar nunca la ciencia en la estantería. A menudo recuerda una vieja letra de una canción de guerra estadounidense: «Alabad al Señor y pasad la munición».

Entonces, ¿qué significa todo esto para la próxima vez? Más allá de que la ciencia nos rescate en forma de maravillosas vacunas, ¿cómo nos vacunamos individualmente del próximo patógeno desastroso y mantenemos a nuestras familias a salvo? ¿Cómo protegemos nuestros cuerpos, y también nuestras mentes? ¿Cuáles son las lecciones prácticas que debemos seguir ahora para proteger nuestra salud futura y la de nuestros seres queridos? ¿Y qué pasa si no hay un final obvio, y te conviertes en una persona con problemas de salud crónicos derivados de la infección? Las respuestas a esas preguntas —y a muchas más— están en esta parte del libro. La vida que tenemos por delante no trata solo de las vacunas, sino de las vacunas y algo más.

A través de cientos de horas de mis conversaciones con expertos de todas las disciplinas de nuestra sociedad, surgió un tema: por audaz que parezca, es posible que una sociedad sea esencialmente a prueba de pandemias. Por mucho que pensemos en la seguridad nacional o incluso en la seguridad de Internet, la seguridad ante una pandemia requiere mucha inversión, planificación y trabajo duro, así que he tomado toda la sabiduría que he recogido de expertos de todo el mundo para diseñar el plan a prueba de pandemias:

— **Planificar con antelación.** Que no nos vuelvan a pillar desprevenidos.

— **Repensar y recablear el riesgo en el propio cerebro.** Evalúa la incertidumbre y haz frente a las amenazas invisibles.

— **Optimizar la salud.** Prepara el cuerpo para la prueba de la pandemia.

— **Organizar a la familia.** Aprende a vivir la vida cotidiana de nuevo (con un toque).

— **Luchar por el futuro.** Tu salud depende de la de todos los demás en el mundo.

Lewis Thomas fue uno de los pensadores y escritores más brillantes de su época. Poeta-filósofo de la medicina, fue presidente del Memorial Sloan-Kettering Cancer Center y decano de las facultades de medicina de la Universidad de Nueva York y Yale, pero fue más famoso por sus lúcidos ensayos en los que traducía los misterios de la biología para la gente corriente. En su libro clásico *Las vidas de las células*, que ganó el National Book Award en 1974, escribe sobre nuestra fragilidad como seres humanos que viven en un planeta por lo demás robusto. Esta perspectiva encaja con lo que he pensado a menudo: ¿y si los humanos somos el virus? Piénsalo. La metáfora es válida: hemos encontrado un huésped dispuesto en el planeta Tierra y estamos agotando sus recursos. Hemos llevado a nuestro huésped al borde de la muerte, pero permitiéndole seguir con vida, una cáscara de su antiguo ser. Hemos provocado una fiebre en forma de calentamiento global, y hemos desactivado gradualmente las defensas del perímetro de la Tierra al igual que un virus desactiva lentamente el sistema inmunológico del organismo. Ahora incluso estamos empezando a buscar nuevos huéspedes en otros planetas cercanos como Marte. ¿Hasta dónde llegaremos? ¿Cómo podremos sobrevivir?

Guerra Mundial C es una llamada a la acción en muchos sentidos, escrita con la creencia de que existe un equilibrio adecuado entre los seres humanos y el huésped —sí, el virus y los seres humanos, pero también los seres humanos y la Tierra—. La verdadera pregunta es: ¿cómo podemos seguir coexistiendo e incluso prosperando en la Tierra, protegiendo nuestro planeta como un anfitrión amable y generoso y también aprendiendo a vivir con la amenaza constante de los patógenos emergentes listos para atacar, la COVID entre ellos?

Bienvenido a una mejor normalidad.

5

Planificar con antelación

No debemos ser sorprendidos de nuevo con la guardia baja

Al otro lado de la frontera, la Dra. Bonnie Henry fue una de las pocas personas de Norteamérica a las que no les pilló desprevenidas la llegada del virus a la Columbia Británica, donde ella es la responsable provincial de salud. Ya se había instalado y abrochado el cinturón de seguridad para preparar la respuesta de su provincia mucho antes de que nadie en Estados Unidos tuviera idea de lo que iba a ocurrir. Fuente de información vital a través de sus discursos regulares al público, Henry se convirtió en un nombre familiar en la Columbia Británica, una voz de la razón a través de su ahora famoso mantra de «ser amable, estar tranquilo, estar seguro».[128] Henry ha sido aclamada como «una de las figuras de salud pública más eficaces del mundo» que «aprobó con nota la prueba del coronavirus».[129]

Como Debbie Birx, Henry no era una novata. Había sido entrenada para reconocer patrones en los datos, no solo de cómo se propagan los virus, sino de cómo las agencias gubernamentales tienden a olvidar las lecciones aprendidas después de cada brote. Al igual que Birx, Henry contaba

---

128. *Véase* Bonnie Henry: *Be Kind, Be Calm, Be Safe: Four Weeks that Shaped a Pandemic,* Penguin Canada, Toronto, 2021.

129. *Véase* Catherine Porter: «The Top Doctor Who Aced the Coronavirus Test», *New York Times,* 5 de junio de 2020, https://www.nytimes.com/2020/06/05/world/canada/bonnie-henry-british-columbia-coronavirus.html

con su propia experiencia, ganada a pulso, para informar de sus esfuerzos por contener y mitigar la propagación del virus. La Columbia Británica era un terreno fértil para que floreciera el virus: está cerca del estado de Washington, donde surgieron algunos de los primeros casos en Norteamérica, y su numerosa población viaja a menudo de un lado a otro de China, donde comenzó el brote.

Pero la Columbia Británica no se vio perjudicada, al menos no al principio. Bajo el liderazgo de Henry, la provincia tomó medidas decisivas la segunda semana de enero de 2020 y comunicó eficazmente a los ciudadanos lo que debían hacer para mantenerse a salvo, junto con las razones y los medios para hacerlo. Permítanme repetir esos tres ingredientes de la respuesta eficaz: comunicar lo que hay que hacer, por qué se hace y cómo vamos a ayudar a hacerlo. Por ejemplo, en el caso de las personas que sufrían una exposición o una infección en la familia, enviaba a su equipo a sus casas para ayudarles en su aislamiento y asegurarse de que sus necesidades básicas estaban cubiertas: que tenían comida, que los niños estaban atendidos, que los perros se sacaban a pasear y que todos tenían sus medicamentos. «Y entonces podíamos centrarnos en los recalcitrantes», me dijo Henry con una sonrisa.

No quiero sugerir que todo eso fuera fácil para Henry. Tuvo que convencer al gobierno de que gastara dinero y abogar por cambios masivos de comportamiento que incluían el cierre de escuelas y bares, el aislamiento de los infectados y la imposición de un estricto distanciamiento social. Al igual que en algunas partes de Estados Unidos, Henry se encontró con la oposición y el desafío hacia algunas de sus medidas de permanencia. Sus primeras advertencias públicas sobre la expectativa de «ver casos pronto» también fueron recibidas con incredulidad e ira. La premonición llegó a molestar a su superior, el viceministro de Sanidad. Sin embargo, para crear confianza con las personas a las que servía, sabía que era esencial ser franca y abierta a pesar de la grave situación y la alteración de la vida que estaba a punto de producirse. A medida que las predicciones de la Dra. Henry se revelaban cada vez más acertadas, sus incesantes esfuerzos se impusieron. Desde la primera vez que oyó hablar de una «neumonía atípica» que estaba surgiendo en China, también fue muy prudente con algo que pocos habían considerado inicialmente: la confidencialidad. En la Columbia Británica viven muchas personas de origen asiático y, al igual que en Estados Unidos, el racismo y los delitos de odio contra los asiáticos han aumentado desde el comienzo de la pandemia. En la Columbia Británica, esto fue especialmente cierto en las primeras etapas de la pandemia, cuando los casos se vincularon exclusivamente a China y la gente lo llamaba «el virus de China» o «la gripe de Wuhan». Anticipando que los ciudadanos infectados serían objeto de una injusta discriminación por parte de sus vecinos, Henry exigió discreción a la hora de desplegar los equipos en los hogares de las personas.

Deborah Birx y Bonnie Henry, dos de las más destacadas intervinientes en una pandemia en Estados Unidos y Canadá, tienen mucho en común. Ambas hicieron carrera en el ejército (Henry creció como militar y se convirtió en médico de la Marina). Ambas dedicaron su vida a perseguir las enfermedades infecciosas y a prevenir las pandemias, a menudo con un enorme coste personal (largas jornadas, pérdida de matrimonios) y largas estancias en algunos de los lugares más calientes del mundo para la peste. Y ambas tenían estilos característicos en los que los medios de comunicación se fijaron: velos de feminidad que camuflaban espíritus fieros y guerreros. Las bufandas de Birx se ganaron su propia cuenta de Instagram, y los extravagantes zapatos del uniforme de Henry, obra del diseñador canadiense John Fluevog, dieron lugar a una edición limitada del zapato «Dr. Henry» en apoyo de la lucha contra la COVID (con el 100 % de los beneficios de la preventa destinados al banco de alimentos de la Columbia Británica). Los Vancouver Canucks añadieron el nombre de Henry a sus camisetas de los *playoffs*, y las Primeras Naciones de la provincia le otorgaron un nuevo nombre honorífico: *Gyatsit sa ap dii'm*, que significa «la que está tranquila entre nosotros».[130] En los círculos convencionales, se la conoce como la gran comunicadora, que calma los sentimientos de ansiedad y desconexión de los británicos. No tiene hijos, pero se muestra maternal y reconfortante, que era exactamente lo que la gente

---

130. *Véase* Thom Barker: «Dr. Bonnie Henry Given New Name in B.C. First Nation Ceremony: "One Who Is Calm among Us"», *Victoria News*, 26 de mayo de 2020, https://www.vicnews.com/news/dr-bonnie-henry-given-new-name-in-b-c-first-nations-ceremony-one-who-is-calm-among-us/

deseaba. En cierto modo, todos los miembros de su comunidad eran sus hijos.

Los treinta años de carrera médica de Henry la prepararon bien para la guerra contra la COVID. Había sido oficial médico de la Marina y atendía a un millar de hombres en el mar, médico de familia en una clínica urbana de San Diego, epidemióloga que establecía cuarentenas para las familias expuestas al ébola en Uganda y líder operativa de la respuesta de Toronto al letal brote de SARS en 2003. El brote de SARS fue una lección duradera para ella y para su país. Cuando un joven entró en urgencias con una extraña enfermedad parecida a la tuberculosis el 7 de marzo de 2003, Henry fue enviada a averiguarlo. La verdad es que ya tenía sus sospechas porque estaba prestando atención a algo que la mayoría de la gente había ignorado: la incipiente epidemia en Hong Kong. Había dado la voz de alarma semanas antes sobre el lejano brote y había advertido que podría llegar a su país en cualquier momento; detectó los signos de una pandemia creciente que tomaba altura. Pero sus peticiones de que los médicos de los hospitales estuvieran alerta ante los casos graves de gripe —sobre todo en personas por lo demás sanas— fueron ignoradas. Y así, trágica y previsiblemente, antes de que nadie supiera lo que ocurría, la infección del joven se extendió rápidamente por el servicio de urgencias. Se le conoció como el Caso A: su madre había traído el virus desde Hong Kong y había muerto en su casa dos días antes. Henry se puso a trabajar e inmediatamente puso en marcha planes para contener el brote de SARS en Canadá. Al final, el SARS mató a cuarenta y cuatro personas en Toronto, muchas de ellas relacionadas con el hospital inicial. Así que al llegar el nuevo año en 2020, cuando volvió a escuchar el ruido de una grave infección respiratoria que se extendía rápidamente en Wuhan y que no era identificable, a Henry se le agudizó el oído. Esto era definitivamente inusual y «preocupante»; para ella, sonaba como el comienzo de una pandemia. Aunque faltaban diez semanas para que la OMS hiciera lo propio y declarara oficialmente una, Henry ya sabía que había nacido el «hijo del SARS». Y ahora se trataba de responder adecuadamente.

Fue durante el tiempo que estuvo rastreando los brotes de ébola en Uganda para la OMS cuando aprendió otro componente fundamental de una respuesta eficaz y a menudo pasado por alto. Después de explicar lo que la gente tenía que hacer y por qué, tuvo que ir más allá para asegurarse de que realmente se podía hacer y explicar cómo hacerlo. Por ejemplo, una cuarentena eficaz solo funcionaría si se diera prioridad a la alimentación y el alojamiento junto con una comunicación frecuente. Las medidas punitivas, como los mandatos restrictivos y la imposición de multas a las personas que desafían las medidas de salud pública no fueron tenidas en cuenta, una idea que llevó a cabo en 2020. En su lugar, defendió las tres C: confianza, competencia y compasión. Henry se había ganado la confianza y la competencia en todos esos años de respuesta a los brotes.

La compasión es muy útil cuando se trata de gestionar el comportamiento de las personas durante una crisis. En una crisis, las personas están ansiosas, y eso es normal. Tuvo que encontrar el equilibrio adecuado entre crispar los nervios de la gente con noticias malas y apocalípticas y contar la verdad de la crisis en desarrollo para que pudieran prepararse y mantenerse a salvo ellos mismos y sus seres queridos. «Para muchas cuestiones de salud pública», dice Henry, «saber cuándo presionar y cuándo guardar la solución en el bolsillo hasta el momento político y social adecuado es una habilidad fundamental».

Aquel era un superpoder para Henry, pero seguía siendo un reto conseguir el equilibrio exacto. A medida que aumentaban los casos en su comunidad, los recuerdos de los miedos, el dolor, la tristeza y la ira a los que se había enfrentado durante el brote de SARS volvían a aparecer. Luchó contra las lágrimas mientras pronunciaba anuncios públicos. Sabía que la amabilidad y la compasión, la comprensión del sufrimiento de los demás, serían la mejor manera de que ella y su comunidad pudieran superar la pandemia.

La Dra. Henry también abordó una cuestión en la que he pensado a menudo en mis propios informes: ¿subestimamos la capacidad de las personas para entender cosas complejas? He llegado a la conclusión de que a la gente le gusta escuchar a los científicos y a los médicos que están en primera línea. Les gusta entender nuestras suposiciones y nuestra capacidad de admitir que todavía no hay una respuesta clara. La población puede soportar las palabras «no lo sé» y perdonar la falta de una conclusión siempre que se sea honesto y transparente al respecto. A las personas les gusta ver el proceso de reflexión de los científicos sobre un problema y la búsqueda de soluciones. Las series de televisión sobre medicina, desde *Chicago Hope* hasta *Anatomía de Grey*, lo hacen muy bien, ya que muestran la falibilidad y los dilemas de los médicos y las enfermeras a la vez que celebran su capacidad para salvar vidas. Pero en el mundo real, probablemente no compartimos lo suficiente nuestro pensamiento de fondo y, en su lugar, emitimos frases hechas que carecen de matices y no siempre son útiles para el público. Después de veinte años de información médica, he llegado a la conclusión de que no debemos subestimar la inteligencia y la sed de detalles de la gente, incluso cuando esos detalles son difíciles de entender. Cuando se trata de su propia salud o la de sus seres queridos, la gente sabe apreciar la complejidad.

Una cuestión fundamental que queda por responder es si la COVID se convertirá en una enfermedad endémica como el VIH, siempre presente y en constante cambio. O si seguirá más de cerca los pasos de otras plagas respiratorias como la tuberculosis y la gripe, ambas dolencias que afectan anualmente a millones de personas en todo el mundo. Lo cierto es que, incluso después de cien años, todavía tenemos mucho que aprender sobre la gripe. No nos tomamos el tiempo necesario para crear sistemas de alerta temprana para cuando la gripe empieza a circular en las comunidades y hay repuntes posteriores, para identificar y examinar muchos casos de gripe, «pero quizá deberíamos hacerlo en el futuro», me dijo Birx. «Tal vez eso debería formar parte de nuestra preparación para la pandemia: que realmente entendamos cuántos casos de gripe hay, que realmente los diagnostiquemos todos. ¿Existe un componente asintomático en la gripe? ¿Hay niños en la escuela que creemos que están propagando la gripe? ¿Son realmente el núcleo de la propagación de la gripe? A veces tenemos la tecnología, pero no la utilizamos».

Ahora está claro que necesitamos construir un sistema de seguimiento sofisticado que no solo nos diga el alcance de la propagación, sino que detecte nuevas variantes cuando empiecen a surgir. Comprender el momento de la propagación de los animales a los humanos es más importante de lo que hemos apreciado hasta ahora. Imagínate el número de vidas que se podrían haber salvado si tuviéramos vigilancia para identificar las primeras intrusiones de estos patógenos de los animales salvajes a los humanos. Siempre me ha parecido extraordinario que a los humanos les cueste tanto detectar las amenazas microbianas, dado el desafío existencial que pueden suponer. Piénsalo. Los gérmenes no pueden verse, olerse, oírse, sentirse o incluso sospecharse. Como resultado, nuestro «cerebro de lagarto», evolutivamente antiguo, está indefenso ante estos microbios. Nuestro cerebro hace que tengamos miedo a la oscuridad, que saltemos ante los ruidos fuertes (lo que se llama el reflejo de sobresalto acústico) y que tengamos un miedo innato a las caídas, pero exige un sistema de vigilancia de alta tecnología que nos diga cuándo hay algo raro en nuestro entorno patógeno. Algunos miedos deben aprenderse. A diferencia de esos otros miedos con los que nacemos para la supervivencia básica, no estamos programados para advertir amenazas nefastas y microscópicas. Esto requiere dos acciones críticas de cara al futuro.

1. Pruebas de rutina para saber dónde está el virus y dónde se está propagando. Las pruebas son nuestros «ojos» sobre el virus.

2. Realización de análisis genéticos del virus a medida que muta y genera nuevas variantes o cepas. La secuenciación genómica es un sofisticado seguimiento de la evolución del virus.

Probablemente haya miles de cepas del virus más transmisibles y mortales que otras. Los científicos están estudiando cómo la enfermedad causada por estas nuevas variantes difiere de la causada por otras variantes que circulan actualmente, así como la manera en que estas variantes pueden afectar a las terapias, vacunas y pruebas existentes. Al principio, Estados Unidos se quedó muy atrás en esta vigilancia de alta tecnología, ya que otras naciones, como el Reino Unido, aceleraron esa importante estrategia. Pero estamos poniéndonos al día. Cada semana se encuentran nuevas variantes de COVID, la mayoría de ellas bastante inocuas, que simplemente van y vienen. Algunas persisten pero no se hacen más comunes, mientras que otras aumentan en la población durante un tiempo y luego se desvanecen. Cuando surge un cambio en el patrón de infección, puede ser difícil saber qué está impulsando la tendencia. ¿Se trata de cambios en el comportamiento de las personas o de cambios en el propio virus? Tan rápido como nuestros ojos y oídos pueden detectar ciertas amenazas, una lección crucial cuando se trata de patógenos es que debemos crear nuevas formas de identificar las amenazas lo más rápidamente posible.

Había algo más que Henry y Birx tenían en común: el reconocimiento de que su perspicacia científica se veía muy mermada si el mensaje no conectaba adecuadamente con las masas. Durante las varias horas de conversación que mantuve con la Dra. Birx, fue este punto el que realmente quiso transmitir. Y compartió tres importantes lecciones que debemos tener en cuenta de cara al futuro: «La percepción de la gente es su realidad»; «Se puede legislar el comportamiento. No puedes legislar cómo piensa la gente»; «Tenemos que abordar la forma de hablar con la gente, de escuchar a la gente y de conocer dónde se encuentran. Quién transmite el mensaje es casi tan importante como el propio mensaje».

Esta última idea fue especialmente conmovedora para Birx mientras estaba de viaje. Adaptó el mensaje a su público y, en cierta medida, incluso se adaptó a sí misma para ser la mensajera adecuada. Cuando acudía a los campus universitarios, interpretaba el papel de científica y abuela, advirtiendo a los jóvenes de que no fueran tan frívolos a la hora de infectarse porque no sabemos lo que le hará a alguien a los treinta, cuarenta o cincuenta años. (Como veremos en el capítulo 6, los niños que contraen el virus hoy pueden desarrollar complicaciones, ya sea durante la fase aguda de la enfermedad o dentro de muchos años, por razones que aún no comprendemos).

Cuando Birx se reunía con las naciones tribales y hablaba con sus líderes, que estaban comprometidos a unir a su comunidad, ella era la epidemióloga de salud pública y la psicóloga social que aprovechaba su inquebrantable sentido de la unidad para protegerse unos a otros, comprendiendo que vivían en hogares multigeneracionales, que tenían una de las esperanzas de vida más bajas del país y que podrían haber puesto un millón de excusas para que las cosas no les fueran bien. Y sin embargo, juntos se unieron contra cada una de esas excusas y marcaron la diferencia. En solidaridad con ellos, Birx fue sincera con los funcionarios de salud de las tribus sobre las vulnerabilidades de sus miembros: la alta incidencia de enfermedades crónicas coexistentes como la diabetes y la obesidad, y los sistemas de atención sanitaria con escasa financiación y personal dentro de sus comunidades. Organizó mesas redondas para reunir a los gobernadores locales y a los líderes tribales con el fin de mostrarles qué hacer para minimizar la pérdida de vidas y eliminar parte de la angustia de la pandemia en las reservas. También compartió la evidencia de que seguir las precauciones más sencillas de llevar mascarillas, distanciarse físicamente y prestar atención a la higiene sanitaria —tanto en el ámbito público como en el privado— podría ayudar a superar muchos de los desafíos únicos a los que se enfrentaban.

Por ejemplo, cuando se reunió con los Pima-Maricopa de Salt River, en la comunidad india de Arizona, defendió su campaña #SHIELDUP-SALTRIVER y los funcionarios de salud de la tribu le regalaron un protector facial con el símbolo que representa una versión modificada del escudo de un guerrero O'odham (Pima) utilizado en la batalla. Ahora representa la lucha de la tribu contra el virus. Sin embargo, no hay que equivocarse: los nativos americanos se han visto desproporcionadamente afectados por el virus en comparación con sus homólogos blancos. En 2021, el paquete de ayuda COVID del presidente Joe Biden, de 190 mil millones de dólares, proporciona 31.000 millones de dólares a las naciones tribales y a los pueblos indígenas para que puedan prepararse mejor y, por fin, hacer frente a problemas de largo plazo, como la escasa atención sanitaria, que los hace totalmente vulnerables en una pandemia. Las naciones tribales son comunidades en sí mismas, pero también forman parte de nuestra gran comunidad nacional. Y por mucho que cada uno de nosotros piense y actúe de manera individual, debemos tener siempre presente a nuestros vecinos, a nuestra comunidad.

«Debemos aprender a formar parte de una comunidad, no a separarnos de ella», señala Birx. Esto nos lleva a las medidas de preparación. Hay tres pasos importantes para prepararse para el futuro con este virus: ganar perspectiva; encontrar fuentes de información valiosa y fidedigna; y estar preparado para entrar en modo pandémico de un momento a otro. Vamos a tomar cada una de estas ideas por turnos.

Ganar perspectiva

En retrospectiva, me sorprende lo rápido que ha cambiado el mundo. No habría imaginado que la gran mayoría del país y del mundo se quedaría en casa. Que el aire sería más limpio. Que las escuelas se conectarían tan rápidamente. Que los restaurantes, museos y gimnasios cerrarían. La telesalud pasó de no ser casi utilizada a 80.000 visitas en un mes en el Hospital Universitario Emory de Atlanta, donde trabajo. Me sorprendieron los esfuerzos proactivos de organizaciones como la Asociación Nacional de Baloncesto para frenar la propagación a pesar de la enorme pérdida monetaria. Y una vez que empezamos a abrirnos de nuevo, observé cómo encontrábamos con delicadeza el equilibrio adecuado entre ser demasiado cautelosos y no serlo suficientemente; encontrar una nueva normalidad y recuperar una cierta apariencia de «vida». En el capítulo 7, esbozaré los aspectos esenciales para dar prioridad a la salud y practicar el autocuidado extremo que serán útiles para allanar el camino personal hacia adelante, pero por ahora, centrémonos directamente en las perspectivas más amplias.

El agotamiento pandémico llegó definitivamente en 2021, un año después del evento. Paradójicamente, aunque el mundo se ralentizó mientras la mayoría de nosotros estaba bajo confinamiento domiciliario, nos encontramos agotados y sin rumbo. Perdimos la noción de los días, ya que uno se confundía con el siguiente. Los profesionales de la salud mental con los que he hablado han dicho que los índices de depresión, ansiedad, estrés y malestar han aumentado considerablemente con respecto a la prepandemia de 2019. Creo que cada uno de nosotros ha experimentado algún nivel de estrés postraumático (PTS), ya sea que nosotros o un ser querido haya desarrollado una infección o no. Además de la pérdida de vidas a causa del virus, que es lo único que hay que lamentar, se han producido grados de pérdida en un amplio espectro: pérdida de trabajos, negocios e ingresos; pérdida de salud y sensación de bienestar; y pérdida de experiencias emblemáticas e hitos en la vida como graduaciones, bodas, vacaciones de toda la vida y reuniones familiares. El término «niebla cerebral» se hizo común no solo para las personas que sufrían los efectos cognitivos de la enfermedad, sino también para los individuos que escaparon de la infección pero que, sin embargo, sentían que la pandemia los sumía en una bruma que no desaparecía. Algunas personas me dijeron que la causa era la soledad del aislamiento social: les resultaba más difícil mantener la concentración o realizar tareas mundanas. Y luego está el mayor factor de estrés de todos:

la incertidumbre persistente, la pérdida de seguridad y la menor capacidad de ser optimista sobre el futuro. Entonces, ¿cómo ganar y mantener la perspectiva en medio de todo eso?

He informado y escrito extensamente sobre los efectos perjudiciales que el estrés tiene en el cerebro y en el cuerpo. El tipo de estrés provocado por la pandemia es, de hecho, uno de los más tóxicos y mentalmente paralizantes, ya que cumple todos los requisitos: es implacable, tedioso, inoportuno, ingobernable y, en última instancia, muy perturbador para nuestras rutinas, especialmente las que contribuyen a nuestra salud. Por muy tóxico que sea algo, tener una fecha de finalización puede ayudarte a prepararte mentalmente. Pero durante esta pandemia no había un calendario que seguir. Incluso las personas más experimentadas, incluidos los médicos especialistas en enfermedades infecciosas, a menudo decían: «No lo sé». Cuando las autoridades de confianza admiten que no lo saben, esa honestidad brutal puede ser desconcertante y provocar una sensación de desesperanza.

Por eso la perspectiva es un componente esencial de la preparación. Sin una perspectiva bien informada, ninguno de los otros planes de preparación puede encajar. Es una tarea activa que requiere hacer un balance del presente, mirar hacia el futuro con determinación y asegurarse de controlar constantemente las cosas que están a tu alcance en el camino. Uno de los mejores y más productivos lugares para empezar es tu propio cuerpo. Dormir bien por la noche, comer bien, sudar con regularidad para tu salud física, pero también comprometerte diligentemente con los demás e incluso desarrollar nuevos conocimientos, aficiones y habilidades para tu salud mental. Me doy cuenta de que nada de eso es fácil y que para muchos esas actividades básicas de la vida han sido parcialmente dejadas de lado o abandonadas durante la pandemia. Algunas personas se pusieron más en forma y fueron más felices en 2020, pero mi opinión es que la mayoría lo consideraría el peor año de su vida. Por eso, una preparación adecuada significa que muchos de estos comportamientos deben ser una constante en nuestras vidas, antes, durante y después de una futura pandemia.

Nicholas Christakis es médico y científico social en Yale donde dirige el Laboratorio de Naturaleza Humana. También es autor de *La flecha de Apolo: El impacto profundo y duradero del coronavirus en nuestros modos de vida.*[131] Admiro al Dr. Christakis porque no solo tiene una inmensa experiencia como médico, sino que también tiene una estimada carrera como sociólogo que ha estudiado cómo nuestro comportamiento social influye —y es influido por— la salud y la biología humana. Observa la historia para intentar proyectar nuestro futuro.

Según Christakis, es más fácil ganar perspectiva si se piensa en el impacto de la COVID en tres fases distintas: el periodo inmediato, el periodo intermedio y el periodo postpandémico que, según él, comenzará de manera realista en 2024. Cuando hablamos, todavía estábamos en el periodo inmediato, con el uso constante de mascarillas, el distanciamiento físico y el cierre periódico de negocios y escuelas para frenar la propagación del virus. Las vacunas habían comenzado a distribuirse, pero no se esperaba que se alcanzara la inmunidad comunitaria hasta probablemente finales de 2021 o principios de 2022. Parte de esa inmunidad comunitaria, que marca el periodo intermedio de la pandemia, también procedería de la infección natural.

Durante el periodo intermedio, me dijo, es cuando debemos recuperarnos no solo del impacto biológico o epidemiológico del virus, sino también del impacto psicológico, social y económico del mismo. Si se observa la historia de las epidemias graves que se remontan a miles de años atrás, la población tarda un par de años en recuperarse del impacto inmediato. Millones de negocios han cerrado permanentemente. Millones de escolares han faltado a la escuela. Millones de personas perdieron a sus seres queridos y estuvieron de luto. Christakis calcula que por cada persona que muera a causa de la pandemia, quizá otras cinco que sobrevivan a la infección quedarán gravemente discapacitadas y sufrirán riesgos de salud a largo plazo, por lo que también hay que recuperarse del choque clínico de la enfermedad. Millones de personas necesitarán atención médica continua incluso cuando el impacto inmediato de mortalidad de la pandemia haya quedado atrás. Así que, si juntamos todo esto, llegaremos a finales de 2023 y principios de 2024 antes de dejar atrás por fin el impacto clínico, psicológico, social y económico del virus.

---

131. *Véase* Nicholas A. Christakis: *La flecha de Apolo: El impacto profundo y duradero del coronavirus en nuestros modos de vida*, La Esfera de los Libros, Madrid, 2021.

Y entonces entraremos en el periodo postpandémico. Christakis cree que ese periodo podría ser similar a los locos años veinte del siglo xx, tras la pandemia de gripe de 1918. Me dice Christakis:

En épocas de peste, desde hace miles de años, es muy típico que la gente se vuelva más religiosa cuando tiene miedo y cuando hay una amenaza grave. También tiende a evitar el contacto social. Se queda en casa. La interacción social cesa cuando hay un germen mortal en marcha. Las personas se vuelven más abstemias, más reacias al riesgo. Dejan de gastar dinero. Todos estos cambios son los típicos que nos impone la propagación de un agente patógeno mortal. Pero cuando la epidemia termina, todos esos cambios se invierten. La gente ya no es tan religiosa. Busca incesantemente oportunidades sociales en clubes nocturnos y bares y restaurantes y eventos deportivos y mítines políticos y actuaciones musicales, etc. Las personas han estado encerradas durante mucho tiempo. Empiezan a gastar su dinero. Se vuelven más tolerantes al riesgo. Se dedican a actividades empresariales. Escapan de la muerte. Y así ven un mayor papel para el significado en sus vidas.

Esa es una de las buenas noticias de la vida postpandémica. La otra buena noticia es que Christakis no cree que vaya a haber un cambio fundamental a largo plazo en la naturaleza de la interacción humana. Durante miles de años, las personas han huido de las ciudades a las zonas rurales en tiempos de plaga. En 2020, cuando la pandemia empezó a extenderse por todo el mundo, vimos cómo se repetía ese antiguo patrón. La gente huyó de las ciudades hacia las zonas suburbanas y rurales; algunos eligieron estados completamente diferentes. Pero Christakis cree que el atractivo de las ciudades, con sus oportunidades de trabajo, acceso a actividades y diversidad, sigue siendo tan poderoso que, cuando la plaga haya quedado atrás dentro de un par de años, la gente volverá. Sin embargo, es posible que algunas cosas no vuelvan nunca del todo, como los apretones de manos, los viajes de negocios superfluos y el hecho de ir al trabajo o a la escuela con un mal resfriado o una gripe. Probablemente siempre tendré una mascarilla a mano cada vez que entre en una situación de aglomeración de gente durante la temporada de gripe; me resulta sorprendente la frecuencia con la que nos hemos visto rodeados de personas que están obviamente enfermas —estornudos, tos— y lo hemos aceptado sin más. Dada la preocupación por el contagio asintomático, tendré más en cuenta la densidad de la multitud en general. Y optaré por sistemas y tecnología sin contacto cuando interactúe en comunidad, así como por trabajar desde casa más a menudo.

«La hemorragia acaba por detenerse» es una frase común que utilizan los médicos y que Christakis encontró adecuada para la pandemia. Puede que la COVID haya sido persistente y obstinada, pero las plagas siempre acaban. Yo también soy optimista y creo que veremos un manantial de apoyo a la ciencia y la medicina, dado el impacto que las vacunas han tenido hasta ahora y la manera en que seguirán revolucionando nuestro mundo y su salud en general. Creo que es posible que, tras haber visto la importancia de la ciencia en la lucha contra esta amenaza mundial, veamos esa misma importancia de la ciencia en otros ámbitos, como en la lucha contra el cambio climático y la conservación del medio ambiente. Las pandemias plantean problemas, pero también pueden dar lugar a nuevas mentalidades y soluciones.

Tener una perspectiva completa durante esta pandemia también significa comprender plenamente la codependencia entre la salud pública y la económica. Los países que tuvieron menos trastornos en sus economías fueron los que pudieron doblar la curva más rápidamente, incluso si tomaron medidas más estrictas. Ese ha sido el caso de algunas partes de Europa y Asia. Pienso en el cuerpo como una metáfora del país. En las primeras fases de una enfermedad (una infección en el país), el tratamiento puede ser menos agresivo y de menor duración en comparación con el tratamiento en una fase posterior, pero tiene que ser exhaustivo y coherente. Probablemente sepas que no hay que interrumpir los antibióticos o la quimioterapia antes de tiempo porque la enfermedad no se tratará completamente y las células resistentes quedarán para repoblar. Eso hace que sea más difícil de tratar la próxima vez. Eso es lo que ocurrió en Estados Unidos: utilizamos una medida a medias y nos sorprendimos cuando la enfermedad volvió a rugir durante varias oleadas más. Debemos recordar que la recuperación no se produce de un solo golpe, especialmente en un país tan diverso y heterogéneo como el nuestro.

Aunque hemos aprendido a frenar la propagación mediante acciones básicas de salud pública, como el uso de mascarillas y el distanciamiento social, debemos prepararnos y aceptar el hecho de que no hay ningún interruptor que apague la propagación del contagio. La perspectiva significa aprender a actuar ante la incertidumbre, aunque la amenaza parezca lejana. La clave será estar al tanto de las noticias, digerir correctamente los datos y tomar buenas decisiones para la salud y la seguridad de nuestras familias. Y todo ello depende de cómo se adquieran nuevos conocimientos en los que basar las decisiones importantes.

Buscar la ciencia y el asesoramiento adecuados

Peter Hotez, vacunólogo y decano de la Escuela Nacional de Medicina Tropical de Baylor, en Houston (Texas), ha dedicado su carrera a intentar acabar con las enfermedades y la mala salud en todo el mundo, y a menudo ha centrado sus esfuerzos en las enfermedades olvidadas relacionadas con la pobreza en las que no pensamos en Estados Unidos, como la leishmaniasis, el chagas y la esquistosomiasis, enfermedades endémicas en otras partes del mundo. Es uno de los académicos más consumados en enfermedades infecciosas y medicina tropical de nuestra generación. Y en muchos sentidos, lleva cuatro décadas preparándose para esta pandemia. Su formación incluye una licenciatura en Yale, un doctorado en la Universidad Rockefeller y un doctorado en Cornell. Se le ha llamado cariñosamente *«pan man»* durante toda la pandemia por su visión panorámica no solo de la biología y la ciencia de todo ello, sino también del marco político en el que hemos vivido este acontecimiento. Su equipo empezó a estudiar los coronavirus hace una década, cuando la mayoría de las personas ni siquiera habían oído hablar de ellos. Fabricó una vacuna contra el SARS-1 y estuvo a punto de conseguir una vacuna contra el MERS, dos hazañas que le dieron ventaja para desarrollar una vacuna contra la COVID cuando llegó su secuencia.

Al igual que yo, ha sido testigo directo de los efectos devastadores que ciertas enfermedades pueden tener en los pueblos y las naciones. No hay duda de que las dolencias de nivel pandémico son «la fuerza más desestabilizadora» del planeta, afirma. Nos insta a dejar de pensar en las enfermedades, incluida la COVID, como un problema de salud únicamente. Para él, también es una causa fundamental de la pobreza mundial y de las inseguridades de todo tipo —desde la alimentaria hasta la financiera— que, en última instancia, afectan a las personas independientemente de dónde vivan. Desde su punto de vista, lo que causó los fallos en la respuesta estadounidense a la COVID fueron cosas en las que los científicos no solemos pensar durante nuestra formación: la guerra, el colapso político, la urbanización, el cambio climático y, por supuesto, un agresivo movimiento anticientífico. «Es una llamada de atención sobre la necesidad de replantear la educación médica para formar a los médicos con un pensamiento más amplio que el actual», me dijo Hotez.

La educación médica tiene que incluir la educación sobre cómo reaccionará y se comportará la población cuando esté asediada por una enfermedad, porque eso es, en última instancia, una parte importante para acabar con dicha enfermedad. Y resulta que ese comportamiento es bastante predecible. Un pasaje del clásico existencial de Albert Camus, *La peste*, de 1947, relata un brote ficticio de peste bubónica en la ciudad argelina francesa de Orán poco después de la Segunda Guerra Mundial.[132] Cuenta la historia de una peste en un entorno más moderno, con tecnologías de posguerra como el teléfono y el automóvil, y sus detalles son asombrosamente premonitorios: contagio, negacionismo, cuarentena, enfermedad intratable, más negacionismo, una economía que se desmorona, ciudadanos acobardados en sus casas y «trabajadores de primera línea» dispuestos a sacrificarse por sus vecinos. «Madres e hijos, esposas, maridos y amantes, que habían imaginado unos días antes que se embarcaban en una separación temporal... se encontraron abrupta e irremediablemente divididos», escribe. También afirma lo que todos hemos aprendido: «Todo el mundo sabe que las pestes se repiten en el mundo, pero de alguna manera nos cuesta creer en las que caen sobre nuestras cabezas desde un cielo azul. Ha habido tantas plagas como guerras en la historia; sin embargo, siempre las plagas y las guerras cogen por sorpresa por igual a la gente». La nostalgia se convierte en una emoción dominante. Añoramos vivir en cualquier

---

132. *Véase* Albert Camus: *La peste*, EDHASA, Barcelona, 2002.

tiempo que no sea el presente: «El sentimiento de exilio —esa sensación de un vacío interior que nunca nos abandonó—, ese anhelo irracional de volver al pasado o de acelerar la marcha del tiempo... esos agudos golpes de memoria que escuecen como el fuego».

El Dr. Hotez recibió un varapalo en el apogeo de la pandemia por hablar con franqueza sobre la crisis que se desarrollaba mientras promovía medidas de salud pública y defendía las vacunas. Ha sido un enemigo del *lobby* antivacunas desde que hace unos años escribió un libro sobre su hija con autismo titulado, de forma muy directa, *Vaccines Did Not Cause Rachel's Autism* (Las vacunas no causaron el autismo de Rachel). En un momento dado, durante el año 2020, un legislador del gobierno tejano calificó su trabajo científico en el desarrollo de vacunas como una «brujería» interesada, acusándolo de estar en el bolsillo de la industria farmacéutica. Eso no le impidió hacer muchas apariciones públicas en todos los medios de comunicación para rebatir las campañas de desinformación sobre el poder y la seguridad de las vacunas y promover la ciencia basada en datos porque sabía lo que estaba en juego. «El ecosistema de las vacunas es muy frágil», dice Hotez. «No hace falta mucho para que incluso una buena vacuna sea expulsada de la isla si la percepción pública está en contra». Hotez cree que la anticiencia es una de las mayores amenazas para la humanidad, a la par que un arma nuclear: «La anticiencia está a la altura de las cosas para las que construimos muchas infraestructuras para tapiarlas, como la proliferación nuclear, el terrorismo global y los ciberataques. Debemos hacer lo mismo con la anticiencia. Debemos tratarla con la misma seriedad, y hacer algo con los grupos antivacunas más allá de amplificar el mensaje [basado en la ciencia]».

Durante mucho tiempo, Hotez y otros creyeron que responder al movimiento antivacunas solo lo alimentaría. En la última década, su actitud ha cambiado. «La retórica antivacunas es una amenaza para la salud pública que exige una atención muy centrada y una respuesta agresiva», me dijo. Esto implica una sólida educación a favor de las vacunas en las escuelas, a través de los medios de comunicación y de campañas de servicio público. Tal y como están las cosas, los conocimientos provacunas suelen quedar enterrados en los sitios web del gobierno. Hotez argumenta que se debería aumentar la financiación de los departamentos de salud para combatir la desinformación generalizada y la legislación para dificultar que la gente se salte las vacunas cruciales y para dificultar aún más que las plataformas de los medios de comunicación social promuevan los mensajes antivacunas.

En la última década hemos aprendido que la mejor arma contra las dudas sobre las vacunas no es la publicidad de los políticos, los famosos, los médicos de salud pública, nuestros medios de comunicación favoritos o incluso los deportistas. Los mensajeros más poderosos para promover las vacunas son las propias personas de nuestros círculos sociales que se vacunan y comparten su experiencia positiva. Si esto nos resulta familiar, es porque refleja un mantra común: compartir, no tener vergüenza. Cuantas más personas se vacunen, más normal será la vacunación. Se desarrolla un círculo virtuoso de confianza a medida que se desnormalizan las posturas antivacunas. Esta es otra forma de verlo: de la misma manera que normalizamos el hecho de quitarnos los zapatos en los aeropuertos antes de subir a un avión tras los atentados del 11 de septiembre, tenemos que normalizar la vacunación ahora porque no podemos permitirnos tener pequeños brotes en nuestra comunidad que amenacen vidas. Piensa en ello como en la creación de anticuerpos cognitivos para contraatacar la desinformación.

Aunque el virus nos sorprenda continuamente, el comportamiento humano puede ser inquietantemente predecible. En 2018, el Dr. Hotez y sus colegas predijeron correctamente siete lugares del país donde era más probable que surgiera el sarampión. Un año más tarde, hubo pequeños brotes en esas áreas, que culminaron en un brote mayor cuando finalmente se confirmaron más de mil casos individuales de sarampión en treinta y un estados. El sarampión es uno de los gérmenes más contagiosos que han recorrido el planeta, pero también tiene un antídoto fácil y eficaz a través de una vacuna. Si tuviera que adivinar dónde surgirán los focos de COVID en el futuro, diría que en los mismos lugares en los que Hotez predijo los brotes de sarampión: lugares en los que la duda ante la vacuna es alta.

Hotez y yo estamos de acuerdo en que la manera de promover y comercializar la ciencia —desde las vacunas hasta la medicina de estilo de vida— será clave para vacunarnos contra futuras pandemias. El sector privado ha aprovechado el poder del *marketing* de objetivos durante décadas. Ya es hora de que traslademos ese genio del *marketing* al sector de la salud pública. Es un reto importante hacer que la salud pública y los conocimientos médicos de alta calidad sean tan atractivos y estén tan disponibles como los deportes o la moda.

Vivimos en un mundo saturado de información que ofrece poderes y peligros especiales. Así como los medios de comunicación pueden informar y educar, también pueden desinformar y engañar, especialmente en la era digital. Por supuesto, el engaño es información falsa o fuera de contexto, mientras que la desinformación es un subconjunto del engaño que se crea o difunde deliberadamente con la intención de confundir o engañar a la gente. Y ha habido mucho de ambas cosas a lo largo de la pandemia. Es relativamente fácil detectar el engaño cuando proviene de fuentes dudosas, pero cuando escuchas a personas de tu propio círculo de amigos y colegas hacer afirmaciones cuestionables o incluso escandalosas y peligrosas, es más difícil defenderse. ¿Qué dices? ¿Cómo responder para desafiar su pensamiento y al mismo tiempo preservar la relación?

Cuando encuentro a alguien con una afirmación absurda, lo primero que hago es preguntarle de dónde ha sacado esa información. Nueve de cada diez veces, la respuesta invariable es: «Me lo dijo fulano» o «Lo leí en algún sitio de Internet», pero lo más frecuente es que la persona no pueda recordar exactamente de dónde procede la información. Cuando nos encontramos con información dudosa o directamente falsa, debemos desafiarla respetuosamente con explicaciones y fuentes basadas en pruebas, expresando nuestro lenguaje con compasión y empatía. Esto significa que debemos hacer nuestros propios deberes y no caer en la trampa de propagar falsedades.

He aquí algunas maneras de comprobar la existencia de información falsa y de promover la alfabetización digital, por cortesía de la doctora Tara Kirk Sell, académica del Centro de Seguridad Sanitaria de la Universidad Johns Hopkins, que trabaja en la preparación y respuesta ante una pandemia:

• Utiliza herramientas y servicios basados en Internet que puedan proporcionar una evaluación imparcial de la credibilidad de las fuentes.

- Verifica la información con otras fuentes de noticias o con personas de confianza de tu red, o coteja cualquier afirmación o recomendación con la mejor información disponible.

- Examina la cuenta de las redes sociales, la URL o el diseño que pueda sugerir una falta de supervisión editorial.

- Ten cuidado con los mensajes que están diseñados para apelar a las emociones.

- Sé más consciente de cómo funcionan las campañas de desinformación.

- Piensa dos veces en los prejuicios personales que pueden llevarte a una mala información.

Unas pocas pulsaciones del teclado pueden enviarte a fuentes fiables o a la madriguera del conejo que conduce hacia otras poco fiables. El objetivo es visitar sitios de confianza que publiquen información verificada y creíble, avalada por expertos. Esto es especialmente importante cuando se trata de cuestiones de salud y medicina.

Los mejores motores de búsqueda de revistas médicas que no requieren una suscripción son pubmed.gov (un archivo en línea de artículos de revistas médicas mantenido por la Biblioteca Nacional de Medicina de los Institutos Nacionales de Salud de EE.UU.); sciencedirect.com y su hermana, springerlink; la Biblioteca Cochrane en cochranelibrary.com; y Google Scholar en scholar.google.com, un gran motor de búsqueda secundario para utilizar después de la búsqueda inicial. Las bases de datos a las que acceden estos motores de búsqueda incluyen Embase (propiedad de Elsevier), MedLine y MedLinePlus y cubren millones de estudios revisados por pares de todo el mundo. A menudo le digo a la gente que ponga el mismo grado de rigor en la investigación de estos temas que el que pondría en una nueva escuela que está considerando para su hijo. Haced los deberes y dedicad tiempo extra para verificar lo que estáis aprendiendo. En el capítulo 8, te daré algunos consejos sobre cómo mantener conversaciones con personas que no se toman en serio la amenaza de la COVID o que no quieren seguir las medidas y recomendaciones de salud pública.

En cualquier momento

El epidemiólogo y cazador de virus al estilo de Indiana Jones, Nathan Wolfe, a quien he presentado en la primera parte, dice que, aunque seguiremos enfrentándonos a amenazas de pandemias después de la COVID, nuestra percepción ha cambiado para siempre. Ese cambio de perspectiva es bueno. «Vivimos en un mundo con mucha capacidad científica pero con una psicología humana defectuosa», me recuerda. Y la psicología humana defectuosa que interrumpió nuestra respuesta está, afortunadamente, siendo reeducada con esta nueva y forzada perspectiva. Este cambio nos permitirá responder con mayor rapidez, especialmente en los primeros días de la próxima pandemia, cuando una acción rápida puede tener mayor impacto.

Wolfe cree que ese cambio de perspectiva, unido al hecho de que la COVID ha movilizado al sector privado, situará mejor nuestra respuesta la próxima vez. Es un gran cambio en comparación con hace diez años, cuando Wolfe aparecía en los escenarios mundiales junto a los líderes empresariales, tratando de convencerlos de que el sector comercial había subestimado seriamente el riesgo de epidemias. En una ponencia en la Preparación para una Pandemia en 2010 en el Foro Económico Mundial de Davos (Suiza), que atrae a los líderes mundiales de los ámbitos empresarial, académico y político, Wolfe se enfrentó a una audiencia en la que el 60 % de los directores ejecutivos creía que la amenaza de un brote mundial era real, pero solo el 20 % tenía un plan de emergencia en marcha. Ese mismo año, fue invitado a una conferencia del sector de los cruceros, pero no pudo convencer a los ejecutivos de que su empresa de vigilancia de enfermedades, Metabiota, podía ayudarles a evitar el pandemónium de una epidemia. Nadie le prestó atención. [133]

---

133. *Véase* Metabiota.com

El 31 de diciembre de 2019, la directora general de Wolfe en su empresa, Nita Madhav, estaba en una boda familiar en Portland, Oregón, cuando le llegó la noticia de un virus en Wuhan, China. Epidemióloga de formación, Madhav había tomado el timón de Metabiota a principios de ese verano, después de cuatro años dirigiendo el equipo de ciencia de datos de enfermedades infecciosas y, antes de eso, de pasar una década generando modelos de catástrofes. Su objetivo como directora general, con un equipo de epidemiólogos, científicos de datos, programadores, actuarios y científicos sociales, era construir el modelo de pandemia más completo posible. Empezaron por recurrir a la historia y amasar todos los datos sobre los principales brotes de enfermedades desde la gripe de 1918 en 188 países y finalmente desarrollaron lo que llamaron el Índice de Preparación para las Epidemias. El modelo permitía crear los criterios en torno a un hipotético virus, como su lugar de nacimiento geográfico, su transmisibilidad y la facilidad con la que podría dañar o matar a las personas. A continuación, mostraba varios escenarios de cómo podría propagarse por el mundo. Estos datos pueden ayudar a las empresas a responder, incluidas las farmacéuticas que buscan información para el despliegue de tratamientos y los fabricantes que necesitan saber cómo afectaría un brote a su cadena de suministro. El sistema de Metabiota era elegante e innovador, pero el factor más difícil y esquivo del modelo era calcular el miedo de la gente. Las consecuencias económicas de una pandemia eran una complicada interacción entre la respuesta de la sociedad y el comportamiento del virus.

Así nació el Índice de Sentimiento, o lo que uno de los diseñadores de la empresa, que había estudiado cómo los seres humanos perciben el riesgo y responden a él, denominó «un catálogo del miedo».[134] El índice podía dar una puntuación de 0 a 100 en función de lo aterrador que fuera para la población un determinado patógeno. Esa cifra podría ayudar a determinar los posibles trastornos y pérdidas financieras de un

---

134. *Véase* Ben Oppenheim *et al.*: «Assessing Global Preparedness for the Next Pandemic: Development and Application of an Epidemic Preparedness Index», *BMJ Global Health* 4, 2019, e001157, https://gh.bmj.com/content/4/1/e001157 *Véase* también Evan Ratliff: «We Can Protect the Economy from Pandemics. Why Didn't We?» *Wired*, 16 de junio de 2020, https://www.wired.com/story/nathan-wolfe-global-economic-fallout-pandemic-insurance/

brote, ya que las empresas cerrarían y los proyectos importantes quedarían en suspenso. Madhav y su equipo, entre los que se encuentra Wolfe, también examinaron las consecuencias económicas más amplias de las pandemias para averiguar qué intervenciones sociales equivalían a lo que se denomina coste por muerte evitada. Encontraron que «las medidas que disminuían el contacto de persona a persona, incluyendo el distanciamiento social, la cuarentena y el cierre de escuelas, tenían el mayor costo por muerte prevenida, muy probablemente debido a la cantidad de trastornos económicos causados por esas medidas», escribieron en un capítulo para la tercera edición de 2018 de *Disease Control Priorities* del Banco Mundial. [135]

Un año después, Madhav y su equipo se encontrarían viviendo dentro de las proyecciones de su propio modelo. El día de Año Nuevo de 2020, Madhav trató de reunir datos para hacer predicciones sobre el brote, pero era difícil porque nadie había entrado en pánico. Todavía no había respuesta que medir. Para la tercera semana de enero, el tono había cambiado radicalmente y todo el mundo se puso en marcha. Ben Oppenheim, jefe del equipo de productos y politólogo de Metabiota, dijo que habían hecho tanto para predecir todos los aspectos de una pandemia que, cuando realmente ocurrió en 2020, el equipo tuvo la sensación de estar reviviendo una historia bien contada. Era un *déjà vu*.

Según Wolfe, se trata de la nueva perspectiva que el mundo ha adquirido con esta pandemia. La combinación de una mayor concienciación tanto en el sector público como en el privado», dice, será la clave de nuestro futuro. Se trata de aprovechar la implacable realidad que el virus ha tenido en nuestra conciencia. La COVID es persuasiva, y sus herramientas incluyen la muerte de personas en todo el mundo, la devastación de las economías y los presupuestos gubernamentales, y el desempleo masivo. La clave de nuestra supervivencia será no olvidar.

---

135. *Véase* Dean T. Jamison *et al.*: *Disease Control Priorities*, 3ª ed., vol. 9, *Improving Health and Reducing Poverty*, World Bank, Washington DC, 2017, https://openknowledge.worldbank.org/handle/10986/28877

5 Artículos de reserva para tu kit de preparación para la pandemia

Mascarillas de alta calidad. Recuerda las tres características principales: tejido, filtros y ajuste. Algunas de las mascarillas más efectivas tienen dos capas de material exterior firmemente tejidas con un material filtrante intercalado en el medio. Puedes utilizar material de mascarilla quirúrgica o incluso un trozo de bolsa de aspiradora como filtro entre dos piezas de tela. Según una investigación realizada por un grupo de ingenieros de la Universidad Tecnológica de Virginia que incluye a algunos de los principales científicos del mundo especializados en aerosoles, no se necesita necesariamente una mascarilla médica N95 para estar a salvo de los coronavirus, aunque sea el estándar de oro. [136] Una mascarilla de tela de alta calidad y bien ajustada hace un buen trabajo de filtrado de las partículas víricas; una mascarilla de tela bien ajustada con una tercera capa de filtro puede detener entre el 74% y el 90% de las partículas de riesgo. Recuerda tener a mano mascarillas más pequeñas para los niños.

Jabón, artículos de limpieza y desinfectante de manos con al menos un 60% de alcohol. Ten en cuenta que la lejía tiene una vida útil de unos seis meses. Un virus como el de la COVID es más vulnerable al agua y al jabón porque está encerrado en una capa de lípidos grasos. Imagina una sartén grasienta: ¿Tendrías más suerte limpiándola con jabón o con una toallita de lejía? Aunque el riesgo de transmisión superficial de la COVID es bajo, mantén limpias las superficies interiores porque patógenos como el norovirus y la gripe se propagan más fácilmente en las superficies.

---

136. *Véase* Jin Pan *et al.*: «Inward and Outward Effectiveness of Cloth Masks, a Surgical Mask, and a Face Shield», *Aerosol Science and Technology* 55, n.º 6, 2021, 718–733, doi: 10.1080/02786826.2021.1890687

Suministros médicos básicos como medicamentos de venta libre (por ejemplo, Tylenol, Advil, Aspirina) y medicamentos con receta para treinta días. Ten un kit de emergencia que incluya un termómetro y un oxímetro de pulso que mida la cantidad de oxígeno en la sangre. Si hay un brote en tu comunidad, es posible que no puedas salir de casa para visitar la farmacia. No olvides pensar en los medicamentos para las mascotas y otros miembros de tu hogar.

Productos básicos de salud e higiene personal como pasta de dientes, champú, jabón corporal, desodorante y productos femeninos. Si tienes un bebé, hazte con pañales y toallitas. Procura tener un mes más de provisiones.

Productos alimenticios estables y congelados. Si tienes que quedarte en casa y evitar hacer la compra, una provisión de alimentos no perecederos te será muy útil. Almacena pasta, atún y salmón enlatados, frutas y verduras congeladas, alubias y lentejas secas, mantequillas de frutos secos, sopas y caldos, y quizá dulces como el chocolate negro.

Estate preparado

En la costa noreste de Japón, en una ladera boscosa bajo la aldea de Aneyoshi, se encuentra una lápida de piedra, una piedra en forma de obelisco en la que está grabada una advertencia: «Recuerda la calamidad de los grandes tsunamis. No construyas ninguna casa por debajo de este punto». Se colocó allí después de que un devastador tsunami azotara la zona en 1933, y su advertencia salvó a la pequeña aldea de once hogares casi ochenta años después, en 2011, cuando llegó otro tsunami cuyas olas se detuvieron a solo 100 metros de la piedra. Cientos de estas llamadas piedras del tsunami, algunas con más de seis siglos de antigüedad, salpican la costa de Japón.

Cuando la última ola del coronavirus retroceda, ¿qué tipo de piedra de toque existirá para las generaciones futuras? Como mencioné anteriormente, Estados Unidos carecía de experiencia con el SARS y el MERS para impulsarnos a responder rápidamente a esta pandemia. A diferencia de nuestros CDC, que inicialmente no supieron protegernos de las amenazas a nuestra salud, seguridad y protección, los CDC de Corea del Sur y Taiwán ayudaron a esos países a actuar con rapidez contra la COVID. Los Centros de Control de Enfermedades de Taiwán activaron inmediatamente el Centro de Mando Central de Epidemias e impusieron cuarentenas en los hogares, restricciones en las fronteras, un sistema de distribución de mascarillas y otras medidas preventivas. Los CDC de Taiwán y Corea del Sur pusieron en marcha una rigurosa labor de detección y rastreo de contactos, comunicación y aislamiento.[137] Su enfoque coordinado e inmediato explica sus éxitos. El recuerdo del SARS y el MERS aún perseguía a esos países y los motivó a actuar. Lamentablemente, nosotros sufrimos una especie de miopía colectiva que nos hizo subestimar los riesgos, prepararnos de manera insuficiente y carecer de la protección adecuada. La escasez de fondos federales socavó aún más la respuesta de los CDC. Entre 2002 y 2017, la financiación básica de los CDC para la preparación ante emergencias se redujo en más de un 30 %, es decir, 273 millones de dólares.[138] La insuficiencia de fondos también ha supuesto que los laboratorios de salud pública no cuenten con el personal necesario o que se cierren, lo que provocó efectos adversos cuando llegó la COVID.

Mientras Estados Unidos reinvierte en los CDC para convertir la fragilidad sistémica en resiliencia, cada uno de nosotros, a título individual, debe hacer su parte para mantenernos a salvo a nosotros mismos y a nuestras familias. Esto significa no solo evitar el virus, sino también evitar la paradoja de la preparación, que se refiere a cómo las medidas preventivas pueden parecer intuitivamente una pérdida de tiempo tanto antes como

---

137. *Véase* Jennifer Prah Ruger: «The CDC Is a National Treasure. Why Is It Being Sidelined?», CNN, *Opinion*, 15 de mayo de 2020, https://www.cnn.com/2020/05/14/opinions/pandemic-amnesia-threatens-our-health-cdc-prah-ruger/index.html

138. *Véase* el informe «A Funding Crisis for Public Health and Safety», de Trust for America's Health en https://www.tfah.org/report-details/a-funding-crisis-for-public-health-and-safety-state-by-state-and-federal-public-health-funding-facts-and-recommendations/

después del hecho. La mayoría de nosotros no dejamos de cepillarnos los dientes porque el dentista no haya encontrado ninguna caries en nuestra última revisión, y seguimos abrochándonos el cinturón de seguridad cuando estamos en un vehículo en movimiento aunque no hayamos sufrido un accidente recientemente. Pero en el caso de sucesos de mayor envergadura y con repercusiones más difíciles de calibrar, como es el caso de la CO-VID, puede ser difícil incitar a la gente a actuar. Como sociedad, no hemos estado dispuestos a invertir en la preparación para una pandemia de la misma manera que lo hacemos para la defensa, a pesar de que esta también es una amenaza. Recordemos que, según Robert Kadlec, que pasó décadas elaborando planes de respuesta ante catástrofes, el coste de la preparación para una pandemia sería de poco dinero ciudadano, unos 30 dólares, o el coste de un par de entradas de cine. Podríamos tener plataformas de vacunas listas para rodar, cazadores de virus como Wolfe sobre el terreno, una sólida vigilancia y una fuerte infraestructura de salud pública. Nada de eso parecía importante hasta que se convirtió en lo único importante.

Tanto si se trata de una pandemia como de nuestra propia salud personal, ¿qué nos inspira a hacer las cosas por adelantado para no tener que pagar más después? ¿Qué nos anima a comer alimentos saludables y a movernos más hoy para evitar las enfermedades cardíacas o el cáncer mañana? Cuando le planteé esa misma pregunta al Dr. Kadlec, me miró con los ojos llorosos y dijo, con pesar: «Supongo que hace falta algo así», refiriéndose a la gravedad de la COVID. «Supongo que hace falta que mueran cientos de miles de personas para decir: "Oh, sí. La próxima vez deberíamos estar mejor preparados"». Su respuesta me recordó las historias de adicción que he cubierto en el pasado. Algunos adictos tienen que tocar fondo para salir finalmente de las profundidades de la desesperación. Esta es nuestra propia historia de adicción. Finge hasta que lo consigas. Voy a tener suerte. Este es un problema que afecta a otras personas; a mí no me afecta. Y entonces, un día lo hace.

Hace años, tuve una conversación con mi mujer sobre la compra de un pararrayos para nuestra casa. Ella pensaba que el tipo cobraba demasiado dinero y que no estaba claro que lo fuéramos a necesitar de verdad. Por lo tanto, si nunca lo necesitábamos, cualquier dinero que gastáramos sería demasiado. Comprendí ese punto de vista, pero se me ocurrieron dos cosas. La primera es la perspectiva de tener un seguro. A menudo hay que invertir en cosas para protegerse de hipotéticos sucesos que quizá nunca ocurran. Puede ser una decisión difícil, pero si alguna vez te encuentras en una situación en la que utilizas un artículo como un pararrayos, ese dinero es lo mejor que vas a gastar en tu vida. Y también hay otra cosa menos perceptible, pero no menos importante: ese pararrayos u otros dispositivos de protección ofrecen confianza y calma. Cuando hay una tormenta eléctrica, estamos mucho más seguros de que nuestra casa no va a arder. A ese tipo de reducción de la ansiedad es difícil ponerle precio. La cuestión es que la inversión en prevención no puede medirse solo en términos de si la enfermedad ocurrió o no. También puede medirse en términos de tranquilidad, que no tiene precio.

Por ejemplo, poca gente tiene problemas para apreciar el propósito de la educación pública. Es un programa social claro y concreto diseñado para mejorar nuestras vidas. Los resultados se miden por los resultados de los exámenes, las tasas de graduación, las tasas de admisión a la universidad, la situación laboral, etc. Los logros de la salud pública, sin embargo, no se evalúan con métricas tangibles. El éxito se define por lo que se previene y no por lo que se produce.[139] Esto crea una extraña dinámica en nuestras mentes calculadoras. Cuando los programas de salud pública funcionan, lo hacen de manera invisible, y lo que no podemos ver, lo damos por sentado. No se puede celebrar que se haya evitado una enfermedad que apenas se sabía que existía. Eso hace que sea fácil para las personas miopes, incluidos los políticos y los dirigentes, negar las realidades a largo plazo. Y eso es lo que suelen hacer.

También hay beneficios secundarios de la preparación, además de las herramientas para combatir una enfermedad específica. Parte de la preparación para una pandemia podría significar inversiones significativas en vacunas universales, no solo una vacuna para este coronavirus sino para cualquier otro coronavirus. No solo para un virus de la gripe, sino para cualquier otro virus de la gripe. De hecho, los científicos están estudiando actualmente cómo podemos desarrollar una «panvacuna» que cubra todos los coronavi-

---

139. *Véase* Jason Kottke: «The Paradox of Preparation», kottke.org blog), 16 de marzo de 2020, https://kottke.org/20/03/the-paradox-of-preparation

rus y cepas de la gripe. Kadlec me recordó las inversiones que hicimos cuando enviamos a un ser humano a la luna. ¿Cuál fue el beneficio real de aquello, aparte del hecho de poder decir que lo hicimos? Bueno, muchos. Tecnologías como el GPS surgieron de aquello, al igual que la tecnología de navegación intraoperativa, los métodos de control de la seguridad alimentaria y las imágenes por satélite.

En Grecia, el Museo de la Ciudad de Volos sirve para concienciar sobre las catástrofes. Construido originalmente para albergar información general sobre la región, incluidos datos sobre terremotos e inundaciones de los años cincuenta, este museo inteligente y moderno ha dirigido recientemente su atención a promover la concienciación sobre el riesgo de desastres. Ha colaborado con expertos en preparación para catástrofes y autoridades civiles para identificar y llegar a los grupos de riesgo, desarrollar juegos de memoria cultural y desempeñar un papel más visible en la vida de la ciudad. Ahora, a raíz de la COVID, actúa como un caso de estudio sobre cómo las organizaciones pueden ayudar a preservar la memoria colectiva sobre el riesgo. Todos queremos que las generaciones futuras estén en la mejor posición para hacer frente a la próxima e inevitable pandemia. Y saber evaluar el riesgo constantemente equivale a ese posicionamiento.

6

Repensar y reconfigurar el riesgo en el propio cerebro

Evaluar la incertidumbre y hacer frente a las amenazas invisibles

Desde el mismo momento en que te despiertas por la mañana, tu cerebro toma un número incalculable de decisiones. La mayoría de ellas se producen de forma subconsciente. En los segundos que tardas en leer esta frase, tu cerebro habrá disparado un número milagroso de señales eléctricas para mantenerte vivo: respirar, moverte, sentir, escuchar, interpretar señales visuales, digerir, bombear sangre y pensar. Parte de la información que recorre tus miles de millones de neuronas viaja a una velocidad superior a la de un coche de carreras. El cerebro humano es un órgano extraordinario, una maravilla evolutiva. Los científicos lo describen a menudo como lo más complejo que hemos descubierto; uno de los descubridores del ADN llegó a llamarlo «la última y más grandiosa frontera biológica».[140] Podría decirse que es el kilo y medio de tejido más enigmático de nuestro universo.

Cada vez que opero un cerebro, me asombra ese manojo de tejido entrelazado que esculpe lo que somos y la forma en que experimentamos el

---

140. Esta cita se atribuye a James D. Watson y está escrita en el prólogo al libro de Sandra Ackerman *Discovering the Brain*, National Academies Press, Washington DC, 1992.

mundo. Todas las alegrías, dolores, amores, penas, preocupaciones y miedos que tenemos están de alguna manera incrustados ahí. Es el cerebro el que nos permite adaptarnos a los entornos, saber la hora, calcular el espacio, distinguir entre arriba y abajo, entre el frío y el calor, y entre lo seco y lo húmedo. Es el guardián definitivo de nuestra historia. Incluso nos susurra sueños cuando dormimos. Es el comandante en jefe de todos los demás sistemas orgánicos.

Tal vez lo más intrigante sea la manera en que el cerebro evalúa el riesgo, porque más que nadie ni nada en tu vida, tu cerebro quiere mantenerte a salvo. Nuestros sistemas sensoriales, muy afinados, actúan como defensas perimetrales, explorando constantemente el entorno en busca de amenazas. Y luego, a través de un sofisticado sistema de gestión de datos, el cerebro integra la nueva información entrante y la coteja con los viejos recuerdos. Es entonces cuando el cerebro le dice al cuerpo que actúe, y rápido. Piensa en esto como en nuestro instinto visceral, que se basa en imágenes, sonidos e incluso sentimientos que pueden procesarse rápidamente. Una pelota de béisbol se acerca a tu cabeza. Agáchate. Un animal agresivo te muestra los dientes afilados. Huye. Notas un sabor amargo en la comida: una posible toxina. Escupe.

Pero ¿qué pasa si una amenaza es realmente invisible, y evade sin esfuerzo nuestros sentidos? (Los fans de *La princesa prometida* sabrán que el veneno ideal es el polvo de yocaína: «inodoro, insípido, se disuelve instantáneamente en el líquido»). ¿Y si no hay ningún recuerdo del mismo en el que basarse, dado que nunca antes nos hemos encontrado con una amenaza así? Algo realmente novedoso. Sería la peor prueba de nuestra capacidad para evaluar un riesgo. Sería como volar a ciegas sin un sistema de guía automatizado. Y sin embargo, esto es lo que hemos pedido a nuestros cerebros desde el comienzo de esta pandemia. Cada vez que salimos de casa, tenemos una interacción casual con un amigo, o simplemente respiramos el aire de otra persona, nuestro cerebro intenta evaluar el riesgo, y falla. La COVID-19 es, en muchos sentidos, el enemigo invisible perfecto.

Durante el año pasado, casi todas las llamadas que recibí, así como todas las discusiones en torno a nuestra propia mesa, fueron una versión de lo mismo: ¿cuál es el riesgo de una actividad concreta? Dado que estaba informando sobre la pandemia, la gente solía acudir a mí para que les ayudara a completar la información que sus propios cerebros no podían calcular. Por lo general, les recomendaba que pecaran de precavidos, que se quedaran en casa en la medida de lo posible, que no visitaran a los ancianos ni a otros miembros vulnerables de la familia y que, en general, se alejaran físicamente de las posibles exposiciones. Era la misma filosofía que le decía a mi hija adolescente cuando le enseñaba a conducir. Disminuye la velocidad cuando conduzcas por una esquina ciega, porque simplemente no sabes lo que hay al otro lado. Definitivamente, no hay que acelerar. Pero la verdad es que mi cerebro estaba en la misma desventaja que el de los demás. Y reconocí plenamente las compensaciones, los importantes riesgos de no relacionarse con el mundo exterior. Nuestras tres hijas, de catorce, doce y diez años al comienzo de la pandemia, tenían un comprensible deseo de estar con sus amigos e inmersas en un mar de humanidad. A esa edad, la interacción social es especialmente necesaria para su crecimiento psicológico. Uno de los momentos más difíciles para mí, personalmente, fue encontrar a mi hija mayor sollozando en silencio sobre su almohada. «No tengo ni idea», respondió cuando le pregunté qué le pasaba. Entonces se sentó de repente y se aferró a mí para darme el abrazo más largo que jamás me haya dado. Estaba desesperada por un contacto físico y emocional.

Sí, quieren a sus padres, pero mis hijas también querían salir de casa, y había un riesgo tangible en el hecho de mantenerlas encerradas. Recuerdo haber mirado a mi mujer al otro lado de la mesa en muchas tardes de verano y haber repetido una versión de lo que mi hija me había dicho: «Simplemente no lo sé». Para un tipo con el que siempre contaban para tener la mejor información, las respuestas no eran fáciles.

Así que durante el año pasado creé mi propia forma de entender y evaluar el riesgo durante una pandemia o cualquier amenaza similar, que es a la vez invisible y novedosa. No es en absoluto perfecta y debe ser muy flexible, capaz de cambiar a medida que evoluciona la amenaza. Sin embargo, más que nada, debe comenzar por una comprensión del individuo que está evaluando el riesgo. Aunque ninguno de nosotros tiene memoria de este virus, dado que es novedoso, sí tenemos una tolerancia básica al riesgo en general, y esa tolerancia es quizá el reflejo más fiel de quiénes somos y qué valoramos.

Tu propia tolerancia al riesgo

En febrero de 2020, mi amigo y colega Jake Tapper me llamó un día para hablar de un posible viaje que estaba considerando para su familia durante sus próximas vacaciones de primavera. Uno de sus hijos tiene asma, por lo que preguntó a su pediatra sobre los riesgos. En ese momento, había alrededor de una docena de nuevos casos confirmados de COVID en el país, y me transmitió que el médico les había dicho que había «probablemente alrededor de un 0,1 % de posibilidades de que su hijo tuviera un problema importante». Antes de que yo pudiera responder, Jake dijo: «Así que, por supuesto, decidimos cancelar el viaje». Como médico que soy, creo que el pediatra estaba intentando calmar su ansiedad citando una cifra tan pequeña, pero para la familia Tapper representaba un riesgo suficiente como para cancelar sus planes de viaje. Pasar tiempo en una playa no valía la pena por la posibilidad de que algo saliera mal.

En otra ocasión, me encontraba en medio de una serie de videoconferencias con administradores escolares durante el verano de 2020. Estaba trabajando en un reportaje sobre la reapertura de las escuelas e intentando hacerme una idea de los planes que estaban poniendo en marcha. En un momento dado, cité algunos datos iniciales procedentes de Wuhan que sugerían que el virus tenía una tasa de mortalidad de alrededor del 0,5 %. Hubo una larga pausa, y luego un superintendente dijo: «Vaya, el 0,5 %. ¿Eso significa que 1 de cada 200 personas muere? Eso es realmente preocupante. Tenemos que cuidarnos y protegernos de verdad». Más tarde, ese mismo día, otra persona respondió a los mismos datos: «Así que el 0,5 %… Supongo que eso significa que sobrevivirá un 99,5 %, ¿no?». Una respuesta completamente diferente. (Ya he mencionado estos porcentajes mucho antes en el libro, pero ahora vamos a desgranarlo en el contexto de cómo la gente puede hacer interpretaciones tan divergentes).

Fue una serie de discusiones esclarecedoras que me recordaron que, aunque las personas pueden escuchar los mismos datos objetivos, los interpretan de manera muy diferente. Para muchas personas que pudieron quedarse en casa durante la pandemia, incluso un pequeño riesgo era demasiado. Para los trabajadores de primera línea y esenciales, que no tenían más remedio que acudir a sus puestos, la tolerancia al riesgo podía ser mucho mayor. Vimos cómo esto se manifestaba de diferentes maneras a lo largo de la pandemia en Estados Unidos. Y cuando empezamos a evaluar la tolerancia al riesgo en las distintas culturas, las diferencias se hicieron aún más pronunciadas.

Qué valoramos

Una vez hice un reportaje sobre un grupo internacional de investigadores que se reunieron de la Universidad de Columbia Británica, del Laboratorio de Medios del MIT, de la Universidad de Harvard y de la Escuela de Economía de Toulouse, en Francia, para evaluar el concepto de riesgo desde una perspectiva intrigante: enseñar a la inteligencia artificial de los coches autoconducidos a tomar una decisión en una fracción de segundo cuando no hay forma de evitar una fatalidad.[141] ¿Cómo determinaría un coche qué persona o grupo de personas debe ser «sacrificado»? Los aficionados a la ciencia-ficción reconocerán inmediatamente la ley de Asimov: un robot no puede matar o dañar a un humano por acción o inacción. Pero ¿y si no hay elección? ¿Y si los frenos fallan y no hay un escenario en el que el vehículo autónomo pueda salvarlos a todos?

Si te resulta familiar, es porque se trata de una versión del clásico experimento mental ético conocido como el «problema del trolebús»: cinco personas están atadas a una vía de trolebús con un vagón que se les echa encima. Puedes accionar un interruptor que redirija el vagón a otra vía a la que solo está atada una persona. ¿Qué haces? ¿Asumir la responsabilidad de la muerte de una persona o permitir que otras cinco mueran sin hacer nada? En una nueva iteración del problema, las cinco personas solo pueden salvarse si empujas físicamente a un hombre gordo a la vía para que detenga el coche con su cuerpo.

El estudio más reciente, denominado experimento de la «Máquina Moral», se inició en 2016 y permitió a más de dos millones de personas de todo el mundo participar en un juego que mostraba las preferencias por preservar o, por el contrario, sacrificar diferentes tipos de vidas. Generó

141. *Véase* E. Awad *et al.*: «The Moral Machine Experiment», *Nature* 563, 2018, 59–64, doi: 10.1038/s41586-018-0637-6 *Véase* también https://www.moralmachine.net/

casi 40 millones de decisiones en diez idiomas, convirtiéndose en el mayor estudio ético a nivel mundial de colaboración abierta distribuida. A las personas que participaron en el juego de la Máquina Moral se les mostraron dos imágenes, cada una de las cuales representaba un coche fuera de control que chocaba contra un grupo diferente de personas (o, en algunas de las imágenes, con un gato o un perro). Por ejemplo, el juego puede decirte que si dejas que el coche siga adelante, matará a tres niñas y dos hombres adultos. Pero si te desvías hacia la derecha, el coche matará a dos hombres mayores, dos mujeres mayores y una mujer joven. ¿Hacia dónde hay que desviarse? ¿A quién matarías? Un día me puse a jugar en la encimera de la cocina, y pronto toda mi familia estaba ejecutando los escenarios de sacrificio.

Morboso, sin duda, pero también revelador. Los más propensos a salvarse eran los bebés, los niños y las mujeres embarazadas. Eso no era sorprendente. Los deportistas y los empresarios se salvaban a menudo a costa de los indigentes y los hombres con sobrepeso. Los médicos puntuaban justo por debajo de las enfermeras. Resulta que los gatos eran los más propensos a ser sacrificados. Y aquí es donde este experimento mental se volvió tan relevante para esta pandemia: el sacrificio de los ancianos. Los datos mostraron que en la jerarquía del sacrificio, los ancianos estaban justo detrás de los gatos y los criminales. Que todos los humanos deban ser perdonados antes que las mascotas parece algo moralmente correcto, pero en este experimento, los perros se salvaron más a menudo que los criminales (y los criminales ganaron a los gatos). Casi siempre el coche se desvió hacia alguien de edad avanzada, tal y como hizo la COVID. Recuerda que al principio de la pandemia, supimos rápidamente que la enfermedad estaba matando desproporcionadamente a los ancianos, ya que vimos que las ocurridas en los centros de cuidados de ancianos representaban un tercio de todas las muertes en Estados Unidos.

Esto me hizo pensar: ¿qué pasaría si la pandemia de COVID hubiera matado principalmente a jóvenes en lugar de a personas mayores? ¿Habríamos respondido de manera diferente en Estados Unidos? ¿Habría sido menor nuestra tolerancia al riesgo como país? Por otro lado, ¿la reverencia cultural por los ancianos en Asia llevó a una respuesta más agresiva allí? Aunque durante el experimento de la Máquina Moral se encontró una preferencia por sacrificar a los ancianos para salvar a los jóvenes en todos los países, los lugares donde la gente mostró una menor preferencia por matar a los ancianos fueron los países de Asia Oriental, lugares que también tenían algunas de las tasas de mortalidad más bajas del mundo.

El estudio desvela una amarga verdad que muchos de nosotros conocemos en el fondo de nuestra mente, aunque nos resistamos a admitirlo: ciertas muertes nos molestan más que otras, y lo que te molesta a ti puede no molestar a tu vecino. Por eso hay que desarrollar una evaluación de riesgos como sociedad que tenga en cuenta estos prejuicios subconscientes y trabaje para neutralizarlos.

Y ese no es el único obstáculo para dar una respuesta racional a una pandemia como esta. Nuestro cerebro, la herramienta de evaluación de riesgos por excelencia, se encontraba inicialmente en una increíble desventaja porque no tenía ningún recuerdo previo de esta amenaza concreta.

Tu cerebro: jugando con las probabilidades de lo que recordamos

Cuando muchos médicos especialistas en enfermedades infecciosas oyeron hablar por primera vez de un coronavirus procedente de China, inmediatamente se les vino a la cabeza un recuerdo: el SARS. Por lo tanto, pusieron reflexivamente este nuevo virus en una «caja de SARS» en su cerebro, anticipando que el virus se propagaría solo de manera sintomática y simplemente desaparecería con el tiempo. Esa presunción acabó siendo un terrible error, que puso en peligro a muchas personas hasta que comprendimos cómo se comportaba la COVID.

El problema es fundamental en el mundo de la neurociencia. El cerebro adulto no es muy bueno para aceptar experiencias verdaderamente novedosas. Un cerebro totalmente maduro siempre se esforzará por encajar la nueva experiencia en una ya existente. Los niños, por el contrario, son maravillosos a la hora de enfrentarse a las experiencias novedosas porque en los primeros años de vida todo es nuevo. Esa capacidad disminuye a medida que crecemos. Los adultos nos volvemos cada vez más reacios a aceptar que algo es realmente novedoso, confiando en cambio en que ya lo hemos visto todo antes. Al fin y al cabo, vuelvo a preguntar: ¿cuándo fue la última vez que experimentaste algo por primera vez?

Este fenómeno —la incapacidad de procesar una nueva experiencia— es algo que Daphna Shohamy, profesora de psicología del Zuckerman Mind Brain Behavior Institute de la Universidad de Columbia, lleva tiempo estudiando. Recientemente ha colaborado en un estudio en el que se analizó cómo tomaban decisiones los pacientes con daños en el hipocampo, el centro de la memoria del cerebro.[142] El equipo de investigación pidió a estos pacientes que tomaran una serie de decisiones muy sencillas, como elegir entre Kit Kats y M&Ms o entre *pretzels* y patatas fritas, el tipo de decisiones sin sentido que tomamos a diario. Sin embargo, el grupo de personas con daños en el hipocampo tardó entre dos y tres veces más en tomar estas decisiones que los que tenían la memoria intacta.

Según Shohamy, esto seguía ocurriendo por una razón específica. A pesar de no tener ningún recuerdo de estos alimentos en particular —a qué sabían, o si saciaban o no— sus cerebros se esforzaban por encontrar cualquier evidencia que les ayudara a tomar esa decisión. Era como si el cerebro estuviera en un bucle constante, buscando un solo dato que le ayudara a tomar la decisión.

«Al final, en esos casos, el cerebro se limita a hacer una predicción», me dijo Shohamy. Aunque se trata de la suposición más informada que puede hacer, muchas veces el cerebro se equivoca. La lección es profunda a la hora de evaluar el propio riesgo. Tratar de evocar pruebas o recuerdos que no existen no hará más que entorpecer el proceso, ralentizarlo y, muy probablemente, acabará siendo incorrecto. En cambio, es necesario despejar la mente y no dejar que las nociones preconcebidas te obstaculicen lo que puede ayudarte a evaluar el riesgo con mayor precisión.

Con la COVID arraigada en nuestro entorno, ahora tendremos que evaluar regularmente el riesgo y tomar decisiones que nos afectan no solo a nosotros mismos, sino a todos los que nos rodean, tanto a los seres queridos como a los extraños. Aunque toda la vida hemos tomado decisiones

---

142. Para acceder a todos los estudios y trabajos de Shohamy, *véase* https://shohamylab. zuckermaninstitute.columbia.edu/research-projects *Véase* también https://zuckerminstitute. columbia.edu/daphna-shohamy-phd

que afectan a los demás, la pandemia añade una nueva complicación que cada individuo debe considerar como nunca antes. Puede que el virus mute un par de veces para ser menos virulento y mortal, pero su presencia será probablemente perpetua. A medida que la tecnología mejore y aprendamos de manera más continua, es probable que veamos mejoras en los sistemas de ventilación interior y en las medidas de protección que podrían hacer que los espacios interiores fueran más seguros en general, pero el riesgo nunca será cero. Y es posible que nunca alcancemos esa esquiva inmunidad de grupo en Estados Unidos o en todo el mundo, por mucho que intentemos vacunar. La combinación de las dudas sobre las vacunas y un pequeño porcentaje de personas que no se vacunan ha comprometido nuestra capacidad de llegar a ese punto. Y los que no se vacunan por cualquier razón pueden alimentar los casos de avance y más variantes. El mundo seguirá siendo un mosaico de poblaciones relativamente a salvo del virus y poblaciones que experimentarán brotes. Debemos aprender a vivir con este virus durante el resto de nuestras vidas y tener en cuenta su riesgo en nuestros días, un proceso mental que debería automatizarse relativamente, al igual que un coche de conducción autónoma que necesita tomar decisiones de navegación para evitar accidentes. El primer paso para conseguirlo es entender mejor el cerebro.

Reconecta tu cerebro

En mi mundo cerebral estoy mimado. Tengo la oportunidad de trabajar con un órgano que cambia y se remodela continuamente, quizá el único órgano del cuerpo que puede mejorar con la edad. Cada vez que experimentas algo nuevo (como la pandemia), tu cerebro se reconfigura ligeramente para adaptarse a esa nueva experiencia. Las nuevas experiencias y el aprendizaje hacen que se formen nuevas dendritas, que son segmentos de las células cerebrales que reciben impulsos eléctricos (dendrita significa literalmente «árbol» porque son extensiones cortas y ramificadas de una célula nerviosa que llegan a las células cerebrales cercanas). Con el comportamiento y el aprendizaje repetidos, las dendritas existentes se afianzan más. Tanto la formación de nuevas dendritas como el refuerzo de las preexistentes son importantes, por supuesto. La creación de nuevas dendritas, incluso débiles, se llama plasticidad. Y es esta plasticidad la que puede ayudar a tu cerebro a reconectarse si alguna vez se daña. También es el ingrediente principal de la resiliencia, vital para construir un cerebro mejor.

Por eso, a medida que navegas por el mundo postpandémico y aprendes cosas nuevas, se producen cambios en las sinapsis y en las dendritas: se generan más conexiones, mientras que otras pueden debilitarse. El cerebro se organiza y reorganiza constantemente en respuesta a tus experiencias, tu educación, los retos a los que te enfrentas y los recuerdos que creas. Estos cambios neuronales se refuerzan con el uso y la memoria (de ahí el dicho «lo que se conecta entre sí se enciende a la vez»).

Todos experimentamos una importante reconexión en varios momentos de la pandemia, ya que normalizamos ciertos comportamientos nuevos, como llevar una mascarilla, mantenernos físicamente alejados de los demás y lavarnos las manos con mucha más frecuencia. Para algunos, la reconfiguración hizo más difícil cambiar nuestros hábitos cuando las restricciones de COVID se relajaron y nos dijeron que podíamos estar sin mascarilla en muchas circunstancias. Mis hijas adolescentes, por ejemplo, se adaptaron enseguida a llevar mascarilla: se convirtió en algo natural para ellas. Incluso cuando las mascarillas se volvieron cada vez más innecesarias con la vacunación, seguían poniéndoselas al salir por la puerta. Sus cerebros más jóvenes codificaron este nuevo comportamiento con más facilidad y fuerza que los cerebros más viejos de sus padres. Y la facilidad con la que nuestros cerebros pueden realizar esta «redecoración» mental eléctrica nos hace especialmente adaptables. Es como aprender a tocar una pieza musical. Si tocas la sonata *Claro de Luna* de Beethoven en el piano una y otra vez, por ejemplo, el disparo repetido de ciertas células cerebrales en un orden determinado hace que sea más fácil replicar ese disparo más tarde. El resultado es que te vuelves más experto en tocar la pieza sin esfuerzo. Sin embargo, si dejas de practicar durante varias semanas y luego intentas tocar la pieza de nuevo, es posible que no seas capaz de tocarla con la misma habilidad que antes. Tu cerebro ya ha empezado a «olvidar» aquello que antes sabías tan bien. Las dendritas que estaban tan claramente definidas empiezan a marchitarse con cierta celeridad. Por suerte, no es difícil leer las notas incluso años después y volver a crear esas conexiones neuronales.

Del mismo modo, es posible que tengamos que volver a llevar mascarillas en los próximos años, para lo cual el cableado que hemos establecido en la era COVID será muy útil. Ahora tenemos esa memoria tan importante para motivarnos y pasar rápidamente al modo de control de la COVID. Los hábitos a prueba de pandemias que queremos poner en marcha en el futuro requerirán su propio cableado, pero la belleza de nuestros cerebros es que lo hacen posible. Por mucho que al principio te resistieras a las medidas de salud pública para combatir la pandemia, al final te acostumbraste. Y aunque te resistas a los nuevos hábitos de vida en tu preparación personal para otra pandemia, mi opinión es que pronto te acostumbrarás también. Tu cerebro y tu tranquilidad te lo agradecerán.

El espectro de riesgo en la vida cotidiana

La Sociedad de Enfermedades Infecciosas de América ayuda a determinar qué actividades pueden clasificarse como de bajo, medio y alto riesgo cuando hay un patógeno que se debe tener en cuenta en la vida diaria.[143] Por supuesto, la manera en que ese patógeno se comporta y se transmite es importante. En el caso de la COVID, un porcentaje muy pequeño de casos se produce por transmisión vírica en el exterior, independientemente del estado de vacunación, lo que hace que las actividades en el exterior tengan un riesgo mucho menor. Sin embargo, las probabilidades de transmisión en el interior son más de dieciocho veces mayores. Es posible que nunca se haga lo suficiente para que los ambientes interiores sean seguros en lo que respecta a la COVID. Un grupo de investigadores del MIT descubrió que el riesgo de estar expuesto a la COVID en interiores es tan gran-

---

143. *Véase* https://www.idsociety.org/

de a dos metros como a veinte metros, incluso cuando se lleva una mascarilla. [144] Este grupo, dirigido por ingenieros y matemáticos, desarrolló un método para calcular el riesgo de exposición a la COVID en un entorno interior que tiene en cuenta una serie de aspectos que podrían afectar a la transmisión, como la cantidad de tiempo que se pasa en el interior, la filtración y la circulación del aire, la inmunización, las cepas variantes, el uso de mascarillas e incluso la actividad respiratoria, como respirar, comer, hablar o cantar. El hecho de que las partículas del virus en forma de aerosol puedan viajar lejos y permanecer en el aire durante periodos prolongados hace que los ambientes interiores sean aún más problemáticos, independientemente de la distancia a la que se esté de otras personas. Piensa en ello como en el humo de un cigarrillo. Aunque alguien esté fumando en una habitación al otro lado de la casa, acabarás por olerlo. La lección: el exterior supera al interior. En el caso de futuras pandemias, una cuestión fundamental será saber si el agente patógeno se propaga principalmente a través de aerosoles o de gotas respiratorias.

A medida que el estado de vacunación contra la COVID en el país aumente en general, la amenaza de riesgo disminuirá en todas las categorías. Si te has vacunado contra la COVID, tu riesgo de enfermar gravemente es muy bajo. Ahora sabemos que tu riesgo de infectarte también es bajo, así como la probabilidad de propagar el virus si desarrollas una infección. El riesgo principal es que las personas no vacunadas contagien el virus a otras personas no vacunadas. Como me dijo Barney Graham, subdirector del centro de investigación de vacunas de los NIH, el país no se dividirá entre vacunados y no vacunados. Dado el carácter contagioso del virus, con el tiempo el país se bifurca en vacunados e infectados, a menos que se mantengan las precauciones básicas de salud pública para los que no estén protegidos.

---

144. *Véase* Martin Z. Bazant y John W. M. Bush: «A Guideline to Limit Indoor Airborne Transmission of COVID-19», *Proceedings of the National Academy of Sciences of the USA* 118, n.º 17, abril de 2021, e2018995118, doi: 10.1073/pnas.2018995118

Todo es relativo

La verdadera pregunta que todos debemos hacernos es la siguiente: ¿qué posibilidades hay de que me pase algo? Puedes tener etiquetas de bajo, medio y alto riesgo en varias actividades y aun así quedarte atascado tratando de averiguar cómo se aplican a ti y a tu perfil de riesgo personal. Pasar tiempo con alguien fuera de tu casa puede parecer de bajo riesgo, pero puede no ser el caso si esa persona es portadora del virus sin saberlo y tú tienes enfermedades subyacentes asociadas a peores resultados. El riesgo es personal.

Tengo que tratar el riesgo relativo con mis pacientes a diario. En términos sencillos, el riesgo es la posibilidad de que algo ocurra. El riesgo relativo de que algo ocurra se calcula cuando se comparan las probabilidades de dos grupos entre sí. Por ejemplo, el riesgo relativo de desarrollar un cáncer de pulmón en los fumadores frente a los no fumadores sería la probabilidad de desarrollar un cáncer de pulmón en los fumadores dividida por la probabilidad de desarrollar un cáncer de pulmón en los no fumadores. Si hipotéticamente encontramos que el 17 % de los fumadores desarrollan cáncer de pulmón y el 1 % de los no fumadores desarrollan cáncer de pulmón, entonces podemos calcular el riesgo relativo de cáncer de pulmón en los fumadores frente a los no fumadores como:

$$\text{Riesgo relativo} = 17\,\% / 1\,\% = 17.$$

Así, los fumadores tienen diecisiete veces más probabilidades de desarrollar cáncer de pulmón que los no fumadores.

Un punto importante que hay que recordar es que el riesgo relativo no proporciona ninguna información sobre el riesgo absoluto de que se produzca el suceso, sino la mayor o menor probabilidad del suceso en el grupo expuesto frente al no expuesto. El riesgo absoluto es la probabilidad de que algo ocurra en un periodo de tiempo determinado. Por ejemplo, según el Instituto Nacional del Cáncer, una mujer que viva en Estados Unidos tiene un riesgo absoluto del 12,4 % de desarrollar cáncer de mama a lo largo de su vida. Esto significa que por cada 100 mujeres, unas 12 desarrollarán cáncer de mama en algún momento de su vida.

Ten en cuenta que una baja probabilidad de que algo ocurra —bueno o malo— no significa que no haya ninguna posibilidad. Si el riesgo de que se produzca un efecto secundario es de 1 de cada 100 personas, eso significa que una persona experimentará ese efecto secundario. Y podrías ser tú.

Cuando Johnson & Johnson suspendió temporalmente el lanzamiento de su vacuna debido al riesgo de coágulos sanguíneos, los medios de comunicación se llenaron de titulares confusos. Se presentó un caso de estudio sobre cómo se evalúa un nuevo riesgo en tiempo real en una gran población de personas. En Estados Unidos, seis mujeres (de los casi siete millones de receptores de la vacuna) desarrollaron un raro trastorno de la coagulación de la sangre, la trombocitopenia inmunitaria inducida por la vacuna (VITT), después de recibir la vacuna de J&J; dos de ellas murieron a causa de la enfermedad. Naturalmente, la gente entró en pánico. Se trataba de mujeres (quizá un hombre) menores de cincuenta años, lo que hizo que los científicos se preguntaran si el género y las hormonas tenían algo que ver. El efecto secundario parece implicar una respuesta inmunitaria que difiere de otros tipos de trastornos de la coagulación y que afecta predominantemente a las mujeres.[145]

La raíz de gran parte de la ansiedad puede no haber sido el elevado riesgo de desarrollar ese efecto secundario, sino simplemente no saber cómo poner el riesgo en perspectiva. Este es el hecho paradójico: el riesgo de tener un problema de coagulación por una infección por COVID es mucho mayor que el riesgo de tener un problema de coagulación asociado a la vacuna. Sin duda, la vacuna reduce drásticamente el riesgo de cualquiera de los coágulos de sangre asociados a la COVID.

Los coágulos sanguíneos son extremadamente comunes: afectan a 900.000 estadounidenses al año, según los CDC.[146] Se calcula que matan a unas 100.000 personas al año. Los coágulos en el cerebro también son comunes. Unas 795.000 personas sufren accidentes cerebrovasculares cada año en Estados Unidos, según la Asociación Americana del Corazón, y el grupo estima que entre el 10 % y el 15 % de ellos se producen en adultos

145. *Véase* Kathy Katella: «The Johnson & Johnson Vaccine and Blood Clots: What You Need to Know», *Yale Medicine*, 23 de abril de 2021, https://www.yalemedicine.org/news/coronavirus-vaccine-blood-clots

146. *Véase* cdc.gov

menores de cuarenta y cinco años. Incluso el tipo muy específico de coágulo asociado a la vacuna, conocido como trombosis del seno venoso cerebral, tiene una tasa de fondo de 5 personas por cada millón en un año determinado.

Entre los factores de riesgo de los coágulos sanguíneos ordinarios se encuentran la cirugía, los accidentes, los tratamientos contra el cáncer, los anticonceptivos hormonales, el tabaquismo e incluso el hecho de estar sentado demasiado tiempo (estar sentado durante mucho tiempo en vuelos de larga distancia, por ejemplo, puede aumentar sustancialmente el riesgo de coágulos sanguíneos en personas vulnerables). Aunque en los medios de comunicación aparecieron informes sobre personas que sufrían coágulos sanguíneos más comunes después de haber sido vacunadas, es poco probable que estos fueran causados por la vacuna. Pero es difícil que la mayoría de las personas que no están formadas en medicina conozcan la diferencia.[147] Del mismo modo, una persona que inesperadamente sufre un ataque cardíaco masivo (o que es atropellada por un coche) el día después de vacunarse puede pensar que el suceso está relacionado con la vacuna o incluso que ha sido causado por ella. Sabemos que no es así.

Las probabilidades, o el riesgo absoluto, de sufrir complicaciones de coagulación como resultado de la vacuna de J&J o de la de AstraZeneca, que se basa en una tecnología similar, es de 1 entre 1 millón (más o menos las mismas probabilidades, en términos relativos, que morir en un accidente de avión, pero mucho menos que acudir a urgencias con una lesión relacionada con un pogo saltarín, esta última totalmente evitable pero que afecta a 1 de cada 115.300 estadounidenses). El riesgo de que una mujer joven que toma la píldora anticonceptiva sufra un coágulo de sangre es más o menos el mismo que el de que le caiga un rayo.

También debo añadir que si te vacunas contra la gripe, hay una posibilidad entre un millón de desarrollar el síndrome de Guillain-Barré, una enfermedad rara que puede causar parálisis. Otra forma de ver estas cifras relativas es la siguiente: si 1 millón de personas contraen la COVID, apro-

---

147. *Véase* Maggie Fox: «These Blood Clot Experts Want You to Get a Covid-19 Vaccine. Here's Why», CNN, 21 de abril de 2021, https://www.cnn.com/2021/04/20/health/blood-clots-experts-covid-vaccine/index.html

ximadamente 5.000 morirán según los datos actuales. Si 1 millón de personas reciben la vacuna de J&J, quizá una persona desarrolle este tipo específico de coágulo en el cerebro, que es tratable si se diagnostica a tiempo. ¿En qué lado de las probabilidades quieres estar?

Para mí fue fácil. Elegí la vacuna, y también lo hizo mi mujer, que estaba en el grupo de edad de las mujeres de riesgo. Parte de su decisión se basó también en el hecho de que sabemos cómo tratar las reacciones adversas a estas vacunas. Estas afecciones, desde el VITT hasta las reacciones alérgicas, son manejables y curables. Los médicos saben qué buscar y tratar en consecuencia.

Juguemos al Risk [148]

Riesgos comunes	Probabilidades
Morir en un accidente de tráfico a lo largo de cincuenta años de conducción	1 de 85
Necesidad de tratamiento de urgencia en el próximo año por una lesión causada por una lata, una botella de vidrio o un tarro	1 de 1.000
Necesidad de tratamiento de urgencia en el próximo año por una lesión causada por una cama, un colchón o una almohada	1 de 2.000
Morir en cualquier accidente en casa en el próximo año	1 de 700
Morir aplastado en tu casa por un avión que se estrelle	1 de 250.000
Ahogarte en el baño a lo largo del próximo año	1 de 685.000

---

148. Para nociones básicas sobre el riesgo, con ejemplos, *véase* «Understanding Risk», en la web BMJ Best Practice en https://stg-bestpractice.bmj.com/info/toolkit/practise-ebm/understanding-risk/

A lo largo de 2020, no disponíamos de suficiente información para situar la COVID en un contexto de riesgo. Pero ahora tenemos más datos para hacer valoraciones razonables sobre el riesgo de un individuo de contraer el virus y cómo le irá en el curso de la enfermedad en función de algunas variables como la edad, el estado de salud y el acceso a la atención médica. Es cierto que la naturaleza de una enfermedad contagiosa implica que no solo hay que tener en cuenta el riesgo propio, sino también el que puede suponer para los demás. Afortunadamente, hay maneras de mitigar el riesgo. Depende de tres factores importantes:

1. *Qué haces.* ¿Qué tipo de actividades realizas y quién te rodea? ¿Cuál es la probabilidad de que respires el aire de otra persona o de que otros respiren el tuyo?

2. *Dónde estás.* Tu ubicación en el mundo determina localmente tu riesgo de exposición (por ejemplo, en el interior o en el exterior, en zonas con alta o baja transmisión de COVID, estando donde la mayoría de las personas a tu alrededor están vacunadas o no).

3. *Qué aportas.* ¿Tienes algún factor de riesgo personal, como enfermedades preexistentes, que pueda complicar una infección por COVID?

Reescribir el riesgo: evitar las trampas

Es importante ser consciente de que, a medida que tu cerebro calcula el riesgo a lo largo del día, acude a una respuesta emocional por defecto basada en información limitada o demasiado sesgada. He aquí algunos intereses contrapuestos que podrían estar obstaculizando tu capacidad para evaluar el riesgo de forma justa:

- *No me va a pasar a mí.* Esto se llama sesgo de optimismo, y es uno de los principios más básicos y bien establecidos de la psicología social. Las personas con sesgo de optimismo piensan que su propio riesgo es menor que el de los demás. Este tipo de sesgo es más prominente en las sociedades individualistas, mayoritariamente occidentales, como la nuestra, donde damos prioridad a la elección personal y a los derechos de los individuos (en comparación con las culturas colectivistas, en las que la atención se centra en los objetivos del grupo y en lo que es mejor para el grupo). Y esto explica por qué eliges comer una hamburguesa con queso y patatas fritas en lugar de pescado y brócoli al vapor. No es que no creas que las enfermedades del corazón están más asociadas a las comidas con más grasas saturadas. Lo entiendes, pero también crees que el riesgo es mayor para otras personas.

- *Tengo el control total, así que estaré bien.* Cuando sentimos que tenemos el control, aunque sea una falsa sensación de control, es menos probable que nos preocupemos. Conducir un coche parece más seguro que ser un pasajero en un avión, pero los datos dejan claro que no es así. Conducir largas distancias y hacer paradas intermedias puede suponer más exposiciones potenciales que volar en un avión de punto a punto. Del mismo modo, cuando seguimos los consejos de la sanidad pública y usamos mascarillas, nos lavamos las manos y practicamos el distanciamiento social, nuestro riesgo percibido de contraer el virus es menor y puede hacernos actuar de manera más displicente.

- *Nadie sabe nada con exactitud, así que ¿por qué debería preocuparme?* La mezcla de mensajes desde el principio de la pandemia por parte de los expertos en salud pública y otros líderes no ha ayudado a crear un frente unificado sobre los peligros de la COVID. Los mensajes en torno a las mascarillas por sí solos fueron divisivos y confusos, lo que dio permiso a algunas personas para disminuir su sentido de riesgo real.

- *Todos mis círculos sociales se han mantenido sanos aunque no hayan seguido las medidas de salud pública.* Esta falacia me recuerda a mis pacientes fumadores que me dicen que no están preocupados porque conocen a alguien que fumó toda su vida y nunca desarrolló un cáncer de pulmón. Buscan mensajes que refuercen lo que quieren oír. Esto ocurrió de manera aún más aguda durante la COVID: la ansiedad y la tensión impuestas por la enfermedad llevaron a las personas a acurrucarse en sus grupos afines y a desarrollar su propio pensamiento de grupo. El grupo, en muchos casos, se convirtió en su identidad.

• *He leído que es seguro comer en el interior si las mesas están bien separadas.* Este es otro ejemplo de sesgo de confirmación. Querías confirmar una esperanza de que es seguro cenar en el interior. Así que buscas la respuesta que quieres encontrar escribiendo en Internet «cenar en el interior con seguridad durante la COVID» en lugar de «peligros de cenar en el interior durante la COVID». Cada una de esas búsquedas te dará fuentes de información radicalmente diferentes, y te inclinarás por las que te aseguren que todo está bien porque están alineadas con lo que deseas que sea el resultado.

• *Llevo meses yendo al supermercado y haciendo recados, es totalmente seguro.* La terapia de exposición es real: la primera salida fuera de casa entre población después de un encierro puede haberte estresado y haberte puesto ansioso. Pero después de enfrentarte a entornos públicos unas cuantas veces y no ponerte enfermo, las salidas pierden su carácter de riesgo y es natural bajar la guardia. Esas salidas posteriores parecen menos temibles, pero tu riesgo puede haber aumentado a medida que las cifras reales de la COVID aumentaban en tu zona. El riesgo ligado a la realización de recados no es el mismo, sino que es dinámico, con los índices de propagación en la comunidad siempre cambiantes. A lo largo del año pasado, he hablado con cientos de pacientes que enfermaron de COVID. Invariablemente, siempre decían lo sorprendidos que estaban de haber contraído la enfermedad. Sus mentes habían reescrito el riesgo incluso cuando la evidencia preocupante estaba a la vista.

Riesgo en el futuro

Ahora, tras más de un año de pandemia, sabemos sobre esta enfermedad exponencialmente más que al principio. Pero todavía es una pequeña fracción de lo que necesitamos aprender para evaluar el riesgo. Todavía no está claro, por ejemplo, por qué algunas personas superan la enfermedad con facilidad mientras que otras de edad y salud similares sucumben a ella. «Quiero averiguar cómo es posible que el mismo virus que ha matado a más de medio millón de personas en este país sea un virus en el que más de la mitad de las personas no presentan nunca ningún síntoma», me dijo Fauci en la primavera de 2021. Puede ser muy diferente incluso para gemelas idénticas, como Kelly y Kimberly Standard, que también vivían juntas. Hablé con las hermanas de treinta y cinco años sobre lo que les ocurrió en la primavera de 2020.[149]

Tras experimentar fiebre y dificultad para respirar que no mejoraban al cabo de unos días, ambas acudieron a urgencias y se les diagnosticó COVID. Kelly dijo que tenía un mal presentimiento sobre la situación. «Tengo la tensión alta. Soy diabética. Tengo problemas respiratorios —soy asmática— y creo que este virus me va a afectar de verdad. Pensaba que iba a empeorar», me dijo. Al igual que su gemela, Kimberly tenía problemas médicos similares, pero dijo que sentía «todo lo contrario»: no estaba realmente preocupada. «En mi mente, pensaba: "Vale, vamos a quitarnos esto de encima y a volver a casa".»

Las hermanas Standard fueron ingresadas en el Hospital Ascension Providence Rochester de Michigan el mismo día, y después todo cambió. Kelly, que tuvo el mal presentimiento, mejoró con el tratamiento y fue dada de alta; Kimberly empeoró mucho. Fue trasladada en helicóptero a otro hospital, donde acabó recibiendo un tipo de soporte vital llamado ECMO (oxigenación por membrana extracorpórea). Se trata de una máquina que bombea y oxigena la sangre del paciente fuera del cuerpo. Pasó cerca de un mes conectada a tubos y máquinas, entrando y saliendo de la conciencia, luchando por su vida.

---

149. *Véase* Andrea Kane: «These Twins Were Like Two Peas in a Pod—Except When Covid-19 Struck», CNN, 8 de mayo de 2021, https://www.cnn.com/2021/05/08/health/identical-twins-covid-19-severe-illness/index.html

Esta gran diferencia en la manera en que Kelly y Kimberly reacciona-
ron al coronavirus sorprendió a las gemelas y a sus médicos. La forma en
que la COVID afecta a determinados individuos, incluso a los gemelos,
sigue siendo muy aleatoria, lo que dificulta aún más el cálculo del riesgo en
el futuro.

La regla del 5%

Como regla general y como recordatorio, es conveniente estar en un
entorno en el que la tasa de positividad —el porcentaje de personas
que dan positivo en las pruebas del virus— sea inferior al 5%. La tasa
de positividad es un concepto confuso para las personas, pero he
aquí una forma de pensar en ello. Si estás pescando con una red y
sacas muchos peces, probablemente significa que hay muchos más
peces ahí abajo que todavía no has visto: una tasa de positividad
alta. Si solo sacas unos pocos peces, una tasa de positividad baja:
eso significa que probablemente estás capturando la mayoría de
ellos. Pero aquí está la cuestión: a veces no puedes conocer la tasa
de positividad en tu ubicación exacta. O cuando lo sabes, ya es demasiado tarde y has quedado expuesto. Teniendo esto en cuenta, es
tranquilizador saber que las pruebas regulares podrían convertirse
en la norma para esta pandemia y las futuras. Están apareciendo en
el mercado muchos kits de pruebas rápidas caseras que nos ayudarán a vigilar dónde está acechando el virus y cómo se puede propagar. Esto nos ayudará a adelantarnos a futuros brotes y a mantener
aisladas a las personas infectadas.

Ten en cuenta también que la inmunidad comunitaria no es necesariamente permanente. Se basa en el grado de contagio del virus en
un momento dado. En el caso de la COVID, el umbral para una inmunidad adecuada puede estar más cerca del 70% en los meses de
verano, cuando el calor y la humedad ralentizan la transmisión del
virus. Luego puede volver a subir al 80% en los meses de invierno,

más fríos y secos, por lo que es muy importante conseguir altas tasas de vacunación incluso cuando los casos están disminuyendo. Al igual que la amenaza del virus va y viene a lo largo de los años, también lo harán los factores de riesgo.

Los virus dinámicos exigen respuestas dinámicas

Fíjate en un germen como la viruela, una sola vacunación confería inmunidad de por vida. La viruela es un virus de ADN de doble cadena que carece de un reservorio animal conocido que no sea el ser humano. Compárala con la COVID, que es un virus de ARN monocatenario con una mayor tasa de mutación y múltiples huéspedes animales. Se estima que las tasas medias de mutación de los virus de ARN son unas cien veces superiores a las de los virus de ADN y hasta un millón de veces superiores a las de sus huéspedes. En pocas palabras, no podemos mutar lo suficientemente rápido como para ganar inmunidad contra la COVID, por lo que debemos acomodarnos a la enfermedad como una amenaza siempre presente, evaluando constantemente el riesgo en el contexto de nuestras vidas y tomando las precauciones necesarias para evitar la exposición.

Una manera provocativa de poner el riesgo en perspectiva es pensar como un jugador de póquer. Cuando hablé con la psicóloga, campeona de póquer y autora de *The Biggest Bluff* Maria Konnikova, me ayudó a entender cómo pensar en los probables riesgos asociados a las diferentes decisiones como un jugador de póquer serio. Fue una lección sorprendente para mí. Maria se introdujo en el mundo del póquer por la curiosidad de intentar separar la habilidad del azar. Quería descubrir lo siguiente: ¿dónde están los límites del control? ¿Dónde están los límites de lo que podemos y no podemos hacer? ¿Y dónde entra la varianza? ¿Cuándo entra en juego la pura suerte? ¿Cómo se aprende a diferenciar? Los dos estamos de acuerdo en que la vida es un juego de información incompleta: nunca se sabe todo, así que la pregunta es: ¿intentas completar siempre toda la información primero, o intentas ser realmente bueno tomando decisiones con la información que tienes?

«Creo que tienes que sentirte cómodo con la incertidumbre», me dijo María, «y con el hecho de que cualquier decisión va a ser inherentemente probabilística». Tiene razón. Como me reiteró, en la vida no existe la certeza en nada. No existe el 100%. Todo es probabilístico. Si llegas al 98%, estás extasiado. Pero el 2% es mucho. El 1% es mucho. Todos esos pequeños porcentajes son realmente enormes cuando se trata de miles de millones de personas y miles de millones de resultados. Y a medida que aumenta lo que está en juego, esos pequeños porcentajes tienen que significar más. Así que lo mejor que puedes hacer es tomar la mejor decisión posible con la información que tienes, sabiendo que nunca va a ser perfecta. «Creo que esa búsqueda de la perfección puede perjudicarnos más que ayudarnos», dijo Maria. También ha planteado una buena cuestión: procesamos el riesgo a través de la experiencia, pero nuestras experiencias no son necesariamente representativas del riesgo estadístico real: están sesgadas. Por eso, a veces sobrestimamos pequeños riesgos y otras veces subestimamos riesgos que en realidad son mucho mayores, solo porque nuestra experiencia personal nos ha desviado demasiado en una u otra dirección. Nuestros prejuicios personales se interponen. Entonces, ¿cómo se puede corregir esto? Entrando en una partida de póquer en la que, al igual que en la vida cotidiana, hay consecuencias por mantenerse demasiado seguro... y hay consecuencias por asumir demasiado riesgo.

Tal y como lo describió Maria, el póquer consiste en ajustar tu estrategia en función de las circunstancias. A veces valdrá la pena arriesgar más de lo que normalmente lo harías, y a veces valdrá la pena ser más conservador. Y no siempre funciona la misma estrategia.

«Si participas en un juego, especialmente en un torneo de póquer, en el que las apuestas siguen subiendo, te vas a arruinar si corres demasiados riesgos. Vas a sangrar fichas. Por otro lado, si no has apostado mucho, cuando tengas una mano fuerte y estés listo para arriesgarte, todos se retirarán. Todo el mundo tendrá miedo de ti porque de repente te has vuelto muy agresivo. Si la gente no es idiota, se dará cuenta de que tienes una mano fuerte. Y pensarán: «Tengo que quitarme de en medio». Y así no vas a ser capaz de maximizar el dinero ni siquiera cuando tienes buenas cartas. Necesitas encontrar ese punto medio mágico».

Para Maria, el póquer representa un ejercicio de riesgo basado en una información incompleta, en tu propia tolerancia al riesgo y en la comprensión de cómo reaccionarán los demás en una situación dinámica. Sin embargo, no es una metáfora perfecta, porque la politización de la pandemia en Estados Unidos fue un comodín. Hizo que se diferenciara exclusivamente de una partida de póquer, ya que la gente era más propensa a identificarse con ciertos datos que respondían al pensamiento de su partido político, incluso si eso hacía más probable que perdieras dinero, o tu propia vida. En una pandemia como esta, la evaluación del riesgo también se ha convertido en una cuestión de identidad: a qué tribu y a qué manera de pensar te adscribes.

Pero, dejando de lado la política, la idea de Maria de apostar por una decisión es una forma estupenda de evaluar tu sentido del riesgo. En pocas palabras, la mejor manera de entender la incertidumbre es apostar por ella. ¿Cuánto estás dispuesto a apostar a que tienes razón sobre un determinado riesgo, o a que te equivocas? Se trata de una estrategia tomada de Immanuel Kant, que en una ocasión utilizó una analogía muy acertada en el mundo de la medicina, donde la gente tiende a tener una falsa sensación de confianza en su médico. Maria me recordó bien el experimento mental: imagínate que vas al médico, te mira, te da un diagnóstico y te vas. ¿Y si se detuviera un segundo y obligara a ese médico a apostar por el diagnóstico? ¿Cuánto estaría dispuesto a apostar el médico a que el diagnóstico es correcto? ¿10 dólares? ¿100? ¿1.000? ¿10.000? ¿100.000? ¿Su matrimonio? ¿Su felicidad? ¿Su vida? ¿Dónde está el límite? «Algo así es un correctivo increíblemente poderoso para el exceso de confianza y la falsa certeza», dijo Maria. «De repente, te ves obligado a preguntarte realmente: "Espera, bueno, ¿en qué me baso para hacer esto?"».

No podría estar más de acuerdo. Incluso entre mis colegas, los datos de baja evidencia a veces se presentan con la misma confianza que los de alta evidencia. Pedirle a alguien que apueste por su predicción no es fácil: es una manera de utilizar el mismo rasero para todos y añadir un grado de responsabilidad. Es una forma brillante de ver el mundo. Piensa también en esto que planteó Maria: si todo el mundo en las redes sociales en general tuviera que poner dinero por cada opinión, muchos de nuestros expertos de sillón se evaporarían de repente.

Maria resumió su lección ofreciéndome una nueva construcción mental que debo tener en cuenta en mi próximo proceso de toma de decisiones plagado de riesgos: adquirir el hábito mental de casi verificar los hechos y pensar: «Bien, estoy a punto de tomar esta decisión. ¿Cuánto estoy dispuesto a arriesgar?». También puede ser útil fingir que la situación implica a tu madre, tu abuela, tu hermana, tu hija, a quien sea. «¿Qué estoy dispuesto a arriesgar? ¿Creo que los datos apoyan lo que voy a hacer, dado que la persona que estoy viendo puede ser realmente alguien a quien quiero y me importa?»

Si hacemos constantemente ese cálculo, nuestra evaluación del riesgo cambiará de manera profunda.

A medida que se vacuna un mayor número de personas en el país, se observa una caída en picado de los casos, de las hospitalizaciones y de las muertes. En la primavera de 2021, la mayoría de los expertos empezaron a emitir notas de cauteloso optimismo. Con el aumento de la inmunidad de la población y el clima más cálido, que dificulta la propagación del virus, muchos funcionarios de salud pública empezaron a recomendar una relajación de las restricciones: menos mascarillas, más reuniones, restaurantes y viajes. En nuestra casa hemos tenido más visitas, citas para tomar café, abrazos y fiestas de baile.

No cabe duda de que hay un deseo ferviente de volver a la normalidad. Las vacunas han hecho que estemos más dispuestos a correr riesgos, porque se piensa que la recompensa ahora es claramente superior. Pero con cientos de millones de dosis administradas a finales de la primavera de 2021, algunas personas decidieron que esto les daba una razón incorporada para no vacunarse, con el razonamiento de que otros estaban haciendo suficiente trabajo de inmunidad para el resto de nosotros. Como resultado, la probabilidad de que un número suficiente de personas tuviera inmunidad, ya sea por la vacuna o por una infección previa, para alcanzar la inmunidad de grupo se hizo más difícil. Y sin ese nivel de inmunidad, siempre existiría el riesgo de que el virus resurgiera y volviera a causar brotes. Entonces, ¿cómo afectará esto a nuestra vuelta a la normalidad? ¿Y cómo influirá en el nivel de riesgo que estés dispuesto a tolerar para ti y tu comunidad?

Hay muchas razones para seguir siendo precavidos: las variantes, los desgarradores brotes en la India y en Brasil, las desiguales tasas de vacunación entre las divisiones raciales y políticas. Pero nuestra evaluación del riesgo se basa cada vez más en lo que el público puede ver: estamos ganando la guerra contra la COVID en Estados Unidos, y hemos aprendido a adaptarnos mejor de lo que puede hacerlo el virus. Eso significa estar dispuestos a desplegar de nuevo herramientas como las pruebas, el rastreo, el aislamiento, el enmascaramiento e incluso breves confinamientos muy selectivos si son necesarios.

Nota especial para las mujeres

Las campañas de desinformación en torno a la seguridad de las vacunas CO-VID para las mujeres en edad fértil han sido épicas, con la proliferación de ideas falsas en línea que atraen y persuaden incluso a las personas más cultas. Se ha dicho a las mujeres que las vacunas alteran su ciclo menstrual y causan infertilidad, abortos espontáneos y la muerte de los bebés amamantados por las madres que se vacunaron. Otro mito popular es que las vacunas han causado más muertes que la propia enfermedad. Los grupos en línea que perpetúan estas historias falsas han prosperado en lugares inesperados como los grupos de madres y padres en Facebook, Twitter e Instagram, a pesar de que estas plataformas de medios sociales se han comprometido a combatir las dudas sobre las vacunas y la desinformación. Cuando se eliminan estas cuentas peligrosas, a menudo es demasiado tarde. La información ya ha hecho metástasis entre decenas de mujeres que creen que vacunarse es mucho más arriesgado que no vacunarse. Eso no podría estar más lejos de la realidad.

Casi dos tercios del contenido antivacunación publicado en Facebook y Twitter entre el 1 de febrero y el 16 de marzo de 2021 se atribuyeron a solo doce personas influyentes, apodadas La Docena de la Desinformación.[150] Y lo que es realmente chocante es que algunos de estos individuos, muchos de los cuales están bien financiados, son licenciados en medicina,

---

150. *Véase* «The Disinformation Dozen», Center for Countering Digital Hate, 24 de marzo de 2021, https://252f2edd-1c8b-49f5-9bb2-cb57bb47e4ba.filesusr.com/ugd/f4d9b9_b7cedc0553604720b7137f8663366ee5.pdf *Véase* también Shannon Bond: «Just 12 People Are Behind Most Vaccine Hoaxes on Social Media, Research Shows», NPR, 14 de mayo de 2021, https://www.npr.org/2021/05/13/996570855/disinformation-dozen-test-facebooks-twitters-ability-to-curb-vaccine-hoaxes

o lo eran hasta que dejaron caducar sus licencias o se les negó la renovación. Sus mensajes de miedo son tan convincentes como los teóricos de la conspiración que forman parte de la Sociedad de la Tierra Plana.

Que quede claro: las vacunas salvan vidas, incluyendo a las embarazadas y a los bebés. Las mujeres embarazadas que contraen la COVID corren un mayor riesgo de sufrir enfermedades graves, partos prematuros y muerte materna en comparación con las no embarazadas. Y las vacunas protegerán a las mujeres a las que les faltan años para formar una familia. Mis tres hijas han sido vacunadas, y yo pienso ser abuelo algún día.

Utilizar la tecnología

Se han desarrollado varias aplicaciones móviles y sitios web para comunicar al público los riesgos de la COVID. Este tipo de tecnología ha llegado para quedarse y desempeñará un papel mucho más importante en futuros brotes. La herramienta de planificación de la evaluación del riesgo de la COVID-19, basada en la web y desarrollada por científicos del Instituto de Tecnología de Georgia en Atlanta, calcula la probabilidad de encontrarse con alguien con el patógeno en una reunión, basándose en el tamaño del grupo y en el lugar donde se celebra el evento.[151] La calculadora *19 and Me*, desarrollada por Mathematica, una empresa de investigación política de Princeton (Nueva Jersey), aprovecha la información demográfica y sanitaria, así como los comportamientos de los usuarios, como lavarse las manos y la utilización de las mascarillas, para determinar el riesgo relativo de exposición, infección y enfermedad grave. Y la Calculadora de Riesgo de Mortalidad por COVID-19 de la Universidad Johns Hopkins estima el riesgo relativo de muerte por COVID de un individuo en función de su ubicación, condiciones preexistentes y estado de salud general.

Obviamente, estas herramientas requieren los datos y modelos más recientes para hacer predicciones precisas. También deben tener en cuenta las novedades científicas de la última literatura revisada por pares para per-

---

151. *Véase* Michael Eisenstein: «What's Your Risk of Catching COVID? These Tools Help You to Find Out», *Nature* 589, diciembre de 2021, 158–159.

feccionar sus modelos de infección. La aplicación oficial de los CDC ofrece noticias actualizadas sobre salud y COVID. El panel de control de la OMS, que sigue el número de casos confirmados y muertes por región del mundo y países más afectados, está diseñado para una fácil visualización en un dispositivo móvil. También hay muchas aplicaciones que te ayudarán a reducir el contacto con otras personas, a participar en la investigación sobre la COVID en las principales universidades e instituciones, y a vigilar tu propia salud, tanto si estás sano como si estás potencialmente infectado.

Una nota de precaución: ten cuidado con las aplicaciones que descargas y utilizas. A lo largo de esta pandemia, y de las futuras, habrá otra constante: los estafadores. Se han aprovechado constantemente del caos causado por el virus. Algunos dicen ofrecer aplicaciones para rastrear los casos de COVID, pero en lugar de ello infectan y bloquean tu dispositivo y exigen un rescate. Este tipo de delitos va en aumento. Los estafadores incluso se hacen pasar por funcionarios del gobierno o de la sanidad para robarte el dinero o los datos personales. Justo cuando intentas reducir el riesgo de infección y mantenerte a ti y a los tuyos a salvo, te has abierto a otros riesgos. A medida que las aplicaciones digitales de rastreo de contactos y los sistemas de notificación de la exposición se consolidan, lo esencial para el éxito de estas herramientas no solo será mejorar la tecnología, sino también proteger la privacidad y generar confianza antes de la próxima pandemia.

Los niños complican el riesgo

Si eres una persona soltera, estás vacunada y gozas de buena salud, el mundo post-COVID se ha abierto para ti, y tomar decisiones personales sobre a dónde ir y con quién socializar puede no ser tan difícil. Pero para las personas que tienen hijos, el análisis riesgo-beneficio es más complejo. Las familias toman decisiones en función de su tolerancia al riesgo, y hay más de un enfoque razonable. Como padre de tres niñas adolescentes y preadolescentes, sé que muchos niños sufrieron durante el cierre, aislados de sus amigos, actividades, escuelas y familia extensa. Y en el caso de los padres que han perdido el trabajo y los ingresos, como resultado sus hijos sufrieron aún más.

Evaluemos el riesgo de muerte. El efecto de la COVID en los niños ha sido fundamentalmente diferente de su efecto en los adultos: las muertes pediátricas por COVID en Estados Unidos han sido cientos, no cientos de miles como en los adultos. Esto no lo sabíamos al principio, y hay que tener en cuenta que algunos virus, como el H1N1, eran más problemáticos para los niños que para los adultos. Aunque algunos niños infectados por la COVID han desarrollado una enfermedad inflamatoria, es muy raro. Cuando llegaron a los medios de comunicación informes sobre niños —en su mayoría de entre tres y doce años de edad— que desarrollaban una rara afección denominada síndrome inflamatorio multisistémico (MIS-C, por sus siglas en inglés), recibí muchas preguntas frenéticas de padres preocupados por el riesgo de que sus propios hijos sufrieran esta complicación. Este síndrome se caracteriza por la inflamación de diferentes partes del cuerpo, como el corazón, los pulmones, los riñones, el cerebro, la piel, los ojos o los órganos gastrointestinales, y parece estar asociado a una infección por COVID en el pasado o en el presente. Muchos de los niños afectados por el MIS no sabían que habían sido infectados por COVID o solo experimentaron síntomas leves de COVID antes de que comenzaran los problemas.

Y a la mayoría se le diagnostica el MIS mucho después de que la infección haya desaparecido. Los científicos todavía están tratando de entender este nuevo síndrome inflamatorio, pero una vez más subraya la importancia de evitar la infección y protegerse mediante la vacunación cuando sea posible. No sabemos cuál será el riesgo de por vida de un individuo de padecer otras afecciones de salud tras recuperarse del MIS (y la mayoría lo hace, aunque en raras ocasiones puede dar lugar a complicaciones graves y más raro aún es el MIS en adultos).

Las variantes futuras podrían tener un impacto más severo en los niños, y los efectos a largo plazo de la COVID no están claros, pero en general, la COVID es un riesgo insignificante para la gran mayoría de los niños sin problemas de salud subyacentes. Las familias tendrán que sopesar un conjunto de peligros frente a otro a la hora de elegir dónde ir y qué hacer con sus hijos mientras la pandemia se resuelve.

Cuando hablé con los expertos en salud pública sobre la COVID y los niños, la mayoría se apresuró a señalar que el riesgo de COVID está a la par con el riesgo de gripe, y la gripe no trastorna la vida de la mayoría de los niños. Van a la escuela cuando la gripe circula, aunque muchos se vacunan contra ella. Mi corazonada es que la mayoría de los niños se vacunarán antes de que termine el año 2021. Estos expertos destacan el riesgo de COVID en el contexto de otros riesgos en la vida de un niño. Aproximadamente el doble de niños se ahoga en un año normal que los que han muerto por COVID en el último año, y aproximadamente cinco veces más mueren en accidentes de tráfico. Por tanto, si nuestro objetivo principal fuera proteger a los niños de riesgos bajos pero graves, mantendríamos a los niños alejados de las piscinas y de los coches.

Ahora que tenemos una idea mucho más clara del riesgo absoluto de la COVID para los niños, tenemos que analizar el riesgo relativo. El Dr. Amesh Adalja, experto en pandemias de la Universidad Johns Hopkins, reitera: «Todo tiene un riesgo». [152] En otras palabras, actuar en beneficio de los niños no es lo mismo que minimizar el riesgo de COVID. La COVID puede dominar las mentes de los adultos, pero no debe necesariamente sobresalir por encima de las vidas de nuestros niños. A medida que nos adentramos en la primavera y el verano de 2021 en Estados Unidos, estaba claro que la luz se hacía cada vez más patente, pero todavía faltaba para entrar en la normalidad, ya que el trauma del último año pesaba mucho en la mente de las personas. Lo entendí, pero también les recordé a muchos, incluidos mis propios padres, que estos increíbles medicamentos y vacunas se crean no solo para salvar sus vidas, sino para devolverles una vida más normal. Y si bien es absolutamente cierto que el virus y sus variantes posteriores nos han humillado, también sabemos que el riesgo cero no es un objetivo alcanzable ni digno. Los seres humanos siempre han tenido que tolerar algún grado de riesgo para avanzar, y eso no ha cambiado. Tu obligación es asegurarte de que entienden lo mejor posible ese riesgo para vosotros mismos y para los que os rodean.

Aunque muchas familias pueden dudar de si vacunar a sus hijos pequeños o no, incluso a los que se han infectado de forma natural, es impe-

---

152. *Véase* David Leonhardt: «What Do You Do When the Kids Are Still Unvaccinated?», *New York Times*, 22 de abril de 2021, https://www.nytimes.com/2021/04/22/opinion/covid-vaccine-kids.html

rativo que los vacunemos ahora para proteger su salud futura. Como he venido insistiendo, no sabemos lo que hará este virus más adelante, y retener las vacunas puede alimentar más variantes que volverán a perseguirnos a todos.

Respetar los riesgos futuros es real. Abogamos por la vacuna contra el VPH en las y los adolescentes para que reduzcan el riesgo de cáncer en el futuro, ya que el virus del papiloma humano puede infectar las células del cuello uterino, la boca y la garganta, el ano, el pene, la vulva y la vagina. Las infecciones por VPH transforman las células normales en células anormales que, con el tiempo, pueden dar lugar a ciertos tipos de cáncer. Al igual que muchas infecciones por COVID, las infecciones por VPH no suelen presentar síntomas y pasan desapercibidas. Pero una vez que se contrae, el riesgo de cáncer a lo largo de la vida aumenta si el organismo no elimina eficazmente el virus, especialmente si se ha contraído uno de los trece tipos considerados «VPH de alto riesgo».

Además de mantener a todos al día con las vacunas, una de las mejores cosas que puede hacer una familia para mantenerse lo más segura posible en el futuro es optimizar la salud de todos en el hogar para la era postpandémica. Es el siguiente paso para que tú y tu familia viváis a prueba de pandemias.

7

Optimizar la salud

Preparar el cuerpo para la prueba de la pandemia

Ahmad Ayyad no sabía dónde estaba cuando se despertó en pleno delirio de COVID.[153] El hombre, de cuarenta años, tampoco sabía por qué tenía un tubo en la garganta, ni cuánto tiempo había pasado desde la última vez que le dio de comer a su perro. Y cuando miró hacia su cuerpo, apenas se reconoció. Solo unas semanas antes era un atleta fuerte y cincelado de 100 kilos, pero ahora pesaba 30 kilos menos. «Me desperté y me miré los brazos, las piernas, y mis músculos habían desaparecido», dijo. «Me asusté y me pregunté: "¿Dónde están mis piernas? ¿Dónde están mis piernas?"»

Había empezado con una sensación de debilidad abrumadora. Como alguien que dirigía su propio restaurante y club en Washington DC, al tiempo que trabajaba en el negocio familiar de venta de muebles, Ahmad era el consumado multitarea. También corría maratones, competía en carreras de obstáculos, tomaba clases de baloncesto y boxeaba. Pero entonces toda su vida dio un vuelco. Todo le resultaba difícil y agotador, desde subir las escaleras hasta cocinar, conducir e incluso hablar. Pronto empezaron las toses y los estornudos. Al final, le entró una fiebre muy alta con una pérdida total de energía y apetito, y problemas para respirar. A instancias de uno

---

153. *Véase* Alaa Elassar: «He Was an Athlete in the Best Shape of His Life. Then Covid-19 Nearly Killed Him», CNN, 30 de junio de 2020, https://www.cnn.com/2020/06/30/health/coronavirus-athlete-covid-19-ahmad-ayyad-johns-hopkins-trnd/index.html

de sus amigos, un asistente médico, tomó un Uber para ir al Sibley Memorial Hospital. La fecha era el 15 de marzo de 2020. En ese momento, solo se habían diagnosticado oficialmente 529 casos de COVID-19 en Estados Unidos, y Ahmad se convirtió en uno más de ellos. Como la mayoría de las personas que dan positivo, no sabía cuándo, dónde ni cómo se había expuesto al virus. Tal vez fue en un viaje de tres días que hizo para visitar a su hermano en Florida, pero no estaba del todo seguro. Lo que sí era seguro es que el virus había debilitado rápidamente a un aficionado al *fitness* extremadamente sano. Además de la COVID, dio positivo en la prueba de la gripe. Ahmad fue entubado y trasladado de inmediato al Hospital Johns Hopkins de Baltimore, donde estuvo en coma inducido durante veinticinco días. El último mensaje que envió a su hermana decía: «¿Voy a morir?». Muchas noches, los médicos informaron a sus padres de que no pasaría la noche. «Mi hijo es un luchador, no va a morir», respondía su padre.

Ahmad se convirtió en el tercer paciente de COVID del hospital y el primero en ser conectado a un respirador. Desafiando las predicciones de los médicos, sobrevivió y se fue a casa el 22 de abril con un coágulo de sangre en el brazo izquierdo y daños en el corazón y los pulmones. Pasó el mes siguiente luchando por hacer cualquier cosa sin perder el aliento. Pero su espíritu guerrero, como él mismo lo describe, le hizo seguir adelante, y fue mejorando poco a poco a lo largo de los muchos meses de recuperación. La experiencia de Ahmad fue inusual dado su estado físico al comenzar la enfermedad, pero sirvió como llamada de atención para cualquiera que no pensara que el virus podía ser perjudicial para los sanos. Casi un año después de que Ahmad contrajera el virus, Alber Elbaz sucumbió a la enfermedad en París a los cincuenta y nueve años. Autoproclamado «sacerdote de la moda», el israelí de origen marroquí era uno de los diseñadores más queridos de la industria.[154] Mi entrevista con él en 2014, cuando era director creativo de la casa de diseño Lanvin, sigue siendo una de mis favoritas de todos los tiempos. Dijo algo entonces que es bastante revelador ahora: «La moda tiene que ver con los cambios. Ya sabes, hay un dicho en

---

154. *Véase* Elian Peltier y Vanessa Friedman: «Alber Elbaz, Beloved Fashion Designer, Is Dead at 59», *Obituaries, New York Times*, 25 de abril de 2021, https://www.nytimes.com/2021/04/25/obituaries/alber-elbaz-dead.html

Estados Unidos: "Si no está roto, no lo arregles", y yo creo que si no está roto, arréglalo antes de que se rompa».

Hay que repetirlo: arréglalo antes de que se rompa. Anticiparse. Optimizar. Aprender del pasado. No olvidar. Tenemos mucho que arreglar... para no volver a romper.

El gordito, el monje, el borracho, el cachas

Casi todo el mundo con el que he hablado tiene alguna historia de cambio debido a la pandemia, ya sea para bien o para mal. He bromeado diciendo que se sale de esto con más peso (el gordito), una espiritualidad más fuerte (el monje), una mayor dependencia del alcohol (el borracho) o un cuerpo más delgado y en forma (el cachas). Y mucha gente ha sido una versión de cada uno de estos individuos en la larga línea de tiempo de la pandemia. Al principio de la crisis, cuando nos enfrentamos a niveles de estrés sin precedentes y a impulsos que compiten para gestionar los miedos y la incertidumbre, era un hecho que las ventas de alimentos reconfortantes y de alcohol se dispararían. El estrés tiene un poderoso efecto sobre lo que la gente elige para comer y beber. Pero esto también hizo que las personas ganaran peso de manera inoportuna, lo que inspiró a muchos a dar un giro y centrarse en su salud e inmunidad.

Según el Consejo Internacional de Información sobre la Alimentación, uno de cada tres consumidores dijo que comía alimentos más saludables en 2020.[155] Los menores de cuarenta y cinco años eran los más propensos a hacer elecciones más saludables. Al mismo tiempo, los hábitos alimentarios del 19% de los encuestados se volvieron menos saludables, y las mujeres eran más propensas que los hombres a inclinarse por la indulgencia. Más de una de cada cinco personas admitió haber comido por estrés durante la pandemia, y una de cada cuatro recurrió a los alimentos reconfortantes. Muchas personas buscaron estimulantes energéticos, y

---

155. *Véase* The International Food Information Council's 2020 Food and Health Survey (Encuesta sobre alimentos y salud 2020 del Consejo Internacional de Información Alimentaria) en https://foodinsight.org/wp-content/uploads/2020/06/IFIC-Food-and-Health-Survey-2020.pdf

el 28% tomó más bebidas con cafeína, sin duda debido a las mayores exigencias del trabajo en casa y la escolarización a distancia de los niños. Y aunque el 22% bebió más alcohol (las ventas totales de alcohol fuera de bares y restaurantes aumentaron un 24% durante la pandemia, y las ventas de bebidas alcohólicas aumentaron más de un 27% a partir de 2019, siendo los hombres y los consumidores más jóvenes los más propensos a beber), aproximadamente la misma cantidad trató de reducir el consumo de alcohol.

A lo largo de la pandemia, hemos oído hablar mucho de los factores de riesgo de los efectos más graves de la COVID. La lista de condiciones médicas crónicas subyacentes para la COVID grave y la muerte es bastante larga e incluye afecciones tan complejas como el cáncer y tan comunes como el asma. Históricamente, las afecciones crónicas se han atribuido a los adultos mayores, o al menos solemos pensar en las dolencias crónicas de ese modo. Pero cada vez afectan a generaciones más jóvenes, y nuevos estudios muestran que los *millennials* mayores, los nacidos entre 1981 y 1988, declaran haber sido diagnosticados con al menos una enfermedad crónica. [156] Se trata de personas que acaban de cumplir los cuarenta años en 2021. Entre los problemas más comunes declarados están las migrañas, la depresión severa y el asma, seguidos por la diabetes tipo 2 y la hipertensión. Y los expertos coinciden en que la obesidad es uno de los principales motores de la insalubridad general.

En Estados Unidos, la obesidad es un problema épico, ya que casi el 40% de los adultos y el 20% de los niños la padecen. [157] Eso es uno de cada tres adultos y casi uno de cada cinco niños. Utilizo la palabra «obesidad» con delicadeza pero con buena intención. Todo el tema de la obesidad está envuelto en sentimientos de incomodidad, e incluso de vergüenza, pero ahora la obesidad peligrosa aumenta el riesgo de todo tipo de trastornos y

---

156. *Véase* «Blue Cross Blue Shield Association Study Finds Millennials Are Less Healthy than Generation X Were at the Same Age», *Blue Cross Blue Shield*, 24 de abril de 2019, https://www.bcbs.com/press-releases/blue-cross-blue-shield-association-study-finds-millennials-are-less-healthy *Véase* también Megan Leonhardt: «44% of Older Millennials Already Have a Chronic Health Condition. Here's What that Means for Their Futures», CNBC, 4 de mayo de 2019, https://www.cnbc.com/2021/05/04/older-millennials-chronic-health-conditions.html

157. *Véase* cdc.gov

enfermedades, entre ellas la COVID. No debería sorprender que las naciones ricas, a menudo aisladas de lo peor de los brotes de enfermedades infecciosas, se vieran afectadas de forma desproporcionada y algunos han culpado de ello en parte a nuestras tasas de obesidad. Se trata de un problema complejo porque las tasas de obesidad no solo son más altas en muchos países ricos, sino que también se atribuyen a las comunidades pobres de esas naciones, cuyo acceso a opciones nutricionales saludables es limitado. Aunque la epidemia de obesidad es producto de la riqueza y la abundancia, también es el resultado de todo lo contrario: desiertos alimentarios en los que predominan las calorías malas.

Los pacientes obesos que contraen COVID tienen un 74% más de probabilidades de terminar en una unidad de cuidados intensivos y un 48% más de probabilidades de morir.[158] Entre las más de 900.000 hospitalizaciones por COVID que se produjeron en Estados Unidos entre el inicio de la pandemia y el 18 de noviembre de 2020, casi un tercio se ha atribuido a la obesidad. Eso es significativo. Imagínate que esas 271.800 personas evitan totalmente la hospitalización por no haber sido obesas cuando se infectaron. ¿Te has preguntado alguna vez por qué la obesidad es un factor de riesgo tan importante? Es una de las preguntas a las que probablemente más he respondido este último año: ¿qué explica la relación entre el peso y la posibilidad de sobrevivir a la infección? En parte se debe a la forma en que está construido nuestro cuerpo.

El diafragma es uno de los principales músculos que ayudan a respirar. Al inspirar, el diafragma se contrae y los pulmones se expanden para tomar oxígeno. Pero si tienes un exceso de grasa en el abdomen, esta puede ejercer presión sobre el diafragma, obligando a ese gran músculo a restringir el flujo de aire en los pulmones. Al cabo de poco tiempo, las vías respiratorias de los lóbulos inferiores de los pulmones se colapsan, dificultando cada vez más que el cuerpo oxigene adecuadamente la sangre que llega. Además, no olvidemos que la obesidad es un precursor de otros trastornos de salud que aumentan el riesgo, como las enfermedades cardíacas, las enfermedades

---

158. *Véase* Meredith Wadman: «Why COVID-19 Is More Deadly in People with Obesity—Even If They're Young», *Science*, 8 de septiembre de 2020, https://www.sciencemag.org/news/2020/09/why-covid-19-more-deadly-people-obesity-even-if-theyre-young

pulmonares, la diabetes, un sistema inmunitario deteriorado, la inflamación crónica y una sangre más propensa a coagularse. Si a esto le añadimos una infección por COVID, el riesgo aumenta. La mecánica del coronavirus en el cuerpo lo hace especialmente dañino para las personas con mucho peso extra. Las células que recubren los vasos sanguíneos y regulan el flujo sanguíneo, las células endoteliales, pueden resultar dañadas cuando se está infectado por este virus. Y las propias células grasas también pueden ser más susceptibles al coronavirus. Recuerda: este virus se adhiere a las células del cuerpo a través del receptor ACE2, que es una proteína que está en la superficie de muchas células. Resulta que el tejido graso tiene un alto nivel de receptores ACE2, funcionando así como un reservorio para el virus. En esencia, cuanta más grasa tengas, más «infectado» puedes estar. Eres más magnético hacia el virus.

Todos nosotros tenemos un papel que desempeñar en la inversión de las tendencias de la obesidad, especialmente cuando se trata de su impacto desproporcionado en los grupos raciales y étnicos minoritarios (más sobre esto más adelante; en el último recuento, los adultos negros y latinos tienen una mayor prevalencia de obesidad y son más propensos a sufrir peores resultados de COVID). Pero si hay un resquicio de esperanza en esta pandemia, es la intensa atención que se presta a nuestra insalubridad general, lo que nos obliga a considerar qué podemos hacer al respecto antes de que llegue otro virus. En mis conversaciones con el Dr. Bob Redfield, antiguo director de los CDC, se lamentaba repetidamente de nuestros problemas de obesidad como fuerza motriz de nuestros pésimos resultados en materia de COVID. Sacó a relucir una idea interesante sobre la relación entre el peso y la reacción del cuerpo a un virus como la COVID: los puntos de ajuste. La idea surgió cuando le pregunté por las personas que no consiguen librarse de la enfermedad y se convierten en pacientes de larga duración, con síntomas crónicos que permanecen después de que la infección inicial siga su curso. Redfield habló de la idea de que cada persona tiene una configuración interna única para gestionar el metabolismo del cuerpo y su grado de inflamación.

La teoría del punto de ajuste se evoca a menudo en los círculos de pérdida de peso: existe un método de control biológico en cada uno de nosotros que regula activamente nuestro peso hacia un número predeterminado para cada persona. [159] El cuerpo prefiere mantenerse dentro de un cierto rango de peso, pero si ese punto de referencia se desregula o se altera debido a comer en exceso o a no comer, los resultados son evidentes en el aumento o la pérdida de peso, y potencialmente crean un nuevo punto de referencia. Del mismo modo, cada uno de nosotros tiene un nivel de inflamación de referencia. La inflamación es el sistema de defensa del cuerpo para hacer frente a posibles lesiones, pero cuando ese sistema está constantemente desplegando sustancias químicas y activando el sistema inmunológico, comienza a volverse un poco loco. Las mangueras de los bomberos son buenas para extinguir incendios, pero no querrás que una manguera de los bomberos permanezca echando agua indefinidamente.

Es útil pensar en tu punto de ajuste como un termostato incorporado que está programado a una temperatura particular. Si tu punto de ajuste es alto, como el termostato de una estufa fijado en 27 grados Celsius, tu nivel general de inflamación es más alto que el de alguien cuyo punto de ajuste es más bajo. Aunque puede haber algunas variaciones, un punto de ajuste más alto significa un mayor grado de temperatura (inflamación). Ahora añade un virus que cause estragos en los sistemas internos del cuerpo y en los procesos de autorregulación. Durante la fase aguda de la infección, el virus ataca primero a los órganos y tejidos, desencadenando directamente una cascada de inflamación. Sin embargo, después de que el virus se vaya, el cuerpo puede quedar sumido en una tormenta de citoquinas que puede aumentar indefinidamente el nivel de inflamación. Este escenario ha mantenido a muchos médicos despiertos por las noches, preocupados de que sus pacientes enfermos de gravedad aparentemente mejoraran después de que el virus desapareciera, solo para morir unos días más tarde. Meses después nos enteramos de que los médicos del presidente Trump habían temido que eso le ocurriera a él cuando regresó a la Casa Blanca apenas unos días después de haber sido ingresado por la infección.

Redfield es uno de los muchos médicos que piensan que nuestros puntos de ajuste inflamatorios pueden verse afectados negativamente y repro-

---

159. *Véase* Manfred J Müller, Anja Bosy-Westphal, y Steven B. Heymsfield: «Is There Evidence for a Set Point that Regulates Human Body Weight?», *Faculty of 1000 Medicine Reports* 2, agosto de 2010, 59, doi: 10.3410/M2-59

gramados por una infección como la COVID, lo que puede ayudar a explicar la continua tormenta inflamatoria que sufren algunos pacientes infectados. La siguiente pregunta es: ¿cómo se puede desprogramar y volver a poner el termostato en una posición más saludable? ¿Cómo podemos preparar nuestro cuerpo para la siguiente infección? He aquí un buen punto de partida: rehaz tu metabolismo y nutre tu microbioma.

Reconstruye tu metabolismo

La dieta es un tema confuso. Ni siquiera me gusta utilizar la palabra «dieta» y prefiero «nutrición». Para mi anterior libro, *El cerebro en forma a cualquier edad*,[160] pasé mucho tiempo investigando y hablando con expertos en nutrición de todo el mundo sobre la «mejor dieta» para el cerebro (sabiendo perfectamente que lo que es bueno para el cerebro es bueno para todo lo demás). Me sorprendió la falta de consenso, ya que algunos expertos promovían las dietas cetogénicas o el ayuno intermitente, mientras que otros hablaban de los beneficios de no consumir gluten. Pero hay un denominador común en todos los casos: una buena nutrición y otros hábitos de vida, como el movimiento regular (yo también intento evitar la palabra ejercicio) y el sueño reparador, tienen el poder de reducir el riesgo de las principales enfermedades crónicas en Estados Unidos. Y cuando se trata de una buena nutrición, hay estilos de alimentación que no tienen que ajustarse a ninguna «dieta» única y restrictiva. En otras palabras, puedes encontrar un enfoque ideal de la nutrición que se ajuste a tus preferencias y necesidades personales.

Tenemos suficientes pruebas entre los resultados en modelos animales, ensayos clínicos en humanos y grandes estudios epidemiológicos para hacer ciertas afirmaciones con confianza. Y sé que, en el fondo, ya entiendes que desayunar magdalenas o dónuts con un *mocaccino* cada mañana probablemente no te llevará a donde realmente necesitas. Las dietas pueden parecer confusas, pero la comida no lo es. Parte de la solución es averiguar qué es lo que realmente te alimenta de la mejor manera sin producirte problemas digestivos o alergias alimentarias. Si te centras más en lo que debes comer en lugar de lo

---

160. Kairós, Barcelona, 2021.

que no debes comer, te encontrarás alimentándote con las buenas calorías y evitando naturalmente las malas. La comida debe ser una fuente de nutrición, sí, pero también debe ser una fuente de placer. De vez en cuando me salgo de mi línea de alimentación, y no me siento culpable cuando lo hago.

La clave para rehacer tu metabolismo pasa en primer lugar por cambiar tu forma de pensar sobre la comida. La comida está en el centro de una gran intersección: puede hacer daño y puede curar. Cuando elegimos lo que comemos, estamos determinando qué información dar a nuestro cuerpo: información para nuestras células y tejidos hasta su estructura molecular. Durante la mayor parte de mi vida, simplemente pensé en los alimentos como combustible, solo calorías para la energía, compuestas por micronutrientes y macronutrientes («bloques de construcción»). Sin embargo, en la última década he llegado a entender y apreciar la comida como una herramienta para la llamada expresión epigenética, o cómo interactúan la dieta y el genoma. Por supuesto, es importante lo que comes, y tus genes desempeñan un papel en la manera en que utilizas y metabolizas lo que comes. Por ello, la genética subyacente puede influir en el riesgo de padecer ciertas enfermedades, como la obesidad y la disfunción metabólica. Pero más que la conversión química de los alimentos en energía y materia corporal del metabolismo clásico, la comida es también un entorno condicionante que puede moldear la actividad del genoma y la fisiología del cuerpo.

Probablemente no hayas pensado en la comida desde esa perspectiva.

Los alimentos que consumes envían señales desde tu entorno a tus genes. Esas señales tienen el poder de cambiar el comportamiento de tus genes, la forma en que tu ADN se convierte en mensajes para tu cuerpo y el funcionamiento de tu biología y fisiología resultante. Dado que los alimentos son la única información que todos tenemos que dar a nuestro cuerpo cada día, tenemos que asegurarnos de enviar la información correcta que funcione con él y apoye las vías saludables, no las dañinas o autodestructivas.

Dada la diversidad de prácticas culturales y hábitos de vida en todo el mundo, hay muchas maneras de enfocar las opciones dietéticas. No es de extrañar que la típica dieta occidental —con alto contenido en sal, azúcar, calorías y grasas saturadas— no sea beneficiosa para nuestra fisiología cuando se consume en exceso. Como concluye la investigación, una dieta basada en plantas y rica en una variedad de frutas y verduras enteras frescas, especialmente bayas y verduras de hoja verde, se asocia con una mejor salud. Sé que has escuchado esto innumerables veces, y puede que ya seas insensible a ello. Yo también lo soy. Pero hay algunas estadísticas sencillas que a menudo comparto con mis pacientes para que lo entiendan: por ejemplo, se calcula que aumentar la ingesta de fruta en una sola ración al día puede reducir el riesgo de morir por un accidente cardiovascular en un 8%, lo que equivale a 60.000 muertes menos al año en Estados Unidos y a 1,6 millones de muertes menos en todo el mundo. Y añadiré que si un simple puñado de bayas o una jugosa manzana reducen tanto el riesgo de sufrir un evento cardíaco, también pueden reducir el riesgo de experimentar una mala reacción a una infección como la COVID. Aunque ningún alimento por sí solo es la clave de la buena salud, una combinación de alimentos saludables ayudará a asegurar el cuerpo contra las agresiones, y nunca es demasiado pronto para empezar. Piénsalo. Los alimentos que consumes hoy pueden sentar las bases para proteger tu cuerpo en el futuro. Solo el 10% de los estadounidenses consume el número recomendado de frutas y verduras al día. [161] Más de un tercio de nosotros consume comida rápida a diario, y al menos una comida al día procede de una caja de pizza o de un autoservicio.

Así pues, en la época de la preparación para una pandemia, ¿qué significa comer bien? Estar centrado y con un propósito renovado. Y no te equivoques: cada microdecisión inteligente que tomes para nutrirte forma parte del plan para hacerte a prueba de pandemias. Desde un punto de vista fundamental, significa comer alimentos reales, no tomar píldoras y suplementos. No me sorprende que las ventas de suplementos hayan aumentado durante la pandemia, con un incremento de dos dígitos en las ventas de multivitamínicos, ya que la gente prioriza la salud y el bienestar. En otoño de 2020, el consumo de vitaminas y suplementos había aumentado un 28% en Estados Unidos y un 25% en todo el mundo desde el inicio de la pandemia. La demanda de vitaminas D y C y de zinc también se disparó al conocerse la noticia de que estos ingredientes podrían ayudar a combatir la infección por COVID y a «reforzar» la inmunidad. El problema es que no tenemos pruebas de que ningún suplemento o vitamina específicos fortalezcan el sistema inmunitario u ofrezcan una ventaja a la

---

161. *Véase* cdc.gov

hora de combatir una infección como la COVID. Eso no significa que no sean útiles, sino que no tenemos pruebas. Mientras tanto, recuerda el viejo adagio: la ausencia de evidencia no es evidencia de ausencia. Tal vez estos nutrientes sean útiles, pero no estamos seguros.

Una cosa en la que sí están de acuerdo los investigadores es que la mejor manera de obtener estos nutrientes es a través de los alimentos, cuando se obtiene el ingrediente activo y la constelación de micronutrientes que ayudan a los ingredientes activos a hacer su trabajo. Aunque a todos nos gusta la idea de una píldora con los micronutrientes bien empaquetados en un solo trago, ese enfoque no es eficaz y no es realmente posible. Ese frasco con brócoli en la etiqueta no tiene realmente brócoli en una píldora. Las pruebas demuestran que los micronutrientes, como las vitaminas y los minerales, ofrecen el mayor beneficio cuando se consumen como parte de una dieta equilibrada, porque todos esos otros componentes de los alimentos saludables trabajan con los micronutrientes para hacer su trabajo mejor. Piensa en esto como en un efecto de séquito. Aunque haya algunos componentes estrella, estos no funcionan tan bien sin el séquito de otros ingredientes. Por ejemplo, obtener las vitaminas B de los huevos y los ácidos grasos omega-3 del pescado siempre es mejor que tomar vitaminas y suplementos por separado.

Aunque la eficacia es difícil de demostrar cuando se trata de suplementos, creo que tenemos la obligación de asegurarnos de que algo es seguro. Y para que conste, el suplemento de plata coloidal, que se ha comercializado como un tratamiento COVID, no es ni seguro ni eficaz para tratar ninguna enfermedad. Desde el último día de enero de 2020, el día en que la Casa Blanca declaró una emergencia de salud pública, hasta finales de julio, la FDA y la Comisión Federal de Comercio (FTC) enviaron 106 cartas de advertencia conjuntas a los productores de suplementos por vender productos con afirmaciones fraudulentas que aseguraban que trataban o prevenían la COVID.[162] Durante el mismo periodo, la FTC emitió por separado 62 cartas de advertencia y el Departamento de Justicia obtuvo

---

162. *Véase* «Dietary Supplements in the Time of COVID-19» en NIH.gov, https://ods.od.nih.gov/factsheets/COVID19-HealthProfessional/, y «FDA and the Federal Trade Commission (FTC) Sent 106 Joint Warning Letters to Supplement Producers for Selling Products» en ftc.gov, https://www.ftc.gov/news-events/press-releases/2021/05/federal-trade-commission-fda-warn-five-companies-may-be-illegally

mandatos judiciales contra tres fabricantes de suplementos por vender productos que afirmaban tratar enfermedades graves como la COVID.

Me doy cuenta de que cambiar la dieta en un esfuerzo por optimizar tu salud te llevará algún tiempo, y así debe ser. La mayoría de nosotros tenemos una idea general de lo que es bueno para nosotros, lo que nos gusta y lo que no, e incluso cuáles son nuestros propios superalimentos. Hace unos años llevé un diario de alimentos para averiguar qué me funcionaba mejor. Resulta que los alimentos fermentados, como los pepinillos, son mi arma secreta. Los picoteo para aumentar mi productividad y energía. Encuentra lo que te funciona e inclúyelo en tu rutina. Reducir la ingesta de azúcares y harinas refinadas, bebidas y alimentos endulzados artificialmente, comida rápida, carnes procesadas, alimentos muy salados y dulces ya no es una amable sugerencia: es un mandato. Cuida tus porciones. Prepara más comidas en casa, donde podrás controlar el contenido de sal, azúcar y grasa que puede esconderse sigilosamente en las comidas envasadas o en la comida de los restaurantes. (Para ver una lista de pautas básicas a seguir, consulta *El cerebro en forma a cualquier edad*).

A raíz de esta pandemia, tendremos que analizar cómo nos alimentamos a un nivel más profundo de lo que hemos hecho en el pasado. Este último año nos ha recordado que no debemos centrarnos únicamente en evitar las enfermedades cardíacas o la diabetes. Por el contrario, deberíamos conocer a fondo cómo nuestra alimentación puede minimizar nuestra vulnerabilidad a patógenos que aún no hemos identificado.

Al prepararnos para la próxima pandemia, también debemos tener en cuenta el papel del microbioma, la fábrica interna de gérmenes «amistosos» del intestino que, de hecho, desempeña un papel importante en nuestra inmunidad. Vamos a ello.

Los potenciadores de la inmunidad no existen

A pesar de la hábil publicidad de los vendedores de productos de «refuerzo inmunitario», como los que llenan la industria de vitaminas y suplementos, en gran medida no regulada, no existe ninguna píldora, polvo, barra, batido, zumo, hierba, especia, elixir, poción o alimento que refuerce el sistema inmunitario. Los mejores refuerzos inmunológicos son los hábitos que mantenemos para apoyar las defensas innatas del cuerpo: una dieta nutritiva y variada, ejercicio regular, sueño reparador y control del estrés.

Cuida tu microbioma

Se ha escrito mucho sobre el microbioma humano, y ahora es aún más relevante en el mundo de la COVID. El microbioma es el vínculo —la bisagra biológica, si se quiere— que conecta las interacciones con el entorno (y los posibles agentes infecciosos) con el sistema inmunitario. [163] El término «microbioma» proviene de la combinación de *micro*, por superpequeño o microscópico, y *bioma*, que se refiere a una comunidad de formas de vida que se da de forma natural y que ocupa un gran hábitat, en este caso, el organismo humano. Cuando empecé a estudiar inmunología y microbiología como estudiante de medicina, el término «microbioma» aún no aparecía en mis exámenes, al menos no en la forma en que se habla hoy. Aunque a veces se atribuye a Joshua Lederberg, premio Nobel y microbiólogo, haber acuñado el término «microbioma» en 2001, el concepto subyacente y la importancia del trabajo sobre el microbioma se remontan a los inicios de la ecología microbiana y a Sergei Winogradsky en el siglo XIX. Lederberg tenía la mejor comprensión de la genética microbiana, y estaría deslumbrado por lo mucho que hemos avanzado desde su muerte en 2008. Aproximadamente el 95 % de los estudios sobre el microbioma publicados se han producido en la última década, y dos tercios de ellos solo en los últimos cinco años.

---

163. Para todo lo que quieras saber sobre el microbioma, te recomiendo Liam Drew: «Highlights from Studies on the Gut Microbiome», *Nature* 577, 2020, S24–25, https://www.nature.com/articles/d41586-020-00203-4 *Véase* también Emeran Mayer: *The Mind-Gut Connection: How the Hidden Conversation Within Our Bodies Impacts Our Mood, Our Choices, and Our Overall Health*, Harper Wave, Nueva York, 2016.

Hoy en día, descifrar nuestro microbioma —desde las comunidades del interior de nuestros intestinos hasta las colonias que cubren nuestra piel— es uno de los campos de estudio científico más prometedores. Estamos en el comienzo de un apasionante viaje para comprender y aprovechar el poder del microbioma humano, y la pandemia nos da más razones para estudiar este «superórgano» y desvelar sus secretos. Puede ser la clave de nuestra salud y de nuestra capacidad para combatir futuros patógenos, incluidos los primos de la COVID que aún no han nacido.

El ecosistema, o «selva», que comprende un bioma humano incluye una diversa colección de microorganismos, principalmente bacterias, hongos, levaduras, parásitos y virus. Su material genético colectivo supera con creces nuestro propio ADN. Las bacterias que prosperan en nuestros intestinos son especialmente importantes. Tienen un papel preponderante en todo lo relacionado con nosotros, desde la eficacia y la velocidad de nuestro metabolismo hasta el riesgo de sufrir todo tipo de enfermedades, entre ellas las relacionadas con la COVID. Ayudan a la digestión y a la absorción de nutrientes, no podemos alimentarnos eficazmente sin ellas. También fabrican y liberan importantes enzimas y otras sustancias que el cuerpo necesita pero que no puede fabricar suficientemente por sí mismo. Entre ellas están las vitaminas (sobre todo las del grupo B) y los neurotransmisores, como la dopamina y la serotonina. Se calcula que el 90 % de la serotonina, la hormona del bienestar, no se produce en el cerebro. Se produce en el tracto digestivo, gracias a los bichos del intestino. Esta flora intestinal y sus efectos en tu sistema hormonal te ayudan a manejar el estrés e incluso a conseguir un buen sueño nocturno.

Este es mi breve resumen sobre las bacterias intestinales. El punto principal que quiero transmitir es el siguiente: de todas las acciones que estos organismos microscópicos llevan a cabo para mantenerte sano, quizá las más vitales sean las que regulan y apoyan tu sistema inmunitario, que está directamente ligado a tu riesgo de sufrir un mal resultado de una infección como la COVID. En pocas palabras, tus amigos microbianos ayudan a formar tu inmunidad.

La mayor parte —al menos el 80 %— del sistema inmunitario total de nuestro cuerpo está formado por el tejido linfoide asociado al intestino (GALT, por sus siglas en inglés), la mayor masa de tejido linfoide del cuerpo, rica en células inmunitarias, como las células B y T. El GALT se extiende por todo el intestino y cubre una superficie asombrosamente amplia (hasta 300 metros cuadrados, ¡es un poco más grande que una pista de tenis!). [164] De hecho, nuestro sistema inmunitario tiene su sede en el intestino porque la pared intestinal es una puerta biológica al mundo exterior. Aparte de la piel, es donde tenemos más posibilidades de encontrar material y organismos extraños. El GALT está en constante comunicación con otras células del sistema inmunitario de todo el cuerpo, notificándoles si las células del intestino encuentran una sustancia potencialmente dañina. Dado que las bacterias intestinales pueden controlar ciertas células inmunitarias y ayudar a gestionar las vías inflamatorias del cuerpo, se dice que el intestino y sus habitantes son el mayor «órgano» del sistema inmunitario. Es posible que ya sepas que la piel es el órgano físico más grande. Desde el punto de vista biológico, el intestino y la piel son una misma cosa, ya que presentan barreras entre nuestro interior y nuestro exterior que están colonizadas por microbios. Esos microbios pueden ayudar y dificultar el funcionamiento de nuestro interior y exterior; de hecho, la piel y el revestimiento intestinal comparten orígenes similares en el útero durante el desarrollo embrionario. El sistema inmunitario es dinámico y cambia constantemente junto con el microbioma a lo largo de nuestra vida.

El concepto de «somos lo que comemos» nació cuando el autor francés Anthelme Brillat-Savarin escribió: «Dime lo que comes y te diré qué eres», en su obra de 1826, *La fisiología del gusto: O, Meditaciones sobre la gastronomía trascendental.* Y ahora tenemos mucha ciencia que nos muestra cómo es eso, con el microbioma como protagonista. La composición y la fuerza de tu microbioma reflejan tu nutrición y, a su vez, toda tu fisiología. Si hay algo que los científicos han aprendido en la última década es que los cambios en la dieta producen ajustes en nuestro microbioma, a veces en tan solo unos días con ajustes nutricionales. A medida que la dieta de nuestros antepasados fue evolucionando, los habitantes de sus intestinos también lo hicieron, pasando de microbios que podían descomponer fácilmente los

---

164. *Véase* H. F. Helander y L. Fändriks: «Surface Area of the Digestive Tract—Revisited», *Scandinavian Journal of Gastroenterology* 49, n.º 6, junio de 2014, 681–89, doi: 10.3109/00365521.2014.898326

alimentos fibrosos que abundaban en la dieta humana primitiva a otros microbios mejor equipados para procesar las proteínas animales, los azúcares y los almidones predominantes tras la llegada de la agricultura y la ganadería hace unos diez mil años. Pero como todos sabemos, los occidentales han llevado al extremo el consumo de proteínas animales, azúcares y almidones, y el resultado es una dieta rica en calorías vacías y deficiente en nutrientes como la fibra, los ácidos grasos esenciales y otros micronutrientes que ayudan a nutrir un microbioma sano y, a su vez, un sistema inmunitario fuerte. Como suele decirse, estamos sobrealimentados y desnutridos. Eso es cierto, pero ahora entiendes que tu sistema inmunológico también puede verse comprometido por tu dieta. Si elegimos mal los alimentos, corremos un mayor riesgo de infectarnos y de ser menos capaces de defendernos de un patógeno una vez que se afiance.

El microbioma del intestino está en constante conversación con el cerebro a través de lo que se llama el eje intestino-cerebro. Las bacterias intestinales producen sustancias químicas que se comunican con el cerebro a través de los nervios y las hormonas; la comunicación es una autopista única y compleja de doble sentido. Así que la comunidad intestinal no solo es clave para la inmunidad y los niveles de inflamación, sino que también es un eje de todo nuestro sistema nervioso. Probablemente no pienses que tu intestino y tu cerebro están fuertemente conectados de la misma manera que ves tus extremidades vinculadas a tu cerebro. Pero sin duda has experimentado esta conexión oculta a través de experiencias angustiosas que te dejan, por ejemplo, con el estómago revuelto. El nervio vago (derivado de la palabra latina que significa «errante», porque este nervio tiene el recorrido más largo de todos los nervios craneales) es el principal canal de información entre los cientos de millones de células nerviosas de tu sistema nervioso central y tu sistema nervioso intestinal. También hay un eje hacia tu piel para completar el bucle, llamado eje intestino-cerebro-piel. Por eso, cuando experimentas emociones fuertes, como el miedo o la vergüenza, puede dolerte el estómago y tu piel puede ponerse «blanca como un fantasma» o enrojecer.

El nervio vago está destinado a transmitir mensajes, pero también ayuda a la salud del revestimiento del intestino. El tracto gastrointestinal está revestido por una sola capa de células superficiales (epiteliales) desde el esófago hasta el ano. El revestimiento intestinal, la mayor superficie mucosa del cuerpo, tiene tres funciones principales. En primer lugar, sirve de medio para que el cuerpo obtenga los nutrientes de los alimentos. En segundo lugar, bloquea la entrada en el torrente sanguíneo de partículas potencialmente dañinas, sustancias químicas, bacterias y otros organismos y componentes de organismos que pueden suponer una amenaza para la salud. La tercera función de esta barrera celular es quizá menos conocida y tiene que ver con su función inmunitaria: contiene unas sustancias químicas llamadas inmunoglobulinas que se unen a las bacterias y a las proteínas extrañas para impedir que se adhieran al revestimiento del intestino. Las inmunoglobulinas son anticuerpos segregados por las células del sistema inmunitario del otro lado del revestimiento intestinal y transportados al intestino a través de la pared intestinal. Esta función permite, en última instancia, que esas proteínas y organismos patógenos sean arrancados del cuerpo, pasen por los intestinos y sean excretados.

Un punto clave que hay que recordar es que los microbios intestinales ayudan a controlar la permeabilidad del intestino, es decir, la facilidad con la que las sustancias atraviesan el epitelio intestinal de una sola célula de grosor. Además del revestimiento unicelular, también hay células caliciformes que producen mucosidad que se adhiere a la pared celular y la hace más «gruesa». Este proceso de producción de mucosidad depende de la interacción de ida y vuelta con el microbioma intestinal (la capa de mucosidad suele constar de dos capas y la interna se renueva cada hora). En otras palabras, la microbiota intestinal desempeña un papel clave en la formación de la estructura de la barrera intestinal y su permeabilidad. Los desequilibrios microbianos pueden dañar esa pared. Si hay problemas con la integridad de las células que recubren el intestino debido a una alteración microbiana, puede haber problemas para controlar el paso de los nutrientes desde el tubo digestivo hacia el organismo. Y si esa vía de entrada está comprometida de alguna manera, también lo está el sistema inmunitario del cuerpo y su resistencia a un patógeno como la COVID.

La fuerza y la función de tu microbioma pueden desempeñar un papel mucho más importante en tu inmunidad y en tu reacción a una infección como la COVID de lo que puedes imaginar, y esa ciencia apenas está empezando a ser descubierta. Solo en el último año, los estudios han puesto de manifiesto la importancia del microbioma en el pronóstico de las personas con COVID.[165] Las asociaciones encontradas entre la composición de la microbiota intestinal (es decir, las cepas y el volumen de las especies) y los niveles de marcadores inflamatorios en pacientes con COVID sugieren que el microbioma intestinal está implicado en la determinación de la magnitud de la infección. Lo que me ha interesado especialmente es la creciente posibilidad de que los desequilibrios en el bioma del intestino, o la disbiosis intestinal, después de que la COVID haya desaparecido del organismo, puedan ser una de las principales causas de los síntomas de larga duración o posteriores a la COVID: niebla cerebral, fatiga y otros síntomas persistentes. Los expertos también han planteado la hipótesis de que es un microbioma intestinal desequilibrado lo que puede explicar, al menos en parte, por qué los adultos mayores y los adultos con afecciones como la obesidad o la diabetes de tipo 2 parecen tener un mayor riesgo de padecer enfermedades graves por COVID.

La estrecha relación entre nuestros bichos intestinales y la inmunidad es probablemente una vía de doble sentido: como las infecciones alteran nuestro microbioma, nuestro microbioma altera nuestra función inmunitaria y viceversa. Dado que el intestino es el mayor órgano inmunológico del cuerpo y se sabe que sus microbios residentes influyen en las respuestas inmunitarias, los científicos se centran en averiguar cómo el microbioma intestinal afecta a la respuesta específica del sistema inmunitario a una infección por COVID. Y si se encuentra una conexión entre la microbiota intestinal y la gravedad de la COVID, intervenciones como los probióticos o incluso los trasplantes fecales, para restablecer el microbioma saludable de un individuo, podrían ayudar a los pacientes en el futuro. El trasplante fecal es un procedimiento emergente en medicina en el que un médico restablece el equilibrio de las bacterias en el intestino de una persona tomando heces especialmente filtradas de un donante sano y transfiriéndolas al tracto gastrointestinal del individuo con un microbioma poco saludable o desequilibrado. Aunque el procedimiento suele reservarse para las infecciones gastrointestinales graves, como la *Clostridium difficile*, la investigación futura seguramente encontrará otros usos beneficiosos en medicina.

165. *Véase* Y. K. Yeoh *et al.*: «Gut Microbiota Composition Reflects Disease Severity and Dysfunctional Immune Responses in Patients with COVID-19», *Gut* 70, 2021, 698–706, doi: 10.1136/gutjnl-2020-323020

Sin embargo, el mercado de los probióticos se ha disparado en la última década. El término probiótico deriva del latín *pro*, que significa «para», y de la palabra griega *bios*, que significa «vida». Los probióticos son las bacterias beneficiosas que se pueden consumir en forma de píldora o a través de alimentos fermentados como el yogur cultivado, el queso, el kimchi y la kombucha. La fermentación del ácido láctico, de hecho, es el proceso por el cual los alimentos se convierten en probióticos, o ricos en bacterias beneficiosas. En este proceso, las bacterias buenas convierten las moléculas de azúcar de los alimentos en ácido láctico. Al hacerlo, las bacterias se multiplican y proliferan. Este ácido láctico, a su vez, protege a los alimentos fermentados de ser invadidos por bacterias patógenas, porque crea un entorno ácido que mata a las bacterias dañinas. Por ello, la fermentación del ácido láctico también se utiliza para conservar los alimentos. Para hacer alimentos fermentados hoy en día, se introducen ciertas cepas de bacterias buenas, como el *Lactobacillus acidophilus*, en alimentos que contienen azúcar para poner en marcha el proceso. El yogur, por ejemplo, se elabora fácilmente utilizando un cultivo iniciador (cepas de bacterias vivas activas) y leche. Nada de esto es nuevo: a lo largo de la historia, los alimentos fermentados han aportado bacterias probióticas a la dieta.

La composición ideal y las especies de microbios que conforman un microbioma saludable siguen siendo desconocidas, y los estudios sobre el valor de tomar probióticos suplementarios han sido mixtos. Aún estamos en la fase de «todavía no sabemos» mientras realizamos estudios para informar sobre cómo apoyar la salud de nuestro microbioma. Dada la rapidez con la que estamos aprendiendo sobre la relación entre la salud intestinal y la salud inmunológica, es posible que pronto lleguemos al punto en el que podamos «recetar» ciertas cepas de probióticos para ayudar a tratar o incluso curar una serie de afecciones. De hecho, ya se han identificado algunas cepas que pueden ayudar de forma significativa y positiva al sistema inmunitario, como las cepas de los géneros *Bifidobacterium*, *Lactobacillus* y *Saccharomyces*, que se pueden encontrar fácilmente en productos comerciales, sobre todo en alimentos fermentados.

Para apreciar plenamente el microbioma, los expertos me han insistido en que es útil no ser reduccionista, describiendo las cepas como buenas o malas. Al fin y al cabo, los estudios realizados en todo el mundo demuestran que las personas de diferentes culturas y entornos presentan microbiomas muy diferentes, lo que significa que una cepa de bacterias útil en una parte del mundo podría ser menos útil en otra. Lo que parece ser más importante es una diversidad significativa de microbios: cuanto más diversa, más saludable. Y no hay mejor manera de consumir una rica variedad de bacterias saludables que hacerlo a través de fuentes totalmente naturales, como el chucrut, los encurtidos, el kimchi y otras verduras fermentadas. Una vez en el intestino, estas bacterias necesitan ser alimentadas por hábitos de vida básicos, además de una buena dieta, como el ejercicio regular y el sueño reparador, que también contribuyen al bienestar del microbioma.

También se habla cada vez más de los prebióticos. Son los compuestos de ciertos alimentos que también promueven el crecimiento y la actividad de los microbios beneficiosos en el intestino, pero que no son en sí mismos microbios. Son tipos de fibra dietética que se encuentran en muchas frutas y verduras, como la raíz de achicoria, la alcachofa de Jerusalén, el ajo, la cebolla, el puerro, el plátano, los espárragos y las hojas de diente de león (¡incluye algunas de ellas en la ensalada!). Vivimos en simbiosis con los microbios de nuestros intestinos, por lo que es importante darles una amplia variedad de cosas, como frutas y verduras fibrosas, para que puedan mantenerse sanos.

Moverse, dormir y relajarse

Otras tres claves para mantener una salud y una función inmunitaria óptimas son mantenerse activo, dormir bien y reducir el estrés.

El movimiento mitiga la COVID

Tan solo veintidós minutos de ejercicio moderado al día pueden fortalecer el sistema inmunitario, y ahora sabemos que la actividad física regular disminuye la gravedad de la COVID, hasta el punto de que los CDC consideran la inactividad como un factor de riesgo de COVID grave.[166] Para alguien que no hace ejercicio con regularidad, 22 minutos al día (150 minutos a la

---

166. *Véase* cdc.gov

semana) puede parecer un poco abrumador, pero esos minutos no tienen por qué implicar la suscripción a un gimnasio, la inversión en una cinta de correr o reorganizar tu horario. Con las estrategias adecuadas, puedes alcanzar tu objetivo de ejercicio diario sin apenas alterar la jornada. El ejercicio moderado puede incluir caminar (al menos a 6 kilómetros por hora), cortar el césped y algunas tareas domésticas como pasar la aspiradora o la fregona.

Los seres humanos evolucionamos para movernos, y para movernos con frecuencia. Sé que no soy la primera persona que te lo dice, pero merece la pena repetir que cuando evitas el ejercicio rutinario que hace que tu corazón lata a un ritmo más rápido, que tu sangre bombee a un ritmo más acelerado y que tu piel sude, te pones en mayor riesgo de sufrir lo mismo que con una dieta occidental: más inflamación y más enfermedades crónicas. El ejercicio es la panacea de la naturaleza para el cuerpo, ya que proporciona más beneficios para la salud que cualquier medicamento, y casi sin efectos secundarios. Reduce el riesgo de padecer todo tipo de enfermedades, elimina rápidamente las hormonas del estrés y mejora el estado de ánimo a la vez que equilibra el azúcar en sangre y el metabolismo en general. La actividad mejora la salud de todos los órganos, incluido el cerebro (y, sí, la importantísima capacidad pulmonar). Si te dijera que, más que cualquier otra cosa que puedas hacer, unos simples dos minutos de actividad cada hora pueden mejorar tu salud y hacerte más inteligente, ¿no querrías replantearte tu sedentarismo? Hace unos años, un día me di cuenta: estábamos pensando al revés. No hay que pensar en la actividad como la cura, sino en la inactividad como la enfermedad. Solo hay que moverse. Cada vez que estés a punto de sentarte, pregúntate: ¿podría permanecer de pie? Otros consejos:

- *Camina con regularidad.* Caminar es tan accesible para la mayoría de la gente que es fácil olvidarse de sus beneficios. Sin embargo, una caminata rápida es uno de los ejercicios más infravalorados y beneficiosos para la salud de los que dispone la humanidad. Probablemente ya camines al menos un poco cada día. ¿Sería posible añadir un paseo de cinco o diez minutos por el barrio antes de coger el coche para ir a algún sitio? Acompaña el paseo con una conversación telefónica con un amigo o familiar o escuchando tu pódcast favorito.

- *Practica ráfagas cortas de actividad.* Interrumpe los veintidós minutos mínimos con una rápida sesión de entrenamiento a intervalos que consista en cuatro rondas de cinco ejercicios durante un minuto cada una. Pueden ser ejercicios con el peso del cuerpo, como flexiones, sentadillas, estocadas, puentes de cadera y saltos de tijera. Añade un par de minutos de calentamiento y enfriamiento, y alcanzarás fácilmente la marca de veintidós minutos.

- *Retoma un viejo deporte que solías practicar,* como el tenis o el ciclismo. Si tienes hijos, juega con ellos a cosas divertidas que te hagan vibrar el corazón.

- *Registra tus movimientos.* La mayoría de los teléfonos inteligentes incluyen aplicaciones que registran los kilómetros recorridos. A menos que te esfuerces seriamente por hacer ejercicio durante el apogeo de las órdenes de confinamiento en casa, muchos de nosotros nos quedamos muy lejos de la regla de los 10.000 pasos al día. El registro nos ayuda mucho a mantenernos en el camino de los objetivos de *fitness.* Un estudio reciente publicado en el *British Journal of Sports Medicine* descubrió que las personas caminan casi un kilómetro y medio más al día cuando utilizan un rastreador de actividad en su teléfono o reloj.[167] Y los participantes del estudio que tenían rastreadores de actividad física con indicaciones de ejercicio hicieron aún más. No importa cómo controles tu estado físico, tanto si utilizas tecnología inteligente o simplemente llevas un diario, el acto de registrar tu progreso te ayudará a mantenerte encaminado.

Las personas que se recuperan de la COVID pueden tener los pulmones dañados durante meses, lo que les impide realizar un ejercicio vigoroso. Su salud cardiovascular también podría verse comprometida como resultado tanto de los efectos de la infección como del proceso de recuperación que inte-

---

167. *Véase* L. Laranjo *et al.*: «Do Smartphone Applications and Activity Trackers Increase Physical Activity in Adults? Systematic Review, Meta-analysis and Metaregression», *British Journal of Sports Medicine* 55, 2021, 422–432, doi: 10.1136/bjsports-2020-102892

rrumpe sus rutinas de ejercicio físico. Si es tu caso, sé paciente contigo mismo. Además de seguir los consejos de tu médico, quiero compartir algo que ha ayudado significativamente a muchos pacientes a apoyar la recuperación y fortalecer los pulmones: realizar ejercicios de respiración profunda, que también tienen el beneficio adicional de disminuir los sentimientos de ansiedad y estrés. La respiración profunda puede realizarse en cualquier momento y lugar. Una práctica dos veces al día te permitirá empezar y te dará una base. Todo lo que tienes que hacer es sentarte cómodamente en una silla o en el suelo, cerrar los ojos y asegurarte de que tu cuerpo está relajado, y que liberas toda la tensión del cuello, los brazos, las piernas y la espalda. Inhala por la nariz durante todo el tiempo que puedas, y siente cómo el diafragma y el abdomen se elevan a medida que el estómago se mueve hacia fuera. Toma un poco más de aire cuando creas que has llegado al tope de tus pulmones. Exhala lentamente hasta contar veinte, expulsando todo el aire de tus pulmones. Continúa durante al menos cinco rondas de respiraciones profundas. Otra variación del tema es probar la técnica del bostezo-sonrisa. Este ejercicio incorpora el movimiento con la respiración profunda, lo que ayuda a aumentar la coordinación y a fortalecer los brazos y los hombros. También abre los músculos del pecho para expandir el diafragma. Y es muy sencillo: siéntate erguido en el borde de la cama o en una silla robusta; levanta los brazos rectos por encima de la cabeza y genera un gran bostezo mientras te estiras; luego baja los brazos a los lados y termina sonriendo durante tres segundos. Repítelo durante un minuto. Puedes encontrar vídeos de estas prácticas en Internet.

El sueño favorece la inmunidad

El sueño es una medicina.[168] Un flujo convincente de datos científicos muestra cómo el sueño actúa como un fármaco natural (como el ejercicio) para recalibrar nuestro cuerpo, reorganizar nuestra mente y memoria, y refrescar nuestras células y tejidos hasta el nivel molecular. El sueño restablece nuestro organismo a todos los niveles, desde el cerebro hasta las células de los dedos de los pies, por lo que no es de extrañar que la relación

---

168. Para todo lo que quieras saber sobre el sueño, consulta: Matthew Walker: *Why We Sleep: Unlocking the Power of Sleep and Dreams,* Scribner, Nueva York, 2017.

entre el sueño y el empeoramiento de los resultados de la COVID esté saliendo a la luz. Se ha descubierto que la privación prolongada del sueño disminuye la función inmunitaria, favorece la inflamación, eleva los niveles de cortisol (una hormona clave del estrés) y aumenta el riesgo de enfermedades crónicas. Estamos aprendiendo que el número de células inmunitarias circulantes que vigilan llega a su punto máximo por la noche, lo que dice mucho sobre el poder defensivo del sueño.

Dormir bien ayuda a equilibrar las hormonas que regulan nuestra biología y nuestro estado inmunitario; también afecta a lo bien que nos sentimos y a cómo afrontamos los factores de estrés diarios, a la velocidad del metabolismo, a la solidez del cerebro y al funcionamiento del microbioma. Aunque es difícil imaginar que el sueño tenga un impacto en las bacterias intestinales, los nuevos datos científicos muestran una conexión: una comunidad microbiana intestinal sana nos ayuda a dormir y a dormir mejor, y una buena noche de sueño alimenta a diversas colonias sanguíneas.

Las necesidades de sueño de cada persona son diferentes. En general, los niños necesitan dormir más (de diez a doce horas) que los adultos (de siete a nueve). Sin embargo, la calidad supera a la cantidad. Puedes dormir nueve horas y seguir sintiéndote cansado al día siguiente si no has acumulado suficiente sueño profundo y reparador. La clave es tener un sueño consistente que se mueva a través de todas las fases de la noche repetidamente en sincronía con el cuerpo y que fomente un ciclo de sueño-vigilia y un ritmo circadiano saludables. Si quieres saber realmente lo bien que estás durmiendo y si estás alcanzando un sueño profundo suficiente a lo largo de la noche, los dispositivos portátiles y las aplicaciones pueden ayudarte a rastrear —cuantificar y calificar— tu sueño.

El estrés socava la inmunidad [169]

Todos experimentamos estrés, es parte de la vida, e incluso puede ser saludable y motivador en muchos sentidos. Es la versión tóxica la que debemos

---

169. Para un repaso general, *véase* Suzanne C. Segerstrom y Gregory E. Miller: «Psychological Stress and the Human Immune System: A Meta-analytic Study of 30 Years of Inquiry», *Psychological Bulletin Journal* 130, n.º 4, julio de 2004, 601–630, doi: 10.1037/0033-2909.130.4.601

minimizar porque sus efectos van desde molestias como dolores de cabeza y de barriga hasta problemas de salud mental como la ansiedad y la depresión incapacitantes. El estrés tóxico es el que es implacable, prolongado y tan problemático psicológicamente que empieza a afectar a nuestro estado de ánimo, a nuestra biología y a nuestra capacidad para afrontarlo. Cuando las hormonas del estrés comienzan a bombearse sin fin, muchas cosas pueden cambiar en el organismo, incluido el poder de tu sistema inmunológico.

La fisiología del estrés ha avanzado mucho en las últimas décadas. Hace tiempo que conocemos la cascada de acontecimientos que se producen en el organismo cuando está sometido a estrés. Pero estamos aprendiendo sobre nuevas condiciones ligadas al estrés, incluyendo las propias condiciones crónicas que exacerban una enfermedad COVID. Por ejemplo, el estrés incesante puede dañar nuestro microbioma. Los estudios experimentales muestran que el tipo tóxico puede detener la digestión en el intestino delgado, lo que puede conducir a un crecimiento excesivo de bacterias allí, que luego compromete esa delicada barrera intestinal. Las bacterias hostiles crecen entonces, desplazando a los microrganismos beneficiosos, lo que conduce a la disbiosis y abre la puerta a una serie de efectos negativos, algunos de los cuales pueden dar lugar a trastornos crónicos en personas vulnerables, incluido un caso prolongado de COVID. Una vez más, esto demuestra la interconexión de todos los sistemas del organismo humano.

Desarrollar resiliencia mental

No es de extrañar que todas las mediciones —objetivas y anecdóticas— hayan mostrado un aumento de los problemas de salud mental desde que comenzó la pandemia. Una de las primeras señales de alarma fue el aumento de las llamadas a las líneas de atención telefónica destinadas a denunciar el abuso infantil y doméstico. Según los CDC, entre agosto de 2020 y febrero de 2021, el porcentaje de adultos con síntomas recientes de ansiedad y depresión aumentó del 36,4 % al 41,5 %. La carga emocional de las personas ha variado: algunas han descubierto fortalezas y otras han encontrado los límites de sus habilidades de enfrentamiento. Hay una serie de factores que determinan cómo se ve afectada una persona, como la edad y la etapa de la vida, los acontecimientos adversos de la infancia, la raza, el género, la genética, el historial de salud mental, la exposición a la discriminación y las circunstancias personales de la vida, el bienestar financiero, el acceso a la atención sanitaria, así como la gama de luchas y pérdidas que han sufrido a lo largo de la pandemia. Una persona que trabaja en primera línea en el ámbito de la atención sanitaria, por ejemplo, ha vivido este acontecimiento de manera diferente a, por ejemplo, un contable establecido que puede permanecer a salvo en un despacho en casa y comunicarse con sus clientes mediante videollamadas.

La buena noticia es que la investigación ha revelado que la mayoría de las personas que sobreviven a periodos de estrés agudo como guerras, desastres naturales y catástrofes se recuperan sin problemas psicológicos a largo plazo. Puede que estemos más estresados, deprimidos y ansiosos que nunca, y todos los expertos con los que he hablado han dicho que la COVID cambiará la sociedad para siempre, pero la investigación sobre la resiliencia humana muestra que las personas se recuperan de las pandemias más rápido de lo que cabría esperar. Tenemos muchos datos que muestran una rápida recuperación tras la pandemia de gripe de 1918. La investigación también muestra que la gran mayoría de nosotros —alrededor del 90 % de los estadounidenses— ha experimentado un evento traumático, pero solo el 6,8 % de las personas tendrá un trastorno de estrés postraumático.[170] Y en los estudios de seguimiento de las personas con TEPT, sus síntomas disminuyen drásticamente en los tres meses posteriores al trauma, y casi dos tercios de ellos acaban recuperándose. Es importante, y tal vez reconfortante, saber que el trauma no causa necesaria o automáticamente una enfermedad mental a largo plazo. Es cierto que puede haber malestar psicológico, así como tristeza y ansiedad, pero se trata de reacciones normales y temporales que, en su mayor parte, son manejables. Incluso pueden contribuir al poder de tu resiliencia mental. Todos hemos llegado

---

170. *Véase* Richard A. Friedman: «You Might Be Depressed Now, but Don't Underestimate Your Resilience», *New York Times*, 4 de mayo de 2021.

hasta aquí en la pandemia, lo que puede ayudarnos a desarrollar nuestros músculos de recuperación mental.

Cuando escribí *El cerebro en forma a cualquier edad*, me centré en las cosas que podemos hacer para construir un cerebro resistente y evitar el deterioro cognitivo y las demencias. Aunque lo escribí antes de la pandemia, todas las ideas y estrategias del libro —mis cinco pilares: alimentarse, moverse, dormir, aprender continuamente y conectar con los demás— siguen siendo pertinentes. Pero permíteme ofrecer más detalles sobre cómo se puede aplicar esta orientación en esta época de pandemia.

La idea más importante de todos los años que pasé investigando para mi libro (que, hay que reconocerlo, podría haberse titulado fácilmente «Mantente resistente») es igual de apropiada para los tiempos de pandemia: el cerebro es un órgano increíblemente flexible que puede mejorar con la edad. Es algo extraordinario de considerar. Aunque otros órganos suelen decaer por el desgaste normal, el cerebro puede seguir siendo robusto y, de hecho, hacer crecer nuevas neuronas y redes para apoyarte a ti y a tus esfuerzos, sin importar la edad que tengas. He conocido a muchos centenarios con corazones débiles pero cerebros resistentes (y he operado cerebros que parecían estar al borde de la muerte, pero cuyos propietarios seguían pensando y formando recuerdos como un joven ingenioso). Esto significa que las cosas que haces cada día pueden ayudarte a construir un cerebro mejor y más a prueba de pandemias. La combinación de sueño reparador y ejercicio, por ejemplo, es un antídoto contra el deterioro mental: una medicina inigualable que no podemos conseguir en ningún otro sitio. El sueño limpia la memoria, y la actividad física bombea sustancias en el cerebro que actúan como fertilizante en las células cerebrales, estimulando su crecimiento y asegurando su supervivencia. Esto nos permite aprender continuamente nuevas habilidades y explorar nuevos pasatiempos que son estimulantes, desestresantes y gratificantes, todo lo cual es bueno para mantenerse mentalmente resistente. Con la pérdida temporal de muchas actividades que alimentan nuestra salud mental, como las reuniones sociales, los viajes y las vacaciones, y el trabajo en un entorno de oficina con colegas, hemos tenido que ser creativos. Y eso está bien. He aquí algunos consejos adicionales:

• *Reduce tu consumo de medios de comunicación.* Piensa en qué medios de comunicación sigues y con qué frecuencia los consultas. En lugar de hojear los interminables titulares o ver otro programa de televisión, llama a un amigo y conéctate o sal a dar un paseo al aire libre con un ser querido. A la naturaleza le encanta absorber tus preocupaciones. El consumo excesivo de medios de comunicación puede hacernos sentir que estamos perdiendo el control de nuestras vidas. Las investigaciones demuestran que cuando cambiamos nuestro enfoque a lo que podemos controlar, vemos diferencias significativas y duraderas en nuestro bienestar, salud y rendimiento.

• *Mantén una estructura estricta.* Al igual que el cuerpo ama la homeostasis, un equilibrio estable en todos tus sistemas, la mente ama la previsibilidad, el orden y las rutinas. Esto le permite adaptarse rápidamente a los cambios y retos inesperados. Elabora listas de tareas diarias; establece objetivos; organiza tus espacios, incluido el lugar de trabajo; mantén un horario regular para comer, hacer ejercicio y dormir, incluso los fines de semana; y comprométete a realizar un ritual al final del día que sea tranquilizador, como leer, darte un baño caliente o pasear por el barrio mientras escuchas tu música favorita.

• *Mantén las conexiones prósperas.* Una de las epidemias más devastadoras que seguramente ha surgido de la pandemia es la soledad. Desde el comienzo de la pandemia, el 67% de los estadounidenses —dos de cada tres personas— dicen sentirse más solos que nunca, y muchos admiten haber llorado por primera vez en años.[171] Esto me rompe el corazón y hace que quiera subrayar con más pasión que nunca lo importante que es hablar por teléfono, chatear por vídeo,

---

171. *Véase* Chris Melore: «Lonely Nation: 2 in 3 Americans Feel More Alone than Ever Before, Many Admit to Crying for First Time in Years», *Study Finds*, 29 de abril de 2021, https://www.studyfinds.org/lonely-nation-two-thirds-feel-more-alone-than-ever-many-cry-first-time/

enviar correos electrónicos o escribir cartas a las personas que nos importan. Necesitamos esas conversaciones profundas. Está demostrado que el apoyo social refuerza la resiliencia al aumentar nuestra sensación de control y autoestima. La socialización también tiene resultados neuronales positivos: de hecho, desactiva los circuitos del cerebro que desencadenan el miedo y la ansiedad. Dicho de otro modo: cuando nos conectamos con otros, activamos los centros calmantes de nuestro cerebro mientras domamos sus reflejos emocionales.

- *Utiliza aplicaciones que te ayuden a practicar la medicina mente-cuerpo.* Desde aplicaciones que te ayudan a meditar hasta las que te permiten unirte a grupos en línea para compartir tus experiencias y socializar, hoy en día no faltan programas que te ayuden a crear resiliencia. El Center on the Developing Child de la Universidad de Harvard mantiene un sitio web con enlaces a recursos nacionales e internacionales que pueden ayudarte con una serie de preocupaciones relacionadas con la pandemia, tengas o no hijos: https://developingchild.harvard. edu/resources/covid-19-resources/

- *Busca ayuda profesional.* La explosión de la telemedicina ha hecho que encontrar un terapeuta licenciado esté a menudo a solo un clic o una llamada. Como dice mi atleta olímpico favorito, Michael Phelps: «No hay que esperar a que las cosas se pongan tan mal. La terapia no es solo para las personas que luchan contra una enfermedad mental grave». Se ha asociado con el creador de una aplicación que ayuda a cualquiera a encontrar un terapeuta cualificado de forma fácil, cómoda y asequible, porque sabe personalmente que a veces se necesita un esfuerzo de equipo para vencer la depresión y la ansiedad. Dejando a un lado el estrés provocado por la pandemia, una de cada cuatro personas en el mundo sufre un problema de salud mental, y más de la mitad de los adultos estadounidenses no reciben tratamiento. El tratamiento profesional solía ser exclusivo, pero ya no. Y también lo hay para nuestros hijos. Según los CDC, la proporción de visitas a las salas de urgencias relacionadas con la

salud mental para niños de doce a diecisiete años aumentó un 31%
en 2020 en comparación con 2019. Los CDC mantienen en línea
un completo kit de recursos para padres que se desglosa por grupos
de edad, desde la primera infancia hasta los adultos jóvenes.

- *Utiliza la comida para mejorar el estado de ánimo.* La idea de que somos lo que comemos se aplica también a la salud mental. Además
de la investigación sobre el microbioma, que está en pleno auge en
los círculos científicos, también lo está la «psiquiatría nutricio-
nal».[172] Este nuevo campo de la medicina, en pleno auge, examina
la relación entre la alimentación y el bienestar mental, con un guiño
al papel del microbioma en esta asociación biológica. Una buena
nutrición alimenta y apoya un microbioma saludable que, en última
instancia, tiene un impacto en la salud del cerebro, incluyendo la
producción de compuestos en el cuerpo que fomentan el pensamiento óptimo y el bienestar mental. Los científicos se han centrado durante mucho tiempo en cómo los alimentos afectan a nuestra
salud física, concretamente a nuestro metabolismo y a la salud del
corazón. Pero ahora la atención se está centrando en la sorprendente conexión de la comida con la salud mental, ya que un creciente
número de investigaciones apunta a cómo el sustento diario influye
en nuestro estado de ánimo y en la biología del cerebro. Por muy
reconfortantes que nos parezcan nuestras delicias azucaradas y ricas
en grasas cuando estamos estresados o deprimidos, grandes estudios
de población revelan que las personas que consumen muchos alimentos nutritivos —más frutas y verduras, frutos secos y semillas,
judías y legumbres, pescado, huevos y productos fermentados como
el yogur— experimentan menos ansiedad y depresión y manifiestan
mayores niveles de felicidad y satisfacción vital general. La conexión
entre los alimentos y el estado de ánimo puede parecer anecdótica,
pero por fin disponemos de estudios bien diseñados que demuestran

---

172. *Véase* Roger A. H. Adan *et al.*: «Nutritional Psychiatry: Towards Improving Mental
Health by What You Eat», *European Neuropsychopharmacology* 29, n.º 12, diciembre de 2019,
1321–1332, doi: 10.1016/j.euroneuro.2019.10.011

el poder de los alimentos en nuestro estado de ánimo y nuestra capacidad de recuperación mental.[173] Esto no significa que una ensalada de col rizada y unas sardinas puedan curar las enfermedades mentales, pero lo que elegimos para comer es posiblemente uno de los ingredientes más subestimados y menospreciados para la salud mental. Tampoco te costará más cambiar a alimentos más saludables. En uno de los estudios recientes para comprobar los beneficios de la alimentación en la salud mental, los participantes que cambiaron los cereales azucarados por la avena, la pizza por los salteados de verduras y las salchichas por el marisco redujeron sus facturas semanales de la compra.

A lo largo de la pandemia, se nos ha dicho que «estamos todos juntos en esto». Este eslogan es adecuado porque debemos mantener esa mentalidad al enfrentarnos a futuras amenazas. Y esto a menudo significa hacer del futuro a prueba de pandemias un asunto familiar.

---

173. *Véase* Felice N. Jacka: «Nutritional Psychiatry: Where to Next?» *EBio-Medicine* 17, marzo de 2017, 24–29, doi: 10.1016/j.ebiom.2017.02.020

8

Organizar la familia

Aprende a vivir de nuevo la vida cotidiana (con un giro)

¿Volveremos a ver una tos o un estornudo de la misma manera? ¿Cómo planificamos para los padres que necesitan asistencia continua o están en una residencia de ancianos? ¿Cómo podemos hacer que nuestros hijos vuelvan a la escuela? ¿Qué debemos saber antes de hacer un gran viaje? ¿Tiene sentido gastar más en un seguro médico para hacer frente a los posibles efectos a largo plazo de la COVID?

Estamos todos juntos en esto, y todas las familias harían bien en organizarse de maneras que probablemente no habían pensado antes de la pandemia. Después de hablar con expertos en enfermedades infecciosas, científicos sociales y muchas personas que han sufrido la COVID, he elaborado una lista de control familiar de diez puntos que aborda las mejores estrategias para vivir con la COVID, dado que puede estar en nuestro entorno indefinidamente. Todos debemos tener en cuenta la COVID a la hora de tomar decisiones. Mientras volvemos a una nueva normalidad de forma consciente, seguiremos lidiando con la incertidumbre, las secuelas de la pandemia, el potencial resurgimiento de la COVID, así como la posibilidad de que surja un nuevo patógeno maníaco que amenace al mundo. Al terminar este libro, cambié mi pódcast *Coronavirus: Fact vs. Fiction* (Coronavirus: Realidad vs. Ficción) por uno nuevo, llamado *Chasing Life* (Persiguiendo la vida). Todos estamos listos para imaginar el siguiente capítulo de nuestras vidas y encontrar un equilibrio entre el autocuidado y la productividad. Es hora de volver a perseguir la vida. Y tenemos que empezar por algún sitio. Sigue estos diez mandamientos de la COVID para ponerte a ti y a los tuyos en la mejor posición a prueba de pandemias:

Mantente al día con los chequeos, las pruebas de detección de cáncer y las vacunas de refuerzo

Mientras el mundo entero se enfrentaba a un insidioso virus trotamundos, nuestra atención se desvió temporalmente de los problemas de salud crónicos y no transmisibles, como las enfermedades cardíacas, el cáncer, la diabetes y la demencia, que siguen afectando a millones de personas y cuyo tratamiento cuesta miles de millones de dólares al año. Debemos volver a las revisiones periódicas y a las pruebas anuales para tratar y prevenir estos problemas. Y, sí, todos estamos ansiosos por ver la COVID en el espejo retrovisor, pero no debemos olvidar su potencial para reaparecer una y otra vez. Estar al día con las vacunas de refuerzo será clave para mantener la inmunidad de la comunidad y prevenir otra pandemia.

Los médicos y los hospitales han aprendido a proteger a los pacientes de posibles exposiciones a la COVID, por lo que ya no tendrás que preocuparte por decidir cuándo y si recibes atención o te sometes a una cirugía electiva. Si hay un brote local, los médicos y los hospitales se pondrán en alerta, y tú simplemente tendrás que seguir su ejemplo y acatar sus medidas de seguridad.

Llena la brecha de prosperidad

La pandemia provocó una ralentización generalizada de las trayectorias educativas de nuestros hijos, a la vez que amplió las diferencias raciales y socioeconómicas. Esto fue más pronunciado entre los estudiantes de hogares desfavorecidos, donde el acceso a la enseñanza a distancia con Internet fiable era difícil, si no imposible, o los niños tenían dificultades con las plataformas en línea y la falta de supervisión adecuada de los padres. Es difícil utilizar todo el día las videoconferencias, aprendiendo e interactuando, tengas la edad que tengas. Aunque es tentador llamarlo «pérdida de aprendizaje», no es el mejor término. Puede que nuestros hijos no hayan perdido tanto como pensamos y que, en realidad, hayan ganado mucho al experimentar esta pandemia. Puede que hayan perdido tiempo en el aula tradicional, pero eso no significa que hayan perdido habilidades, conocimientos, recuerdos o la capacidad de sabiduría futura. Fue Plutarco quien escribió: «La mente no es un recipiente que se llena, sino un fuego que se enciende». Y ellos están listos para reavivar ese fuego.

Después de hablar con los superintendentes de los distritos escolares de todo el país, soy optimista en cuanto a que abordaremos muchas de estas deficiencias con medidas públicas, ofreciendo una tutoría de alta dosis, ampliando los años escolares y colaborando con las organizaciones comunitarias. No te equivoques: nada de esto es ideal, pero los educadores de todo el país me han recalcado que ven la pandemia como una interrupción y no una regresión permanente en la educación de nuestros hijos. Muchos distritos escolares se han esforzado mucho para que los niños vuelvan a la escuela de manera segura.

Cuando escribí y grabé el audiolibro *Childhood, Interrupted*, hablé con psicólogos infantiles de todo el país para conocer sus preocupaciones y sus planes, de modo que pudiera aplicar esas lecciones a mis propias tres niñas.[174] Para empezar, me recordaron que el desfase en el aprendizaje, un término mucho mejor que pérdida de aprendizaje, no incluye solo el elemento académico. También significa que se genera una brecha social y emocional, especialmente para los adolescentes, que prefieren estar con sus amigos que en cualquier otro lugar. Y como los niños están cada vez más vacunados, hay que asegurarse de que esas conexiones sociales vuelvan a ser alimentadas.

«Tanto los niños mayores como los más pequeños son notablemente resilientes», afirma la científica y psicóloga Angela Duckworth, que fundó la organización sin ánimo de lucro Character Lab para recopilar datos respaldados por la ciencia para ayudar a los niños a prosperar.[175] «A veces las

---

174. *Véase* Dr. Sanjay Gupta: *Childhood, Interrupted: Raising Kids During a Pandemic*, Audible Originals, 2020.

175. *Véase* «What Have Scientists Learned about Kids' Well-being from Pandemic?», *Full Circle*, CNN, 1 de abril de 2021, https://www.cnn.com/videos/health/2021/04/01/angela-duckworth-grit-help-kids-thrive-pandemic-full-episode-acfc-vpx.cnn

personas piensan que la resiliencia es la excepción, pero en realidad es la regla». Según Duckworth, ayuda a enmarcar la pandemia desde una perspectiva que no se detiene en la pérdida y la ruptura, y en su lugar, se pregunta: ¿qué puedo aprender? y ¿qué puedo hacer para seguir adelante? Ese pequeño cambio en la mente de los padres determinará la manera en que el niño reacciona y elige pensar en las cosas. Por ejemplo, la alfabetización es la base del aprendizaje, y practicar la alfabetización con tu hijo es algo que todos los padres pueden hacer en casa. Los niños aprenden todos los días, ya sea en un entorno académico tradicional o en sus ordenadores en sus habitaciones con compañeros de clase en línea, o aprenden a montar en bicicleta en el vecindario o juegan a videojuegos con amigos a través de Internet. El aprendizaje no es binario, es complejo. Nuestros hijos aprenderán nuevas habilidades que deberían haber aprendido el año pasado. Tal vez eso sea algo bueno, porque en los años venideros, probablemente descubriremos que nuestros hijos no solo están «al día» con su aprendizaje, sino que lo han superado porque la pandemia les otorgó una experiencia que enseña como ninguna otra cosa puede hacerlo.

Elige bien los planes de salud

La deuda médica se disparó en 2.800 millones de dólares, o cerca del 6,5 %, desde finales de mayo de 2020 hasta finales de marzo de 2021, y la deuda médica vencida creció casi un 9 %, pasando de 19,6 a 21,4 millones de dólares.[176] Las personas que enfermaron de verdad sin una cobertura sanitaria adecuada o que se enfrentaron a problemas de salud continuos y a interminables visitas al médico para tratar la COVID de larga duración sufrieron enormes consecuencias económicas. Muchas personas perdieron por completo la cobertura sanitaria de sus empleos.

La Ley de Asistencia Asequible (ACA) ha sido una solución para muchas personas que, de otro modo, no tendrían acceso a un seguro médico (cuando está abierta la inscripción, se pueden comprar planes en HealthCare.gov, algu-

---

176. *Véase* Phil McCausland: «Medical Debt Is Engulfing More People as Pandemic Takes Its Toll», *NBC News*, 23 de abril de 2021, https://www.nbcnews.com/politics/politics-news/medical-debt-engulfing-more-people-pandemic-takes-its-toll-n1265002

nos sin prima si se cumplen los requisitos). La ACA prohíbe a las aseguradoras discriminar a las personas con problemas de salud o cobrarles más que a los asegurados más sanos. Esto es especialmente bueno para los antiguos pacientes de COVID que podrían enfrentarse a una serie de efectos físicos o mentales a largo plazo, como daños pulmonares, problemas cardíacos o afecciones neurológicas como la depresión. Aunque algunos de estos problemas se curan con el tiempo, otros pueden convertirse en problemas de larga duración. A la hora de comprar un seguro de salud, he aquí algunos consejos importantes:

- *Asegúrate de elegir un plan que cumpla los requisitos de la ACA* y compara todos los planes disponibles en tu región. Los planes que no cumplen los requisitos de la ACA pueden ser tentadores por su precio más bajo, pero ofrecen una cobertura menos completa y no son elegibles para los subsidios federales que ayudan a las personas que cumplen los requisitos a pagar el coste de las primas. Un plan a corto plazo y de duración limitada nunca será la decisión correcta. Dedica tiempo a hacer los deberes y haz muchas preguntas.

- *Permanece en tu red.* Asegúrate de que los médicos, especialistas y hospitales a los que acudes están dentro de la red de tu plan. Si te encuentras buscando atención fuera de la red, acumularás deudas porque esas facturas llegarán y no tendrás cobertura. A veces, trabajar con un corredor de pólizas de asistencia sanitaria puede ayudarte a sortear esta situación con mayor facilidad (los corredores no suelen cobrar por sus servicios, ya que les pagan las compañías de seguros). Si eres un superviviente de la COVID, ten en cuenta la posibilidad de necesitar más cobertura para más visitas al médico y acceso a especialistas. Como señalaré más adelante, querrás tener acceso a clínicas multidisciplinares en las que trabajen conjuntamente equipos de médicos de diversos campos de la medicina. HealthCare.gov tiene un botón de «búsqueda de ayuda local» que puede remitirte por código postal a navegadores, asistentes y agentes. Cuando busques una cobertura que satisfaga las necesidades específicas de todos los miembros de la familia, te resultará útil hablar con alguien sobre lo que está disponible y se ajusta a tu presupuesto.

- *Ten en cuenta las franquicias.* Debes obtener una franquicia antes de que entre en acción la mayor parte de la ayuda financiera. En la mayoría de los casos, cuanto mayor sea la prima que pagues, menor será la franquicia. Pero superar una franquicia elevada puede ser difícil si has elegido un plan con una prima baja y necesitas una atención compleja de inmediato o medicamentos caros con receta. Las personas con problemas de salud continuos deben sopesar cuidadosamente los gastos de bolsillo anuales previstos en los distintos planes de salud. Y ten cuidado con los planes «cero deducible», porque pueden tener costes ocultos de los que no te das cuenta hasta que te facturan. Lee toda la letra pequeña.

Reconstruye el fondo de emergencia y el colchón financiero

Para muchas familias, la pandemia ha provocado dificultades económicas, ya que las personas han perdido su trabajo y se les han acumulado las facturas médicas. Los fondos de emergencia, si es que existían, se han agotado. Ahora es el momento de crear un plan de gastos tras la COVID que dé prioridad a la creación (o restablecimiento) de ese fondo de emergencia, antes de pagar las deudas o planificar unas vacaciones lujosas (lo sé, después de todo este aislamiento, el impulso de «volver» a la vida podría llevarnos a gastar en exceso en todas las cosas que más hemos echado de menos). Según los planificadores financieros de catástrofes a los que entrevisté, el objetivo es ahorrar hasta un año completo de gastos de manutención en el fondo de emergencia familiar. Prioriza las facturas que debes pagar (por ejemplo, el alquiler, la hipoteca, el coche, el seguro) y destina todo el dinero que puedas a tu fondo de emergencia hasta que esté lleno. El objetivo es ser lo más flexible posible con el dinero en efectivo para prepararse mejor para otra pandemia.

La experta en finanzas personales Suze Orman mantiene una gran cantidad de consejos prácticos y herramientas en su sitio, SuzeOrman. com. Aunque no suele aconsejar a la gente que priorice el ahorro sobre el pago de deudas de alto interés, también sabe que no son tiempos típicos. Durante la fase aguda de una pandemia, ahorrar dinero en efectivo por encima de todo lo demás es a veces la estrategia correcta, siempre y cuando se haya trazado un plan para prestar atención a la deuda y a los intereses de los créditos más adelante. Sin embargo, independientemente de la fase en la que nos encontremos, la prioridad de ahorrar y mantener esos fondos de emergencia es siempre un buen consejo. En palabras de Orman: «Un fondo de ahorro para emergencias no es una inversión. Es seguridad. Es tranquilidad. Es protección». A eso añadiré que es una preparación inteligente para una pandemia.

Tener un documento de voluntades anticipadas

A muchas familias les bastó un sombrío viaje al hospital con COVID grave para darse cuenta de que nunca habían pensado en las decisiones sobre el final de la vida. Muchas familias se enfrentaron a elecciones abruptas sobre el tipo de cuidados que querían para ellos o para sus seres queridos. Y muchas de estas difíciles conversaciones tuvieron que producirse por teléfono, ya que la pandemia impidió a las familias entrar en los hospitales para ayudar a sus seres queridos a luchar contra la enfermedad junto a la cama o, peor aún, prepararse para la muerte. Cuando la pandemia llegó, las personas rellenaron los documentos de voluntades anticipadas a un ritmo cinco veces mayor que antes. Desgraciadamente, menos de un tercio de los adultos sanos de EE.UU. tienen un documento de voluntades anticipadas. Este documento legal puede dar instrucciones sobre el tipo de atención médica que prefieres en caso de que enfermes gravemente y te encuentre al final de la vida. Puedes especificar los tipos de tratamientos médicos que deseas o no deseas recibir y puedes designar a alguien que se asegure de que se cumplen tus decisiones en materia de atención sanitaria. ¿Deseas que se haga todo lo posible para que tus órganos vitales sigan funcionando? Si tus riñones empiezan a fallar, ¿querrías que te pusieran en diálisis? ¿Y si necesitas compresiones torácicas, colocación de un tubo de respiración o desfibrilación?

No quieres que tu familia deba tomar ese tipo de decisiones mientras está en modo de crisis. Los documentos de voluntades anticipadas suelen incluirse en los paquetes tradicionales de testamento y fideicomiso, pero pueden ejecutarse por sí solas. (Como recurso, AARP ofrece enlaces a formularios de directivas anticipadas gratuitos y descargables para cada estado. En algunos estados, los formularios de testamento vital y de atención médica se combinan en un solo documento. En otros estados, los formularios están separados. Otro recurso a consultar es la herramienta gratuita de la Universidad de Pensilvania en OurCare Wishes.org).

Recomiendo a todas las familias que se pongan como objetivo organizar estos importantes documentos legales, independientemente del valor que crean que tiene su «patrimonio». Un abogado de familia o de sucesiones puede ayudar a redactar y ejecutar estos documentos importantes, incluidos los poderes notariales (que designan quién puede tomar decisiones financieras y de otro tipo cuando alguien ya no puede) y las instrucciones sobre el destino de los activos una vez que te hayas ido, incluso si esos activos son puramente sentimentales, como tu colección de recuerdos deportivos. Estos documentos suelen ser largos y detallados, y en ellos se especifican algunas de las decisiones más prácticas pero difíciles a las que eventualmente deberás enfrentarte. Renunciar a estos documentos puede ser económicamente ruinoso para las familias, ya que provocan facturas médicas inesperadas que dejan a los seres queridos lidiando con las secuelas financieras. Cuando una persona no tiene un documento de voluntades anticipadas, se pueden tomar medidas extraordinarias y agresivas para salvar una vida con enormes costes. Me doy cuenta de que estas conversaciones no son divertidas y que implican hipótesis duras y serias que hay que considerar, pero pregunta a cualquiera que haya pasado por la experiencia de no tener estos documentos cuando los necesitó, y te animará encarecidamente a que los hagas. Considera la realización de un documento de voluntades anticipadas como un regalo tardío para tu familia en estas fiestas.

Viajar con inteligencia

Esta es fácil: sigue las directrices de los CDC para saber dónde es relativamente seguro viajar tanto a nivel nacional como internacional (sorpresa: los viajes nacionales no son intrínsecamente más seguros que los internacionales si hay puntos conflictivos en casa y lugares libres de COVID en el extranjero). Incluso si estás vacunado, deberás planificarlo todo con antelación y hacer los deberes. Antes de reservar el alojamiento o el transporte, infórmate del procedimiento de limpieza de COVID de la empresa, de si existe una política de vacunación y mascarilla, y de qué ocurre si decides cancelar el viaje. Comprueba si hay restricciones en tu destino y en cualquier lugar en el que hagas una parada por el camino. ¿No sabes si atreverte a volar o ir en coche? Ambos tienen sus riesgos. La mayoría de los virus no se propagan fácilmente en los vuelos debido a la forma en que se intercambia y filtra el aire en los aviones. Pero los vuelos abarrotados, las colas de seguridad y las terminales de los aeropuertos dificultan el distanciamiento físico. Una vez en tu destino, sigue las normas y recomendaciones locales y te mantendrás a salvo. Considera la posibilidad de contratar un seguro de viaje que te cubra los posibles cambios de última hora (el seguro de viaje estándar probablemente no cubrirá los cambios de viaje relacionados con la COVID), que generalmente suelen reembolsarte hasta el 75 % de los gastos de viaje.

Aquí tienes algunos consejos adicionales:

- Procura que paséis el tiempo de las vacaciones casi siempre al aire libre, donde la propagación del virus es mínima.

- Busca centros turísticos «todo en uno» que ofrezcan una gran cantidad de espacio y mantengan estrictos protocolos de sensibilidad a la COVID. O alquila una casa en la que el riesgo de exposición sea bajo en la zona y la empresa de alquiler haya aplicado protocolos de limpieza y listas de comprobación exhaustivas. Independientemente de dónde te encuentres, tu mayor riesgo de infección sigue siendo el contacto prolongado en interiores, cara a cara, con personas que no lleven puesta la mascarilla. Uno de los factores más importantes a tener en cuenta a la hora de alquilar es con quién vas a compartir el espacio.

- Realiza un viaje guiado por un operador respetado que organice un viaje seguro en cuanto a la COVID. Si quieres hacer un crucero, quizá desees dejar los viajes de larga distancia por el Caribe o Europa para la época postpandémica y, en cambio, quedarte dentro de Estados Unidos y elegir uno de los muchos barcos pequeños que recorren nuestras mejores rutas acuáticas, como los Grandes Lagos, la Bahía de Chesapeake y los ríos Misisipi, Snake y Columbia. Las comunidades costeras del Atlántico, el Pacífico o el Golfo ofrecen viajes por sus aguas cercanas. Dado que los cruceros no pueden obligar a vacunar a los pasajeros o a la tripulación, depende de ti hacer las preguntas pertinentes y elegir los transatlánticos que tengan los protocolos de COVID más seguros y estrictos. La naturaleza de un crucero —espacios estrechos y compartidos, mucho contacto con extraños— hace que estos viajes sean especialmente arriesgados cuando hay un virus a bordo. Recuerda que solo hizo falta un individuo confirmado para infectar a cientos de personas en el *Diamond Princess* en 2020.

Los pasaportes de vacunación pueden ser necesarios mientras se viaja. Esto puede implicar tarjetas físicas o aplicaciones para teléfonos móviles que muestren tu estado de vacunación. Probablemente no habrá un sistema universal, por lo que tendrás que cumplir con las normas sobre pasaportes que se establezcan. En Estados Unidos, depende de cada estado, universidad y empresa decidir si quieren exigir estos pasaportes. En este momento, no hay planes para una base de datos de vacunación federal universal o un mandato. Si llevas tu tarjeta de vacunación emitida por los CDC en la cartera, haz una copia digital y guarda el original en un lugar seguro y cerrado en casa o en una caja de seguridad del banco donde guardes otros documentos importantes. Hasta que se aprueben las vacunas para todos los niños, viajar con niños no vacunados añade otra capa de complicación. Querrás seguir protegiéndolos en la medida de lo posible de la exposición, lo que significa seguir usando mascarillas, lavarse las manos a menudo y mantener la distancia física con otras personas. Aunque el riesgo cero no es un objetivo práctico, debemos hacer lo básico para minimizar el riesgo en la medida de lo posible sin sacrificar una vida plena.

Repiensa los centros de atención a largo plazo para los padres mayores

Algunas de las imágenes más desgarradoras de los primeros días de la pandemia se tomaron en residencias de ancianos y comunidades de jubilados asoladas por el virus. Muchos centros de vida asistida se convirtieron en trampas mortales para los ancianos expuestos al virus. La combinación de la edad y las condiciones de salud subyacentes en un entorno cerrado y compartido los hizo excepcionalmente vulnerables: alrededor del 8 % de las personas que vivían en centros de asistencia de larga duración en EE.UU han muerto de COVID, casi 1 de cada 12.[177] En las residencias de ancianos, la cifra es casi 1 de cada 10. A lo largo de la pandemia, las muertes en centros de cuidados de larga duración representaron más de un tercio de todas las muertes en Estados Unidos.

Aunque estos lugares deberían tener ahora un plan para proteger a los residentes, trabajadores, voluntarios y visitantes de un brote de COVID, creo que la mayoría de la gente se lo pensará dos veces antes de enviar a un familiar querido a uno de estos centros. Son muchos los factores que hacen que estos espacios sean vulnerables a las enfermedades víricas y bacterianas: el contacto físico frecuente entre los residentes y el personal, los empleados que entran y salen y trabajan en muchas instalaciones, y los residentes que comparten habitaciones en las que el distanciamiento físico es difícil.

Los problemas de control de infecciones en estos entornos son anteriores a la pandemia. Un informe de mayo de 2020 de la Oficina de Rendición de Cuentas del Gobierno de Estados Unidos descubrió que cuatro de cada cinco residencias de ancianos encuestadas entre 2013 y 2017 fueron citadas por deficiencias en la prevención y el control de infecciones, lo que llevó a los Centros de Programas de Asistencia a las Personas Mayores (CMS, por sus siglas en inglés) y los de asistencia médica a quien no puede pagarla a anunciar normas más estrictas para las inspecciones de control de infecciones y su aplicación.[178] Los CMS exigen ahora que las residencias de ancianos informen a los residentes y a sus familias o representantes en

---

177. *Véase* «About 8 % of People Who Live in US Long-term-care Facilities Have Died of COVID-19—Nearly 1 in 12. For Nursing Homes Alone, the Figure Is Nearly 1 in 10», *The Covid Tracking Project*, https://covidtracking.com/nursing-homes-long-term-care-facilities

178. *Véase* «Infection Control Deficiencies Were Widespread and Persistent in Nursing Homes Prior to COVID-19 Pandemic», Informe de la US Government Accountability Office (Oficina de Contabilidad del Gobierno de EE.UU), 20 de mayo de 2020, https://www.gao.gov/products/gao-20-576r

un plazo de doce horas si se confirma un caso de COVID en el lugar. La información también debe comunicarse a los CDC y se recopila en un conjunto de datos en línea en el que se puede encontrar el número de casos por semana en cada centro.

Aunque ahora podemos confiar en las vacunas para mantener a los residentes y al personal más seguros, no podemos asumir que el estado de vacunación de todos seguirá siendo el mismo. Los centros de cuidados de larga duración han sido uno de los grandes éxitos de la vacunación contra la COVID, ya que las tasas de la enfermedad en las residencias de ancianos se redujeron en más de un 80 % desde que comenzó la vacunación, pero casi una cuarta parte del personal de las residencias de ancianos y de los centros de cuidados asistidos no tiene previsto vacunarse. Muchos más podrían omitir las vacunas de refuerzo en el futuro. Hay que tener en cuenta que, a diferencia de las residencias de ancianos, los centros de vida asistida no suelen tener supervisión federal. Por ejemplo, las normas de los CMS sobre la divulgación de los casos de COVID a los residentes y a los miembros de la familia no se aplican a los centros de vida asistida, que están autorizados por los estados.

Elige cuidadosamente las residencias de ancianos y los centros de vida asistida. Si tienes a un ser querido en una comunidad de vida asistida y tienes preguntas o dudas sobre su número de casos y protocolos de COVID, ponte en contacto con el centro y pide hablar con un administrador. También puedes plantear las cuestiones al departamento de salud o al departamento que se ocupe de los asuntos de la tercera edad de tu estado. Ten en cuenta estas preguntas para hacer en un posible centro de asistencia de larga duración:

- ¿Cuáles son sus protocolos para examinar a los residentes y al personal?

- ¿Obligan a vacunarse? (Yo elegiría un centro transparente en el que la vacunación contra la COVID sea una condición para el empleo. De hecho, las tasas de vacunación del personal deberían ponerse a disposición de los familiares interesados. Ten en cuenta que en las instituciones en las que la vacunación contra la gripe es obligatoria, se pueden alcanzar tasas de vacunación de alrededor del 98%, en comparación con las tasas de vacunación inferiores al 50% en los centros sanitarios en los que no es obligatoria).

- ¿Qué ocurre cuando hay un brote?

- ¿Qué protocolos de seguridad existen para prevenir un brote de COVID?

- ¿Cómo mantiene y apoya a su personal? (Retener a los trabajadores excelentes es la clave de una buena instalación).

Acepta los cambios en los círculos sociales

Las pandemias son divisivas por naturaleza, ya que la gente se debate sobre cómo responder. La COVID no ha sido diferente, como han experimentado las familias y los amigos que discuten sobre las medidas de salud pública y la gravedad de la pandemia. Cada uno tiene su propia versión de lo que es correcto. Creo que todos conocemos a alguien que no respetó las normas en el momento álgido del brote y puso a prueba nuestra tolerancia hacia ese comportamiento. La politización de la pandemia en Estados Unidos ha hecho especialmente difícil mantener la urbanidad con tantos valores en competencia. Todos hemos tenido que modificar nuestras normas sociales de manera que se complica nuestra forma de trabajar, de interactuar con los demás y, en general, de vivir nuestros días. Cuando nuestras vidas están en peligro, las opiniones de otras personas sobre lo que significa estar seguro tienen de repente más peso que las diferencias casuales sobre asuntos no relacionados con la salud y el bienestar. Las cosas pueden complicarse cuando los límites de las personas y los niveles de seguridad percibidos entran en conflicto.

Las relaciones pueden verse permanentemente afectadas por esta pandemia, y eso está bien. La vida social de muchas personas ya se estaba deshilachando antes de la pandemia, y la reducción a personas esenciales de primer nivel puede haber sido un alivio. Hay consuelo en una vida social reducida. Tuvimos la oportunidad de reajustar nuestra vida social y establecer nuevos límites. La pandemia reveló qué relaciones merece la pena mantener y alimentar (y, sí, las rupturas de amistad son totalmente normales haya o no haya una pandemia de por medio).

Con la vida volviendo a una apariencia de normalidad, ¿cómo responder a las personas que te hacen sentir incómodo al invitarte a asistir a su gran fiesta en interiores donde crees que muchos invitados no están vacunados? Sé sincero y diles amablemente que no te sientes cómodo pasando tiempo con ellos en un entorno determinado. Piensa en tu relación —lo que sabes de las personas, de dónde vienen— y determina cómo interactuar con ellas. No se trata de intentar que cambien de opinión. Se trata de defender tus propias necesidades, sentimientos y valores. En mi pódcast, dediqué mucho tiempo a hablar con los científicos sobre el virus, pero también sobre la manera en que navegan por sus propias vidas, dados sus antecedentes. Surgieron algunos temas. Utiliza frases con «yo» para no parecer acusador: «Yo no me siento cómodo». Y si se burlan de ti o se enfadan, di: «Te escucho. Yo podría sentir lo mismo si estuviera en tu lugar». Puedes ir más allá: «No estoy dispuesto o no puedo hacer esto. Se trata de mí. Ahora siento que no se me escucha, y eso es muy duro, dada nuestra amistad. ¿Podemos hablar de ello?». En algunos casos, puede que tengas que alejarte de una conversación y dejar de participar. Evita entrar en conversaciones acaloradas y demasiado cargadas en las que haya una falta de empatía y compasión. Si tienes la tentación de decirle a alguien: «¡Estás loco!», la cosa no irá bien. Y si sientes la necesidad de rebatir los pensamientos o las ideas de alguien sobre el comportamiento pandémico, empieza por decir: «¿Dónde has oído eso?» o «Por favor, cuéntame más sobre tu perspectiva para que pueda intentar entenderlo». Escucha sus preocupaciones sin juzgarlas. Quieres abordar su ansiedad con compasión y demostrar que te preocupas por su bienestar. Esto ayuda a generar confianza. También valida sus preocupaciones. Incluso puedes compartir tus propias dudas y preocupaciones y señalar los recursos que te ayudaron a tomar una determinada decisión. Presenta información que puedas respaldar con un artículo apolítico o un post de una fuente creíble al que la persona pueda responder positivamente. Intenta que se sientan dueños de los nuevos conocimientos. Mantén una conversación colaborativa en lugar de unilateral, como si ambos estuvierais aprendiendo y tomando las cosas a medida que surgen, paso a paso.

Es importante seguir estableciendo vínculos con otras personas para tu bienestar emocional y tu salud general, pero no con personas que te hagan sentir inseguro. Las investigaciones han demostrado que señalar con el dedo, culpar o avergonzar a alguien por sus comportamientos (o por la falta de ellos en el caso del rechazo a las vacunas) no es útil. Recuerda: comparte y no avergüences es mi lema. Si tus amigos dudan de si vacunarse, comparte tu gran experiencia sobre lo liberador que es estar protegido frente a la COVID. La mayoría de las personas que dudan de si vacunarse no son estúpidas ni egoístas. Simplemente quieren más información y garantías de las personas en las que confían: sus amigos, mentores, médicos, colegas y familiares. Es decir, tú y yo.

Encuentra un nuevo equilibrio entre vida y trabajo

Creo que hablo en nombre de millones de personas cuando digo que nunca mi equilibrio entre el trabajo y la vida se ha visto más alterado que durante esta pandemia. Nos enviaron a nuestras casas durante más de un año. De hecho, empezamos a echar de menos los largos desplazamientos que nos permitían un poco de paz y tranquilidad y tiempo para reflexionar (yo eché de menos los largos vuelos a los destinos para informar). La pandemia difuminó las líneas —y el paso del tiempo— entre el trabajo y el ocio. Una mujer lo expresó a la perfección: «Me siento menos como si trabajara en casa y más como si viviera en el trabajo». Ni siquiera voy a mencionar lo que ha sido para la gente que está criando a sus hijos. Pero el trabajo y la vida no deberían competir, y ayuda pensar que el trabajo es simplemente una parte de la vida, y que podemos elegir cómo aparece. Con tantas personas que vuelven a las oficinas tradicionales a tiempo completo o parcial en un modelo híbrido, es clave encontrar un nuevo equilibrio. Algunos consejos:

- *Comprométete mentalmente a poner límites.* Ten un espacio y un tiempo de trabajo designados, elige las horas de trabajo (si es posible) para que tengan lugar cuando seas más creativo y productivo. No respondas inmediatamente a los mensajes fuera de esas horas de trabajo establecidas. Para mí, eso significa organizar mi día como un cirujano: siendo preciso, metódico y procediendo. Si tu oficina utiliza aplicaciones de chat o Slack, cambia tu estado a «Fuera del trabajo» o «No molestar» cuando termines el horario laboral. Mantente dispuesto a decir: «Tengo un compromiso esta tarde pero puedo mirarlo mañana». Como me dijo una vez un jefe: «El *no* puede ser una frase completa en estas situaciones». No hace falta que tengas planes para querer tener algo de tiempo para ti fuera del trabajo. Comunícate de manera transparente con tus compañeros sobre tu horario de trabajo y tu agenda. Podemos ser más flexibles con el lugar de trabajo, y eso es bueno. Si te sientes ansioso y socialmente incómodo al volver a los antiguos entornos de trabajo, ten paciencia contigo mismo. Un poco de ansiedad social después de pasar más de un año a una distancia segura de los demás es totalmente normal.

- *Establece expectativas realistas a diario y semanalmente* para ti mismo en el trabajo y en casa, incluso si ambos espacios están en el mismo lugar.

- *Establece un período de transición no negociable* de veinte minutos entre el trabajo y el ocio, durante el cual mantengas un ritual (por ejemplo, meditar, leer, escribir un diario, dar una vuelta a la manzana) que te calme y vigorice.

- *Restablece la división del trabajo.* Cuando el hijo del difunto juez del Tribunal Supremo se portaba mal, los responsables de la escuela solían llamar a Ruth Bader Ginsberg. Ella recordaba a la escuela que su hijo tenía dos padres y pedía que se alternaran entre ellos. Evidentemente, eso fue hace varias décadas, pero la lección sigue siendo igual de relevante hoy en día. Las mujeres han sufrido de manera desproporcionada durante la pandemia, y muchas de ellas han abandonado por completo sus trabajos o han reducido sus carreras. Las parejas deben trabajar en equipo y aceptar que algunos días serán mejores que otros.

Aprender a vivir con los gérmenes

Nos estremecemos cuando tocamos el teclado de un cajero automático sucio en la calle o inhalamos accidentalmente el estornudo de alguien cercano. Ya nada parece igual. Incluso un baño público parece una zona de riesgo (de hecho, como han demostrado los investigadores del MIT, el «efecto aerosol del inodoro», una dispersión aérea de partículas microscópicas creada por la descarga de un inodoro, es un fenómeno real y, en algunos casos, una preocupación válida para la salud pública).[179] No es fácil que se dé la transmisión de muchos gérmenes patógenos, incluido la COVID, por contacto con las superficies, pero nuestra percepción de lo que está sucio o es sucio ha cambiado definitivamente. Entre los abundantes frascos de desinfectante para manos, los espráis desinfectantes y los productos antimicrobianos, se podría pensar que estamos limpiando el mundo y esterilizándonos a nosotros mismos. Sin embargo, estamos inundados de microbios, nos guste o no, y, como ya has aprendido, muchos de nuestros camaradas microbianos son beneficiosos para la salud humana. Mi breve descripción del microbioma humano es un ejemplo de cómo los gérmenes amistosos forman parte de lo que somos. Pueden ser nuestros mejores amigos. Nunca podríamos librarnos de todos los gérmenes y no deberíamos querer hacerlo. En algún momento, a medida que las tasas de infección por COVID disminuyan con la inmunidad de grupo, tendremos que reducir nuestros esfuerzos antimicrobianos para no perjudicar a nuestros sistemas inmunitarios, paradójicamente, privándolos de su educación continua.

Fue el epidemiólogo británico David Strachan quien en 1989 utilizó el término aliterado de «hipótesis higiénica», argumentando que la exposición a infecciones durante la infancia proporciona una buena defensa contra las alergias en la vida posterior.[180] Propuso que una menor incidencia de las infecciones en la primera infancia podría explicar el aumento de las enfermedades alérgicas y el asma en el siglo xx. En el *British Medical Journal* (ahora llamado simplemente *BMJ*), Strachan publicó sus primeras

---

179. *Véase* Kim Schive: «Public Toilets and "Toilet Plumes"», *MIT Medical*, 15 de junio de 2020, https://medical.mit.edu/covid-19-updates/2020/06/public-toilets-and-toilet-plumes

180. *Véase* D. P. Strachan: «Hay Fever, Hygiene, and Household Size», *British Medical* Journal 299, n.º 6710, noviembre de 1989, 1259–1260, doi: 10.1136/bmj.299.6710.1259

conclusiones de que los niños de las familias más numerosas tenían menos casos de fiebre del heno porque estaban expuestos a los gérmenes por los hermanos mayores. Esto condujo a otras investigaciones que demostraban que la falta de exposición a los microbios en la primera infancia puede aumentar la susceptibilidad de un individuo a la enfermedad. Estableció la teoría de que la creciente incidencia de enfermedades alérgicas crónicas como la fiebre del heno (rinitis alérgica), el eczema y el asma puede ser un precio inevitable que hay que pagar por liberarse de la carga de las enfermedades infecciosas mortales. La hipótesis de la higiene, también llamada hipótesis microbiana o hipótesis de los viejos amigos para evitar el énfasis excesivo en la limpieza, ha evolucionado a lo largo de los últimos treinta y tantos años con muchos críticos que debaten sus puntos menos estrictos, pero hay consenso científico en que ciertas exposiciones promueven la salud y ser demasiado limpio puede ser contraproducente. La hipótesis también se ha extendido para explicar afecciones tan diversas como las alergias alimentarias, las enfermedades autoinmunes (por ejemplo, la diabetes de tipo 1 y la esclerosis múltiple), la enfermedad inflamatoria intestinal, algunos tipos de cáncer e incluso la enfermedad de Alzheimer.[181]

El concepto es análogo a lo que ocurre cuando se aumenta la masa muscular y la fuerza mediante el entrenamiento con pesas. Al aumentar gradualmente el peso de los objetos que levantas con el tiempo, enseñas y preparas a tus músculos para que trabajen y levanten más fácilmente las cosas pesadas. Según los inmunólogos que entrevisté, la misma idea es válida para el sistema inmunitario. Para luchar contra una infección, que es una especie de «pesa», el sistema inmunitario debe entrenarse y aprender luchando contra los contaminantes que se encuentran en la vida cotidiana. Los sistemas que no están expuestos a los contaminantes tienen problemas con el pesado trabajo de combatir las infecciones. Debemos seguir siendo higiénicos durante periodos como la temporada de gripe, pero no debe convertirse en una obsesión. Recordemos que tenemos que disfrutar durante nuestra existencia, no aislarnos del planeta. Una vez que hayamos

---

181. *Véase* Linda Brookes y Laurence E. Cheng: «The Hygiene Hypothesis—Redefine, Rename, or Just Clean It Up?», *Medscape*, 6 de abril de 2015, https://www.medscape.com/viewarticle/842500

alcanzado la inmunidad de grupo frente a la COVID, deberíamos poner fin a nuestro fanatismo por la higiene y empezar a levantar las pesas de nuevo.

Cuando el Dr. B. Brett Finlay, profesor del departamento de microbiología e inmunología de la Universidad de la Columbia Británica, enseña sobre el microbioma, señala que nuestros cuerpos contienen al menos tantas células bacterianas como células humanas, y que antes de la pandemia, solo una de las diez principales causas de muerte en Estados Unidos, la gripe, era atribuible a una enfermedad infecciosa que alguien pudiera «coger».[182] Casi todas las demás, como las enfermedades cardíacas, el cáncer, las enfermedades cerebrales y los accidentes cerebrovasculares, la diabetes y la obesidad, están asociadas a una mala salud o disfunción del microbioma. El artículo del Dr. Finlay de 2021 dio la voz de alarma sobre las repercusiones microbianas que pueden producirse tras la pandemia. «No puedes cambiar tus genes, pero puedes cambiar tus microbios», dice. «Son nuestros amigos.»

Nota especial para los que tienen COVID persistente

De todas las características misteriosas de la COVID, sus efectos a largo plazo en algunas personas desconciertan incluso a los médicos y científicos más brillantes. Para la mayoría de las personas, la COVID es una enfermedad que implica unas pocas semanas de malestar o, para los enfermos o los ancianos, es una enfermedad que puede llevar a la hospitalización o a la muerte. Pero para otros, es una enfermedad que aumenta y disminuye con el tiempo sin que se vea el final, incluso después de un caso relativamente leve o asintomático en la etapa inicial. Se convierte en una dificultad continua tanto para el individuo con la enfermedad como para toda la familia que le rodea. Y exige un enfoque inclusivo y colectivo como unidad familiar para ayudar a un ser querido a superar los retos.

---

182. *Véase* B. Brett Finlay *et al.*: «The Hygiene Hypothesis, the COVID Pandemic, and Consequences for the Human Microbiome», *Proceedings of the National Academy of Sciences* 118, n.º 6, febrero de 2021, e2010217118, doi: 10.1073/pnas.2010217118

Las investigaciones sugieren que entre el 50 % y el 80 % de las personas que se recuperan de COVID experimentan al menos algunas secuelas persistentes tres meses después de la infección.[183] Aunque las estimaciones varían, al menos el 10 % (y hasta el 30 %) de las personas que contraen COVID podrían convertirse en personas con secuelas prolongadas cuyo pronóstico es incierto, lo que puede ser aterrador. En Estados Unidos, eso equivale a casi 10 millones de personas que quedan con síntomas prolongados. Esta afección es tan debilitante que ha retrasado o desbaratado carreras, ha impedido que la gente vuelva a trabajar y ha hecho insoportable la vida cotidiana y la realización de las tareas más sencillas.

Tenemos que abrazar a estas personas y cuidarlas, aprendiendo de su experiencia para poder formular los mejores tratamientos y curas. A pesar de las asombrosas cifras, no existen diagnósticos claros, ni cuidados estándar, ni directrices nacionales sobre cómo deben tratarse estos pacientes. Una vez que podamos definir mejor la COVID de larga duración, espero que podamos ayudar a los pacientes a gestionar y tratar su enfermedad como cualquier otra dolencia crónica mediante la medicina adecuada y un estilo de vida saludable. La comunidad médica está creando rápidamente definiciones y directrices de atención estandarizadas. A pesar de algunas similitudes entre los enfermos de larga duración —que suelen ser mujeres de treinta, cuarenta y cincuenta años—, no tenemos ningún criterio de diagnóstico. Las imágenes de los pulmones o el corazón no pueden ayudarnos a identificar la enfermedad postCOVID. El hecho de que la COVID pueda convertirse en una enfermedad crónica explica en parte que los pacientes que la han padecido tengan un 60 % más de riesgo de muerte entre uno y seis meses después de enfermar que los que nunca han tenido la infección. Además, los pacientes que han padecido COVID tienen un 20 % más de probabilidades de necesitar más atención médica y medicación durante los seis meses posteriores al diagnóstico. Las afecciones cró-

---

183. *Véase* S. Lopez-Leon *et al.*: «More than 50 Long-term Effects of COVID- 19: A Systematic Review and Meta-analysis», preimpresión, medRxiv, publicado el 30 de enero de 2021, doi: 10.1101/2021.01.27.21250617 *Véase* también Judy George: «80% of COVID-19 Patients May Have Lingering Symptoms, Signs—More than 50 Effects Persisted After Acute Infection, Meta-analysis Shows», *MedPage Today*, 30 de enero de 2021, https://www.medpagetoday.com/infectiousdisease/covid19/90966

nicas engendran otras afecciones crónicas, y el cuerpo puede volverse vulnerable a un espectro de enfermedades y trastornos.

El Dr. Francis Collins, director de los Institutos Nacionales de la Salud (jefe del Dr. Fauci), ha anunciado un importante compromiso para comprender la COVID de larga duración con una iniciativa de 1.150 millones de dólares en cuatro años para financiar las investigaciones de las afecciones asociadas a ella. Y esas afecciones son extensas, y a menudo se producen en oleadas: fatiga extrema, fiebres, dolores musculares, palpitaciones y ritmos cardíacos irregulares, cambios en la presión arterial, falta de aliento; dolor de cabeza, confusión, mareos, pérdida de audición, *tinnitus* e incapacidad para concentrarse («niebla cerebral»); diarrea, náuseas, vómitos y pérdida del gusto y el olfato, u olores y sabores fantasmas; llagas en la boca, contracciones musculares, infecciones oculares, pérdida de cabello y afecciones cutáneas; así como trastornos psiquiátricos y del estado de ánimo, como ansiedad, paranoia, delirio y depresión. Los síntomas neurológicos de larga duración, como los trastornos de ansiedad y la depresión, parecen ser distintos de las complicaciones neurológicas que se dan en la fase aguda, como el ictus o las convulsiones. Y aunque todavía no sabemos si la COVID puede tener consecuencias a muy largo plazo, como que un veinteañero recuperado viva con un mayor riesgo de demencia o enfermedad de Alzheimer más adelante en su vida, el pensamiento actual sugiere que la COVID es principalmente una enfermedad vascular inflamatoria con efectos descendentes. En otras palabras, aunque no provoque una enfermedad cerebral en sí misma, los pacientes pueden presentar síntomas similares.

«Pienso en la COVID como en una enfermedad médica con múltiples secuelas relacionadas que pueden adelantar o desencadenar el deterioro cognitivo y la enfermedad cerebral, pero también pueden hacerlo muchas otras cosas», dice el Dr. Richard Isaacson, neurólogo del New York-Presbyterian/Weill Cornell Medical Center y fundador de su Alzheimer's Prevention Clinic. La gran mayoría de sus pacientes vuelven a su estado cognitivo inicial tras recuperarse de la COVID. Sigue debatiéndose si el virus ataca directamente al cerebro, ya que los estudios no detectan el virus de la COVID en los cerebros de las personas que murieron por esta causa. Pero sí sabemos que durante la fase aguda de la infección puede haber inflamación en el cerebro, una reacción autoinmune y un deterioro de la capacidad del sistema nervioso autónomo para regular ciertos procesos corporales. También puede haber cambios vasculares que subyacen a algunas de las condiciones neurológicas que los médicos ven en los pacientes. Los investigadores están empezando a documentar dos grandes fuerzas impulsoras del fenómeno a largo plazo: el daño a los órganos y vasos sanguíneos causado por la infección y una reacción inmunitaria exagerada, o sea, que el virus persiste en el cuerpo para perpetuar los problemas.

Esta última idea, la de que la COVID puede permanecer oculta en algún lugar del cuerpo, la pondría en el mismo saco que otras infecciones que pueden permanecer latentes y atacar más tarde, como la varicela y el herpes zóster. La investigación también ha revelado que la COVID puede provocar cambios en los genes de una persona infectada, influyendo en su comportamiento. Para ser claros, el virus no cambia su ADN, pero puede afectar a la forma en que los genes se expresan dinámicamente, lo que puede repercutir en la respuesta inflamatoria del organismo. Los científicos del Centro de Ciencias de la Salud de la Universidad Tecnológica de Texas han descubierto que la exposición a la infame proteína de espiga de COVID fue suficiente para cambiar la expresión genética de referencia en las células de las vías respiratorias de los pacientes infectados, lo que sugiere que los primeros síntomas de COVID que alguien desarrolla pueden ser el resultado inicial de la proteína de espiga que interactúa con las células directamente, incluso más que la propia infección. [184]

En muchos sentidos, esto nos devuelve al principio de esta parte del libro y al concepto de epigenética. Las fuerzas externas actúan sobre nuestro código genético todos los días. Estas señales tienen el poder de cambiar cómo se comportan nuestros genes y cómo nuestro ADN se convierte en mensajes y bloques de construcción para nuestro cuerpo, lo que significa que tienes la capacidad de alterar, para bien o para mal, la actividad de tu ADN. Por definición, la epigenética es el estudio de cómo los comportamientos y el entorno pueden provocar cambios que afectan al funciona-

---

184. *Véase* «Gene Expression Changes Could Be Behind Long-Haul COVID-19 Symptoms», *Clinical Omics*, 27 de abril de 2021, https://www.clinicalomics.com/topics/patient-care/coronavirus/gene-expression-changes-could-be-behind-long-haul-covid-19-symptoms/

miento de los genes. A diferencia de los cambios genéticos, los cambios epigenéticos son reversibles y no cambian tu secuencia de ADN, pero pueden cambiar la forma en que tu organismo lee una secuencia de ADN.[185] Dicho de otro modo, los cambios epigenéticos afectan a la expresión de los genes para «encenderlos» y «apagarlos». Dado que el entorno y los comportamientos, como la dieta y el ejercicio, pueden provocar cambios epigenéticos, es fácil ver la conexión entre los genes y los comportamientos y el entorno. Y es así como podemos decidir qué interruptores genéticos queremos encender o apagar.

Ahora bien, ¿cómo se convierte una infección como la COVID en una fuerza epigenética? Aunque todos sabemos que nuestro entorno y nuestras elecciones de estilo de vida —como lo que comemos y cuánto ejercicio hacemos— desempeñan un papel importante en nuestra salud, a menudo no pensamos en las formas más sutiles de «entorno» que tienen un impacto en nosotros, como una infección. La respuesta de un individuo a la COVID y el hecho de que acabe desarrollando una enfermedad de larga duración son probablemente el resultado de una compleja interacción de factores genéticos, epigenéticos y ambientales. Creo que encontraremos patrones en los datos de los enfermos de larga duración y podremos predecir mejor quiénes tienen más probabilidades de padecer una enfermedad prolongada.

Los programas de recuperación a largo plazo están apareciendo en todo el país y en lugares como el Hospital Mount Sinai de Nueva York, donde se ha establecido una clínica postCOVID. Cuando Diana Berrent lanzó Survivor Corps en la primavera de 2020 para ayudar a movilizar y recopilar datos y herramientas de investigación para pacientes y médicos por igual, no esperaba que el número de seguidores creciera tan rápido.[186] Pero es un testimonio del problema y de la necesidad cada vez mayor de respuestas y tratamientos. Berrent fue una de las primeras personas en contraer la COVID en Nueva York, en marzo de 2020. Tuvo síntomas de larga duración durante meses después de dar negativo en la prueba del virus, con esos síntomas que van desde dolores de cabeza y problemas esto-

---

185. *Véase* cdc.gov

186. *Véase* https://www.survivorcorps.com/

macales hasta glaucoma, con lo que aumentaba el riesgo de ceguera. Su hijo preadolescente también contrajo el virus y todavía tenía síntomas nueve meses después.

«Es como si hubiéramos perdido miembros que ahora debemos encontrar la manera de recuperar», me explicó un superviviente. Esta analogía es útil, porque no existe la posibilidad de recuperar un brazo o una pierna (¡si fuera posible!). Si te han amputado una pierna, lo más probable es que tu nueva normalidad sea aprender a caminar de nuevo con una prótesis. Probablemente no sea útil añorar la vida anterior a la amputación y lamentar todo lo que ya no puedes hacer. Esos pensamientos obsesivos sobre el pasado pueden obstaculizar el progreso de la recuperación. Lo mismo ocurre con los supervivientes de COVID, muchos de los cuales no se ajustan al perfil estereotipado de las personas que esperaríamos que tuvieran un mal resultado con COVID. Son jóvenes. Están en forma.

Se trata de estrellas del deporte del instituto, adultos en la flor de la vida sin problemas de salud previos ni afecciones preexistentes, atletas profesionales, personal militar de operaciones especiales y los propios médicos. No pueden dar sentido a la reacción de montaña rusa de su cuerpo ante la COVID. Aunque las mujeres parecen tener más riesgo de padecer COVID de larga duración, no podemos descartar los casos atípicos de ese patrón que forman parte de esta conversación y cuya experiencia se sumará a los conocimientos y a la biblioteca de medicina de la COVID.

Mi consejo para cualquier persona que sufra COVID de larga duración es que busque una de estas clínicas postCOVID que reúnen a especialistas de todo tipo: pulmonares, cardiólogos y neurólogos. Que sea un «asunto de familia» en la medicina y en casa. Se trata de un enfoque de grupo multidisciplinar para cubrir la panoplia de síndromes. Survivor Corps (SurvivorCorps.com) es un gran portal de recursos. Vale la pena señalar que muchos de los que llevan tiempo con la enfermedad a cuestas han encontrado alivio a través de la vacunación, lo cual es una gran noticia y una pista de lo que está causando la persistencia de los síntomas en primer lugar. Para todos los demás, también es una razón más para vacunarse y estar al tanto de posibles refuerzos en el futuro.

Hablando de vacunas de refuerzo, si es necesario, no dudaré en ponerme una para mantener mi inmunidad contra la COVID al día con las variantes trotamundos. La COVID seguirá persiguiéndonos, pero nosotros podemos perseguir la vida con la ciencia de nuestro lado.

9

Luchar por el futuro

Tu salud depende de la de todos los demás en el mundo

En los últimos veinte años, he cubierto casi todos los brotes, epidemias y pandemias del mundo. Cuando estalló el SARS en 2003, yo estaba en Irak integrado en la unidad médica de los marines estadounidenses conocida como los Devil Docs. Incluso en medio de una guerra, la historia de lo que estaba sucediendo en China en ese momento se abrió paso y asustó a las personas. Sentados fuera de nuestras tiendas, oyendo los disparos en la distancia, recuerdo que los marines me preguntaron si debían preocuparse por el virus. Como ya sabes, el SARS acabó siendo relativamente raro, con menos de diez mil casos diagnosticados en todo el mundo. Sin embargo, muchos pueden olvidar que la tasa de letalidad fue de aproximadamente el 10%, lo que significa que por cada 100 personas que contrajeron el virus, 10 murieron a causa de la enfermedad resultante (la tasa de letalidad es el número de muertes confirmadas dividido por el número de casos confirmados). Es difícil concebir el impacto que habría tenido la COVID-19 si hubiera tenido una mortalidad similar. [187]

---

187. La tasa de letalidad de COVID cambia constantemente y difiere en todo el mundo, dependiendo de las medidas de salud pública y del comportamiento del virus en una comunidad. Claramente, hemos aprendido que las tasas de letalidad aumentan para los individuos de mayor edad y aquellos con enfermedades preexistentes. Curiosamente, la COVID se convirtió en la tercera causa de muerte para individuos de cuarenta años o más en 2020, con una tasa de mortalidad anual global de 325 muertes por cada 100.000 individuos, solo por detrás del cáncer y las enfermedades cardíacas. Además, para las personas de cuarenta años o más, la tasa de letalidad por COVID fue mayor que la tasa de letalidad por accidentes automovilísticos.

Dos años después del brote de SARS, estuve en Tailandia, Laos e Indonesia cubriendo el H5N1, la gripe aviar. Los detalles eran escasos cuando llegamos durante las vacaciones de 2005 y nos quedamos durante el año nuevo hasta 2006. Solo había unas pocas docenas de casos, pero la tasa de mortalidad ya superaba el 40 % y seguiría aumentando. Por aquel entonces, un invitado frecuente durante mis reportajes en directo era el Dr. Anthony Fauci. «Esta es la que me quita el sueño», me había dicho entonces. Una gripe muy mortal que además era muy contagiosa. Afortunadamente, ni el SARS ni el H5N1 se propagaron fácilmente por el mundo.

Tres años después, en 2009, otro virus de la gripe comenzó a propagarse desde una pequeña región del centro de México. Se llamó H1N1 o gripe porcina. (El término «gripe porcina» es un término erróneo; esta cepa está formada por varios componentes diferentes, incluyendo partes porcinas pero también aviares). Se creía que Edgar Hernández, de cinco años, era el paciente cero, identificado por primera vez en un reportaje que hice para la CNN mientras viajábamos por México con un grupo de detectives de enfermedades. A diferencia del SARS y del H5N1, la gripe porcina fue muy contagiosa, y se cree que 60 millones de personas en Estados Unidos se infectaron entre abril de 2009 y abril de 2010. La tasa de letalidad, sin embargo, fue mucho menor: 0,02 %. Hubo más de 270.000 hospitalizaciones y unas 12.000 personas murieron a causa de esa gripe. Aunque la enfermedad no fue tan mortal, puedo decir por experiencia personal que fue horrible.

A lo largo de todas mis coberturas y viajes a zonas calientes, me mantuve libre de enfermedades hasta septiembre de 2009. Estaba de nuevo en Oriente Medio, esta vez cubriendo el conflicto de Afganistán. Para mí comenzó como una tos. No era extraño: estábamos en el desierto y el polvo se levantaba constantemente en el aire. Pero mi tos era diferente. Me dolía, un dolor punzante que me hacía dar un respingo y desear inmediatamente que no tuviera que volver a toser pronto. Pensé que podría tener fiebre, pero, claro, estaba en medio de la cobertura de una guerra en la que la tasa de mortalidad por COVID era mayor que la tasa de mortalidad por accidentes de tráfico.

Afganistán, y las condiciones eran, bueno, calientes. Así que tal vez fue eso. El problema era que al día siguiente me sentía peor. Me desperté en mi polvorienta tienda del desierto e intenté salir del saco de dormir. Dos pasos más tarde, me caí al suelo. Mi cuerpo simplemente no podía sostenerme. Estaba mareado y tenía un frío de mil demonios, a pesar de que a esa hora de la mañana ya hacían más de 38 grados en el exterior.

Tenía náuseas y me dolía todo el cuerpo. Intenté explicar mis síntomas con un montón de excusas diferentes. No se duerme mucho mientras se cubre una guerra. Mi chaleco antibalas no se ajustaba perfectamente y era muy pesado. Tal vez tenía lo que los marines llamaban el Krud de Kandahar. Resultó no ser ninguna de esas cosas. Recuerdo que miré a mi camarógrafo, Scottie McWhinnie. Él también tenía un aspecto absolutamente horrible. Llevaba un pañuelo en la cabeza y estaba empapado de sudor. Tosía tan fuerte y con tanta frecuencia que empecé a preocuparme por él, y por mí mismo. Ambos lo teníamos, fuera lo que fuera. Tomé una decisión de mando: como médico reportero en una zona de guerra, iba a conseguirnos atención médica.[188] Eso motivó una visita a un hospital del campo de batalla, no como reporteros esta vez, sino como pacientes. No había mucho que pudieran hacer por nosotros, salvo confirmar que se trataba de la gripe H1N1 y llenarnos de líquidos intravenosos.

Esto fue lo más enfermo que he estado y, en los días que tardé en recuperarme, perdí seis kilos de peso. Mi mujer me miró horrorizada cuando por fin llegué a casa. Me costó mucho convencerla unos años más tarde cuando le dije que estaba pensando en volar a otra zona caliente, esta vez para cubrir la fiebre hemorrágica del ébola, que acabó siendo una de las experiencias más profundas de todas.

Primavera de 2014

Solo hizo falta un instante para sentir el impacto de lo que estaba ocurriendo. Mi equipo y yo acabábamos de aterrizar en Conakry, la capital de Guinea, en África Occidental. En el medio de un campo, justo a la salida del aeropuerto, una joven lloraba. Empezó a llorar y a gritar en susu, una de las cuarenta lenguas que se hablan en este pequeño país de 12 millones

---

188. *Véase* Dr. Sanjay Gupta: «I Went to Afghanistan and All I Got Was H1N1», CNN, 23 de septiembre de 2009.

de habitantes que es también uno de los lugares más pobres del mundo. La multitud reunida guardó silencio y escuchó atentamente. El joven que se sentaba a mi lado traducía en voz baja, aunque yo ya tenía mis sospechas. Me dijo que el marido de la mujer había muerto de ébola, y luego nos alejó de allí rápidamente.

El ébola rara vez salía de las remotas zonas boscosas de África, pero cada vez era más preocupante que llegara a zonas pobladas, incluido el lugar donde acababa de aterrizar, un aeropuerto internacional. El ministro de Asuntos Exteriores de Guinea dijo inicialmente que el país de África Occidental había controlado la propagación del mortífero virus del ébola tras la muerte de más de un centenar de personas. Sin embargo, cuando pregunté a los médicos sobre el terreno sobre el riesgo de que el ébola traspasara las puertas del país y se propagara por todo el mundo, sus opiniones estaban divididas. Varios me dijeron que la preocupación era real pero improbable. La mayoría de los pacientes con ébola procedían de pequeñas aldeas en la selva y era poco probable que volaran en viajes internacionales, me dijeron. Además, no creían que el ébola se extendiera ampliamente en un país occidental como Estados Unidos; nuestra experiencia médica y nuestra cultura —no tocar a los muertos— lo evitarían. Otros no estaban tan seguros, y nadie quería probar esa teoría.

En el caso del ébola, hay un periodo de incubación de dos a veintiún días, que es el tiempo que se tarda en desarrollar los síntomas después de que alguien haya estado expuesto. Con un aeropuerto internacional cerca, eso significa que podrías estar en el otro lado del mundo antes de desarrollar el dolor de cabeza, la fiebre, la fatiga y el dolor en las articulaciones que constituyen los primeros síntomas de una infección por ébola. La diarrea, la erupción y las hemorragias vienen después. El hipo es un signo especialmente grave en el caso del ébola. Significa que tu diafragma, que te permite respirar, está empezando a irritarse.

Al igual que la COVID, es mucho lo que hemos aprendido sobre el ébola, y nos asusta casi tanto como lo que no sabemos. Sabemos que el ébola, un simple virus con un pequeño genoma, es un asesino rápido, eficaz y sangriento: el contagio de las películas de terror.[189] La tasa de mortalidad es

---

189. *Véase* cdc.gov

superior al 50%, y en algunos brotes alcanza el 90%. El ébola parece matar de manera inteligente. Al principio, desarma estratégicamente el sistema inmunitario, permitiendo que el virus se replique sin control hasta invadir los órganos de todo el cuerpo. Convence a tu sangre para que se coagule en exceso, pero solo dentro de los vasos sanguíneos. Mientras esos vasos sanguíneos se ahogan, el resto de tu cuerpo empieza a supurar porque los mecanismos de coagulación están todos ocupados. Empiezas a tener hemorragias en el exterior de tu cuerpo. La nariz y los ojos sangran; empiezas a tener moratones y no hay coagulación cuando te pinchas la piel. Pero es la hemorragia que no se ve, la del interior, la que causa problemas aún más catastróficos. Muchos pacientes mueren de *shock* en una media de diez días.

Sin embargo, a pesar del peligro real, el ébola no es fácil de «contagiar». Para infectarse, generalmente hay que pasar mucho tiempo con alguien gravemente enfermo y entrar en contacto con sus fluidos corporales infectados. Por eso, los familiares y los trabajadores sanitarios son los más propensos a enfermar. En el caso de algunas infecciones, como la COVID, se puede diseminar el virus mucho antes de enfermar. No es el caso del ébola. Solo después de estar enfermo y con fiebre se puede contagiar. Sin embargo, solo se necesita una cantidad minúscula para infectar y matar. Una gota microscópica de sangre o saliva en tu mano desnuda podría entrar a través de una grieta en tu piel. Y, te des cuenta o no, todos tenemos grietas en la piel. Después de estar sobre el terreno durante unos días, me di cuenta de que era solo cuestión de tiempo que el ébola abriera las puertas de África.

Unos meses después, mientras los brotes seguían haciendo estragos en África Occidental, el ébola aterrizó en Estados Unidos. El virus llegó por primera vez a través de los misioneros estadounidenses que volaron aquí para recibir tratamiento durante el verano. También lo importó involuntariamente un turista liberiano de cuarenta y dos años llamado Thomas Eric Duncan, que voló de Liberia a Texas con el virus y murió después en Dallas. Dos enfermeras que trataron a Duncan contrajeron el ébola en territorio estadounidense, y ambas se recuperaron. Todos oímos hablar de estos casos en los medios de comunicación, y nos unimos a los infectados. En total, once personas fueron tratadas con éxito de ébola en Estados Unidos durante la epidemia de 2014 que se originó en África Occidental.

Este es un punto crucial, y nos lleva a nuestra última lección. Ninguno de los pacientes que contrajo el virus en América murió, y sin embargo más de uno de cada dos pereció en África. Aunque el virus no discrimina, tu supervivencia depende no solo del país sino también del código postal del lugar donde te infectaste. Todos los supervivientes en Estados Unidos tenían una cosa en común: fueron trasladados a dos de los cuatro hospitales del país, incluido el mío en la Universidad de Emory, que llevaban años preparándose para tratar una enfermedad altamente infecciosa como el ébola.

Eso no fue una opción durante la pandemia de COVID y como resultado fuimos testigos de terribles discrepancias en los resultados en todo el país. Es probable que el ébola nunca se extienda en Estados Unidos como puede hacerlo en otros lugares, porque simplemente no es el tipo de virus que puede imponerse en nuestro sistema. ¿Pero un germen como el de la COVID? Demostró lo rápido que podía moverse, y lo mal preparados que estábamos, tanto nosotros como el resto del mundo, para gestionar los daños de manera equitativa. La COVID también demostró lo poco que entendemos el adagio sobre salud pública que escuché por primera vez en África: un brote en cualquier parte del mundo es un brote en todo el mundo. Los rincones remotos del mundo pueden estar también en nuestros patios traseros. Hasta que no llenemos los vacíos y cerremos las brechas a nivel mundial y nacional, un patógeno como el de la COVID podría ser una amenaza tan horrible y devastadora como el ébola.

Por eso, cada uno de nosotros tiene la obligación de asegurarse de que ayuda a prevenir los brotes en tierras lejanas. En un escenario ideal, los más vulnerables a una enfermedad serían vacunados primero, sin importar dónde vivan. En cambio, nos encontramos con que vacunamos a una persona cada segundo en los países ricos, mientras que algunos países no han recibido ninguna vacuna. A partir de la primavera de 2021, la gran mayoría de las vacunas han ido a parar a los países de ingresos altos (que reflejan el 16 % de la población mundial), mientras que menos del 1 % ha ido a los que tienen un nivel de ingresos bajos.[190]

---

190. *Véase* Josh Holder: «Tracking Coronavirus Vaccinations Around the World», *New York Times*, 4 de junio de 2021, https://www.nytimes.com/interactive/2021/world/covid-vaccinations-tracker.html

La segunda oleada mortal de la India
es un ejemplo de precaución

El 23 de abril de 2021, me sentía más optimista que en mucho tiempo. Mi mujer y yo incluso salimos a cenar con un par de amigos a un restaurante local, y cenamos al aire libre. Hay que reconocer que fue un poco incómodo socialmente, ya que era la primera vez que lo hacíamos en más de un año. Pero al bajarnos las mascarillas y ver caras sonrientes, nos sentimos muy bien, casi normales. Cotilleamos sobre lo que ocurría en el barrio, intercambiamos algunas buenas historias de la cuarentena e incluso hicimos planes para volver a cenar juntos pronto. Por primera vez, el futuro no se me antojaba en blanco, como había sido durante tanto tiempo, atrapado en mi sótano privado de sentidos.

A la mañana siguiente me desperté con una noticia demoledora: un tío muy querido había muerto repentina e inesperadamente de COVID en Nueva Delhi, India. Había enfermado el lunes anterior, fue hospitalizado el martes y murió el jueves. La cremación estaba prevista para el día siguiente. Fue tan rápido que parecía una muerte por un accidente traumático y no por una enfermedad infecciosa. Este tío en particular era uno de los favoritos entre las docenas de nuestros primos Gupta. Era un narrador natural, siempre estaba sonriente, y también era el más permisivo de todos los ancianos: nos invitaba a copas en las bodas familiares. Era un hombre perfectamente sano de unos setenta años hasta que la COVID se lo llevó.

También fue especialmente impactante porque, tras remontar una larga pero mayormente contenida ola de COVID en 2020, la India parecía estar en gran forma a principios de 2021. La India, el segundo país más poblado después de China, alberga a uno de cada seis seres humanos del planeta. En la primera semana de marzo, su ministro de sanidad declaró que estaba en el «final del juego». Pero a mediados de marzo una segunda ola devastadora tomó al país por sorpresa, y los casos aumentaron bruscamente hasta alcanzar la cifra más alta del mundo en un solo día desde que comenzó la pandemia: más de 400.000 nuevas infecciones, superando el récord anterior establecido por Estados Unidos con 300.310 nuevos casos el 2 de enero. Es probable que el recuento de casos y muertes se haya subestimado de forma masiva.

Nuevos casos diarios confirmados de COVID-19 por millón de personas

Se muestra la media móvil de siete días. El número de casos confirmados es inferior al número de casos reales; la razón principal es la limitación de las pruebas.

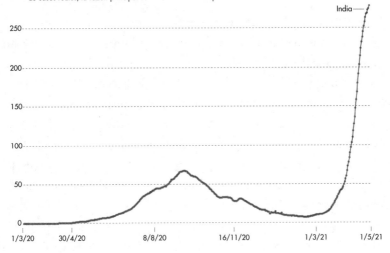

Fuente: Johns Hopkins University CSSE COVID-19 Data[191]

Los hospitales se quedaron sin espacio, el oxígeno y los antivirales desaparecieron, y el descenso a la crisis llevó a la creación de lugares de cremación masiva en zonas de aparcamientos. Entre las razones de la ola se encuentran un vacío de liderazgo en el gobierno central y un público agotado y deseoso de bajar la guardia tras el intenso bloqueo de la primera ola que aplastó su economía. Los líderes hicieron poco para desalentar las reuniones públicas, permitiendo que se llevara a cabo una peregrinación hindú masiva de semanas de duración, con millones de asistentes viajando a través de numerosos estados. Al mismo tiempo, los mítines políticos atrajeron a grandes multitudes sin mascarilla y se convirtieron en eventos de gran difusión. Surgieron nuevas variantes, más pegajosas y contagiosas, que fueron más letales, lo que aumentó el número de muertos.

---

191. *Véase* E. Dong, H. Du, y L. Gardner: «An Interactive Web-based Dashboard to Track COVID-19 in Real Time», *Lancet Infectious Diseases* 20 n.º 5, 2020, 533–534, doi: 10.1016/S1473-3099(20)30120-1 *Véase también* https://www.github.com/CSSEGISandData/COVID-19

Nuevos casos diarios confirmados de COVID-19 por millón de personas

Se muestra la media móvil de siete días. El número de casos confirmados es inferior al número de casos reales; la razón principal es la limitación de las pruebas.

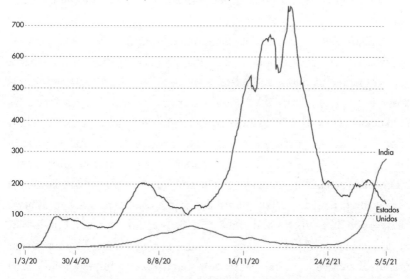

Fuente: Johns Hopkins University CSSE COVID-19 Data [192]

Las advertencias de los expertos sobre una posible segunda ola habían sido desatendidas. El país, que antes era un modelo por su respuesta a la pandemia, se encontró de repente en primera línea de las noticias. La gente de todo el mundo miraba, preguntándose qué significaba todo aquello para ellos. Hubo algunas buenas noticias: las vacunas existentes seguían protegiendo contra las variantes emergentes en la India, pero solo si se tenía la suerte de conseguir una.

India es uno de los mayores productores de vacunas del mundo, pero exportó gran parte de sus suministros antes de inocular a su propia población. Cuando la segunda ola despegó y la gente necesitó ayuda médica, ya era demasiado tarde para mitigar y contener el virus. Apenas el 3 % de la población india había sido vacunada en su totalidad, y solo el 9,2 % de las personas había recibido al menos una dosis cuando se produjo la

192. *Ibid.*

segunda oleada.[193] Mi tío, que habría estado en el primer grupo de personas elegibles en Estados Unidos, aún no había tenido acceso a la vacuna. Mis padres, criados en la India, estaban especialmente preocupados por esto.

Habían recibido la primera inyección de la vacuna a finales de diciembre de 2020. Mi madre, una de las personas más decididas que conozco, había descubierto que la biblioteca local de su condado tenía trescientas dosis de la vacuna COVID disponibles y que empezaría a vacunar a las 9:00 de la mañana del 29 de diciembre. Cogió a mi padre y acampó delante de la biblioteca a partir de la 1:30 de la madrugada. Al final les tocaron los números 288 y 289, y esa misma mañana me enviaron fotos de sus tarjetas de vacunación. Para el 10 de mayo, mis tres hijas tenían la vacuna autorizada para ellas y estaban entre los primeros clientes muy entusiastas de su grupo de edad. No podíamos dejar de preguntarnos: si mi tío hubiera sido residente en Estados Unidos, ¿seguiría viviendo hoy? Y mi padre se preguntaba en voz alta qué habría sido de él si nunca hubiera salido de la India.

Esperanza en la prisa

Las pandemias desenmascaran lo que realmente somos: nuestra moral, nuestros valores, nuestra ética, nuestra humanidad. Nos ponen a prueba de una manera que ninguna otra cosa puede. Sin embargo, a pesar de las pérdidas y las dificultades que todos hemos sufrido durante la pandemia hasta ahora, ha habido momentos en los que lo mejor de nuestra humanidad ha salido a relucir. Las personas con las que he hablado han compartido hermosas historias de reavivar viejas amistades, conectar mejor con los seres queridos durante el encierro, pasar más tiempo en la cocina y en el jardín, aprender nuevas habilidades y encontrar nuevos pasatiempos, reafirmar su sentido de propósito en el trabajo o tal vez buscar un nuevo propósito en

---

193. *Véase* Jeffrey Gettleman, Shalini Venugopal, y Apoorva Mandavilli: «India Blames a Virus Variant as Its Covid-19 Crisis Deepens», *New York Times*, 28 de abril de 2021, https://www.nytimes.com/2021/04/28/world/asia/india-covid19-variant.html

un trabajo diferente, sentir una mayor conciencia de la cultura y la comunidad, y en general ser más conscientes de la fragilidad de la vida. Os animo a todos a que intentéis aprovechar esta oportunidad para reflexionar sobre qué cambios de la pandemia queréis hacer permanentes y qué hábitos estáis más dispuestos a abandonar.

Soy un eterno optimista y confío en que seguiremos estando a la altura de las ocasiones que nos esperan en el futuro. Hace más de cien años, la pandemia de 1918 mató a casi 200.000 estadounidenses solo en octubre.[194] Las campañas antimascarillas fueron implacables. El volumen de personas detenidas por negarse a llevar mascarillas sobrecargó tanto el sistema judicial que las autoridades de salud pública dejaron de realizar detenciones. Las cifras de casos empezaron a subir de nuevo después del Día de Acción de Gracias, en parte debido a las celebraciones del Día del Armisticio por el fin de la Primera Guerra Mundial y a la relajación de las restricciones durante las vacaciones, ya que las personas se cansaron de la vida pandémica. Pero todos sabemos que los virus no se toman vacaciones. En diciembre, los titulares de las noticias decían que Papá Noel «tenía la gripe», mientras las escuelas cerraban y los funcionarios de salud ordenaban a los grandes almacenes que prescindieran de los «programas de Papá Noel».[195] En enero, el país estaba totalmente sumido en la tercera ola de la pandemia, que no remitiría hasta el verano de 1919.

Han pasado muchas cosas en el último siglo. Desde la Gran Gripe, han aparecido Internet y los teléfonos inteligentes, una extraordinaria tecnología médica y un mayor conocimiento de las enfermedades y las formas de tratarlas. La crisis de la COVID ha propulsado por fin las vacunas de ARNm, que demostrarán ser una poderosa herramienta en muchos campos de la medicina. Pero la pandemia también nos ha llevado a las heridas que deja la vida. Como me dice mi mujer: «Será una cicatriz que todavía dolerá a veces porque siempre seguiremos sintiéndonos mal por todas las

---

194. *Véase* Christopher Klein: «Why October 1918 Was America's Deadliest Month Ever», *History*, 5 de octubre de 2018, https://www.history.com/news/spanish-flu-deaths-october-1918

195. *Véase* Grace Hauck: «We're Celebrating Thanksgiving Amid a Pandemic. Here's How We Did It in 1918—and What Happened Next», *USA Today*, 21 de noviembre de 2020, https://www.usatoday.com/in-depth/news/nation/2020/11/21/covid-and-thanksgiving-how-we-celebrated-during-1918-flu-pandemic/6264231002/

vidas perdidas por esta pandemia, pero aprenderemos y seguiremos adelante y continuaremos creciendo y desarrollándonos de manera que eso que nos ayude en el futuro».

Sé que será así.

Agradecimientos

Siempre hemos compartido nuestro hermoso planeta Ricitos de Oro con criaturas grandes y pequeñas, y sin embargo todavía estamos aprendiendo a bailar con ellas. Nuestros movimientos son a veces torpes, y con demasiada frecuencia pisamos los pies de nuestras parejas de baile. Infringimos su espacio, les quitamos su hábitat y les quitamos la vida innecesariamente. Hay una forma mejor de vivir, en la que damos tanto como tomamos, protegemos nuestros preciosos recursos y respetamos a nuestros compañeros del planeta. Es posible vivir bien y bailar el tango perfecto al mismo tiempo.

Desde principios de 2020, he pasado innumerables horas con la élite de la salud pública, la política y la predicción. Llevan una vida audaz, y creen que podemos llegar a ser a prueba de pandemias y librarnos de la amenaza existencial que suponen los patógenos para la humanidad. Son los profesores de baile que todos necesitamos, y me han inspirado para escribir este libro.

Priscilla Painton ha sido bendecida con muchos talentos, pero su don de la claridad es una bendición para sus escritores. Después de haber tenido una experiencia extraordinaria trabajando en *El cerebro en forma a cualquier edad* con Priscilla, me preguntaba si era una casualidad. Ahora, con dos datos, parece una tendencia. Estoy deseando reunir más pruebas.

Un libro como este solo es posible gracias al equipo de soñadores que hacen que las páginas cobren vida y luego lo cuentan al mundo. Yvette Grant, Megan Hogan y Hana Park, gracias por vuestra orientación editorial. Julia Prosser, Stephen Bedford, Elizabeth Gay Herman y Elise Ringo, gracias por encontrar las mejores formas de conectar este libro con el público. Jackie Seow y Paul Dippolito, el libro es una obra de arte gracias a vosotros. Aunque nunca me acostumbraré a tener mi foto en la portada de un libro, os agradezco vuestra diligencia y brillantez. Un libro sobre una pandemia debería estar disponible en todo el mundo, y gracias al duro trabajo de Marie Florio, lo estará.

Los grandes equipos comienzan con grandes líderes. Dana Canedy, agradezco todo tu apoyo. Jonathan Karp, nuestras conversaciones siguen siendo algunas de mis favoritas. Sigo hipnotizado por tu capacidad para alternar sin esfuerzo entre pandemias y política, deportes y Springsteen. Estoy tremendamente agradecido por tu calidez y tu voluntad de acogerme en la familia.

Cada vez que tengo la suerte de pasar un rato hablando con el mejor abogado del mundo, Bob Barnett, salgo más informado y más inspirado. Todavía no sé por qué me incluyó en su lista de clientes, que van desde presidentes hasta el Papa, pero ser amigo de Bob es uno de los mayores honores de mi vida.

Y Kristin Loberg. Un reconocimiento parece apenas suficiente para describir mejor nuestra maravillosa y floreciente asociación. Durante el último año, hemos viajado codo con codo en un coche a toda velocidad, quemando goma e incluso acelerando en las curvas. Lo hicimos porque sabíamos que era importante. Cuando mi depósito de gasolina empezó a agotarse, tú estabas ahí animándome, manteniéndome despierto y recordándome la misión. Tu luz arde con fuerza, Kristin, y yo soy uno de los afortunados que disfruta de su brillo. Estaré siempre en deuda contigo, mi querida amiga.

Sobre el autor

Sanjay Gupta creció en una pequeña ciudad del medio oeste, se casó con su novia de la universidad y ahora se le puede encontrar recibiendo las burlas despiadadas de sus tres hijas adolescentes. Cuando no recibe consejos de moda no solicitados de ellas, pasa su tiempo como jefe asociado de neurocirugía, autor de éxitos de ventas y corresponsal de televisión premiado. Es miembro de la Academia Nacional de Medicina y de la Academia de las Artes y las Ciencias. Se siente especialmente orgulloso de su aún no descubierta voz de cantante de ducha y actualmente está a la caza de la siesta más perfecta del mundo.

Ecosistema digital

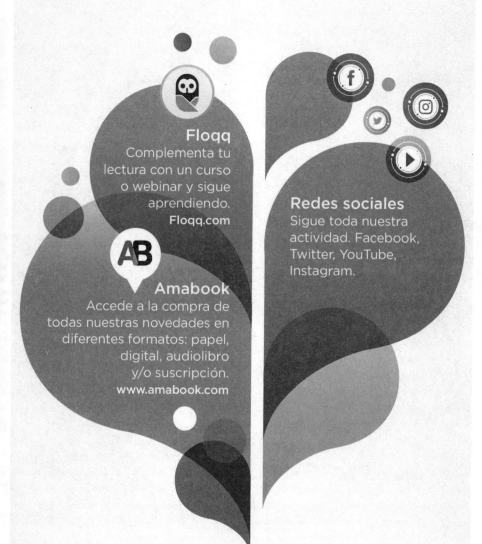

Floqq
Complementa tu
lectura con un curso
o webinar y sigue
aprendiendo.
Floqq.com

Amabook
Accede a la compra de
todas nuestras novedades en
diferentes formatos: papel,
digital, audiolibro
y/o suscripción.
www.amabook.com

Redes sociales
Sigue toda nuestra
actividad. Facebook,
Twitter, YouTube,
Instagram.

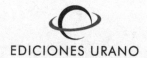